消化疾病内科治疗与内镜应用

XIAOHUA JIBING
NEIKE ZHILIAO YU NEIJING YINGYONG

主 编 陈国昌 毛伯能 吴凌东 张 恩 贾永杰

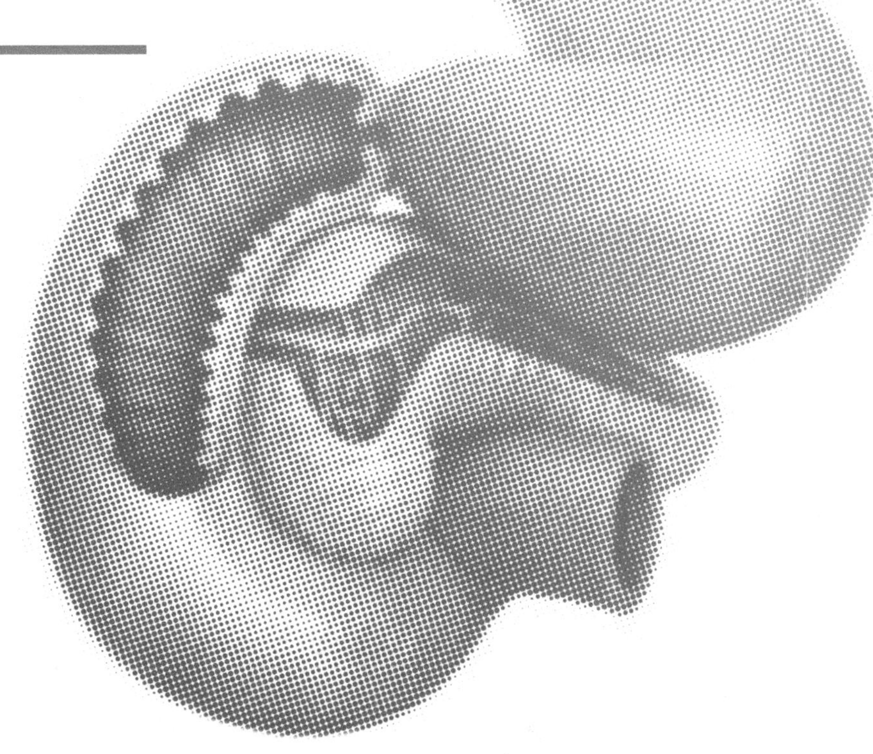

科学技术文献出版社
SCIENTIFIC AND TECHNICAL DOCUMENTATION PRESS
·北 京·

图书在版编目（CIP）数据

消化疾病内科治疗与内镜应用 / 陈国昌等主编. — 北京：科学技术文献出版社，2018.5

ISBN 978-7-5189-4454-5

Ⅰ. ①消… Ⅱ. ①陈… Ⅲ. ①消化系统疾病—治疗②消化系统疾病—内窥镜检 Ⅳ. ①R57

中国版本图书馆CIP数据核字(2018)第103346号

消化疾病内科治疗与内镜应用

策划编辑：曹沧晔　　责任编辑：曹沧晔　　责任校对：赵　瑗　　责任出版：张志平

出 版 者　科学技术文献出版社
地　　址　北京市复兴路15号　邮编 100038
编 务 部　(010) 58882938，58882087（传真）
发 行 部　(010) 58882868，58882874（传真）
邮 购 部　(010) 58882873
官方网址　www.stdp.com.cn
发 行 者　科学技术文献出版社发行　全国各地新华书店经销
印 刷 者　济南大地图文快印有限公司
版　　次　2018年5月第1版　2018年5月第1次印刷
开　　本　880×1230　1/16
字　　数　360千
印　　张　11
书　　号　ISBN 978-7-5189-4454-5
定　　价　148.00元

前　言

消化系统是人体最重要的系统之一，消化系统疾病是临床的常见病和多发病，严重危害着人们的健康。近年来，超声内镜、胶囊内镜、双气囊小肠镜等内镜相继问世，可对消化道及其邻近器官进行检查治疗，使消化系统疾病的诊治水平有了巨大提高。

本书全面概括了消化疾病概述、消化内科常见症状、胃十二指肠疾病、肝脏疾病、胆囊疾病、胰腺疾病以及消化内镜的临床应用等；内容详实，选材新颖，图表清晰，实用性较强。

参与本书编写的人员均是具有丰富临床经验的专家，有各科的业务骨干，也有优秀的一线青年医师，他们在繁忙的工作之余，将多年的临床实践体验和实际工作需求进行整合，精心撰稿，力争得到最优化的诊疗流程。但是由于参编人数较多，文笔不尽一致，加上编写时间有限，尽管多次校稿，书中难免存在疏漏和不足之处，恳请广大读者提出宝贵意见和建议。

编　者

2018 年 5 月

目　录

第一章

消化疾病概述

第一节　消化系统结构功能特点与疾病的关系

胃肠道的主要生理功能是摄取、转运和消化食物，吸收营养和排泄废物。食物在胃肠道内经过一系列复杂的消化分解过程，成为小分子物质，被肠道吸收，肝加工，变为体内物质，供全身组织利用；其余未被吸收和无营养价值的残渣构成粪便，被排出体外。食物成分在胃肠道内的消化分解需要依靠胰腺、胃肠腺分泌的水解酶、肝分泌的胆汁以及肠菌酶等的酶促反应参与，而已消化的营养成分的吸收则必须要有结构和功能完整的肠黏膜上皮细胞。肠黏膜上皮吸收功能不全和平滑肌收缩功能异常是引起胃肠道疾病的主要病理过程。先天性和后天性酶缺乏、肠黏膜炎性和肿瘤性病变、小肠内细菌生长（盲袢综合征）使胆盐分解而失去消化脂肪的作用，肠段切除过多（短肠综合征）丧失大量黏膜吸收面积等是造成消化和吸收不良的主要原因。

消化道的活动受自主神经支配，交感兴奋可导致胃肠动力的变化。迷走神经受损可引起胃十二指肠对扩张的异常敏感性。丘脑下部是自主神经的皮质下中枢，也是联络大脑与低位中枢的重要环节。消化道并不只是一条有上皮内衬的肌肉管道，它具有肠神经系统（entericnervous system，ENS），可以不依赖中枢神经系统独立行使功能，被称为“肠之脑”。ENS 可直接接受胃肠道腔内各种信号，被激活后分泌的神经递质为多肽分子，如 P 物质、阿片类多肽、生长抑素、肠血管活性肽（vasoactive intestinal peptides，VIP）等。ENS 有许多反射经路，同时也受中枢神经的调节（脑－肠轴），它在调控胃肠道的运动、分泌、血液和水及电解质转运上都有重要作用。中枢神经系统、自主神经系统和 ENS 的完整性以及它们之间的协调对于胃肠道动力的调节起重要作用。

各种精神因素，尤其是长期高度紧张可以干扰高级神经的正常活动，造成脑－肠轴的紊乱，引起内脏感觉过敏，进而引起胃肠道功能的紊乱。

胃肠道激素（来源于胃肠道内分泌细胞和神经细胞的小分子活性物质和多肽，作为神经信息的传递物质，被称为脑肠肽）对于维持消化道正常生理功能是不可缺少的，胃肠激素相互之间、胃肠激素与胃肠各种细胞、组织、器官之间相互协调才能维持生理功能，一旦这种平衡被打破，就可以引起疾病。例如胃泌素分泌过多可产生卓－艾综合征；VIP 分泌过多可造成“胰性霍乱”，胃动素能强烈刺激上消化道电活动和机械活动，主要影响消化间期的胃肠运动，可能与胃结肠反射的调节有关。因此胃肠道的神经分泌的失衡有可能是导致一些症状综合征，如肠易激综合征、功能性消化不良等功能性疾病的病因。此外，肠免疫系统可能在系统性自身免疫性疾病和免疫耐受的发展中起重要作用，胃肠道相关淋巴组织是常见的黏膜相关淋巴组织的一部分，可识别进入胃肠道的抗原，鉴别哪些抗原应忽视（如营养物质和共生菌落的蛋白），哪些会引起免疫反应（如致病菌的蛋白）。由于消化道直接开口于体外，接纳体外的各种物质，其黏膜接触病原体、致癌物质、毒性物质的机会较多，在免疫及其他防御功能减弱的情况下，容易发生感染、炎症、损伤。消化系统肿瘤的发病率较高也可能与此有关。胃癌、食管癌、肝癌、结肠癌、胰腺癌均是常见的恶性肿瘤，在全身恶性肿瘤中占很大的比例。胃肠道与肝含有大量单核巨噬细胞，构成消化道的免疫保护屏障，保护胃肠道不受外来致病因子的侵袭，当这种功能受损时即出现相应的疾病。胃肠道微生态环境的正常对维持人的健康状况、抵御外来微生物的侵害、防止疾病的发生具有重要的意义。

肝是体内碳水化合物、蛋白质、脂质、维生素合成代谢的重要器官，通过各种复杂的酶促反应而运转，一旦肝细胞受损停止工作或由于酶的缺乏均可引起疾病。例如肝通过糖原分解及异生供给葡萄糖，又通过糖酵解、糖原合成、贮藏摄取葡萄糖，在调节血糖浓度、维持其稳态中起重要作用，如其功能被干扰，例如酒精中毒，就可产生低血糖；肝细胞坏死或肝储备功能下降时，蛋白合成功能障碍，可出现凝血酶原时间延长以及低蛋白血症。中性脂肪的合成、释放，胆固醇的合成、磷脂脂蛋白合成以及脂肪运输，都在肝内进行。病理情况如肝缺少α－抗胰蛋白酶时，可发生肺气肿和肝硬化；缺乏铜蓝蛋白时可出现肝豆状核变性。酒精性肝病、糖尿病患者脂质在肝内积聚形成脂肪肝均是影响肝脂质代谢的结果。

肝又是体内主要的解毒器官，肝摄取、结合、转运、分泌、排泄胆红素，任何一环的障碍均可引起黄疸。肝是胆汁生成的场所，各种原因引起胆汁酸合成、转运、分泌、排泄的障碍均可引起胆汁淤积性肝病和脂溶性维生素缺乏。药物在肝内的代谢主要是通过肝细胞光面内质网上的微粒体内以细胞色素P450为主的一系列药酶作用。肝在药物药代动力学中起重要作用。反过来药物及其代谢产物也可引起肝损害，导致药物性肝病。

（陈国昌）

第二节　分类

按病变器官分类，常见病种及其主要临床表现有以下几个方面。

一、食管疾病

常见病种有胃食管反流病、食管癌、食管贲门失弛缓症。主要临床表现为咽下困难、胸骨后烧灼感、食管反流。

二、胃、十二指肠疾病

常见病种有胃炎、消化性溃疡、胃癌、十二指肠炎等。主要症状为上腹部不适、疼痛、厌食、恶心、呕吐、嗳气、反酸等。

三、小肠疾病

常见病种有急性肠炎（包括病毒性肠炎）、肠结核、急性出血性坏死性肠炎、克罗恩（Crohn）病、吸收不良综合征等。主要表现有脐周腹痛、腹胀和腹泻，粪便呈糊状或水样，当发生消化或吸收障碍时，则含消化不完全的食物成分，可伴有全身性营养缺乏的表现。

四、结肠疾病

常见病种有痢疾和各种结肠炎、肠易激综合征、溃疡性结肠炎、结肠癌、直肠癌等。主要症状有下腹部一侧或双侧疼痛，腹泻或便秘，黏液、脓血便，累及直肠时有里急后重。

五、肝疾病

常见病种有病毒性肝炎、非酒精性脂肪性肝病、酒精性肝病、自身免疫性肝病、遗传性肝病、药物性肝病、肝脓肿、各种病因引起的肝硬化、原发性和继发性肝癌等。主要临床表现为肝区不适或疼痛、乏力，体征为肝大、肝区压痛、黄疸、门静脉高压征和营养代谢障碍等。

六、胆道疾病

常见病种有胆石症、胆囊炎、胆管炎、胆道蛔虫症等。主要临床表现有右上腹疼痛（胆绞痛）和黄疸。

七、胰腺疾病

常见病种有急、慢性胰腺炎和胰腺癌。主要临床表现有上腹部疼痛（可向腰背部放射）和胰腺分泌障碍所引起的小肠吸收不良和代谢紊乱。

八、腹膜、肠系膜疾病

腹膜与消化器官有紧密的关系。脏腹膜形成一些消化器官的浆膜层。常见病种有各种急、慢性腹膜炎，肠系膜淋巴结结核，腹膜转移癌等。腹膜疾病的主要表现为腹痛与压痛、腹部抵抗感和腹水等。

（陈国昌）

第三节　诊断与鉴别诊断

任何诊断的确立都应包括以下四方面：①疾病的诊断（病名）；②估计疾病的严重度（轻、中、重）；③疾病的分期（早/晚期、急性/慢性）；④明确基础病变或病因。

消化系统疾病的主要临床表现是消化系统症状，但许多表现如恶心、呕吐、腹痛、腹块等也见于其他系统疾病。因此，正确的诊断必须建立在认真收集临床资料包括病史、体征、常规化验及其他特殊检查结果，并进行全面与综合分析的基础上，而医生须有较广博的临床基础知识，包括生化、免疫、内镜、影像诊断等方面的知识和技能。

一、病史

病史是诊断疾病的基本资料，在诊断消化系统疾病中往往是诊断的主要依据，例如消化性溃疡常能根据病史作出正确的诊断。完整病史的采集对于肝病的诊断尤为重要，包括家族史、用药史、饮酒史、毒品接触史、月经史、性接触史、职业环境因素、旅游史、过去手术史（包括麻醉记录）、输血史等。

二、症状

典型的消化系统疾病多有消化系统的症状但也有病变在消化系统，而症状却是全身性的或属于其他系统的。询问症状时应了解症状的演变情况。

1. 厌食或食欲缺乏　多见于消化系统疾病如胃癌、胰腺癌、慢性胃炎、病毒性肝炎等，但也常见于全身性感染和其他系统疾病如肺结核、尿毒症、精神神经障碍等。厌食与惧食必须分辨清楚：厌食是没有进食的欲望，患者往往对以前喜欢吃的食物都不想吃；惧食是害怕进食后产生不适，如疼痛、呕吐等而不敢进食，多见于胆囊炎、胰腺炎等疾病。

2. 恶心与呕吐　两者可单独发生，但在多数情况下相继出现，先恶心后呕吐。胃部器质性病变如胃癌、胃炎、幽门痉挛与梗阻，最易引起恶心与呕吐。其他消化器官包括肝、胆囊、胆管、胰腺、腹膜的急性炎症均可引起恶心与呕吐，而炎症合并梗阻的管腔疾病如胆总管炎、肠梗阻几乎无例外地发生呕吐。在其他系统疾病中，必须鉴别心因性呕吐、颅内压增高、迷路炎、尿毒症、酮症酸中毒、心力衰竭、早期妊娠等易致呕吐的情况。

3. 嗳气　是进入胃内的空气过多而自口腔溢出的现象。频繁嗳气多因精神因素、饮食习惯不良（如进食、饮水过急）、吞咽动作过多（如口涎过多或过少时）等引起，也可由于消化道特别是胃、十二指肠、胆道疾病所致。

4. 咽下困难　多见于咽、食管或食管周围的器质性疾病，如咽部脓肿、食管炎、食管癌、食管裂孔疝、纵隔肿瘤、主动脉瘤等，也可由于食管运动功能障碍所引起（如贲门失弛缓症）。

5. 灼热感或胃灼热（heartburn）　是一种胸骨和剑突后的烧灼感，主要由于炎症或化学刺激物作用于食管黏膜而引起，有时伴有酸性胃液反流至口腔。常见于胃食管反流病。

6. 腹胀　腹胀的原因有胃肠积气、积食或积粪、腹水、腹内肿物和胃肠运动功能失调等。

7. 腹痛　腹痛是胃肠道功能性疾病较常见的症状，可表现为不同性质的疼痛和不适感，由各种疾病所致，要深入了解腹痛的诱因、发作时间、持续性或阵发性、疼痛的部位、性质和程度、是否放射至其他部位、有无伴随症状以及加重或缓解因素等。

8. 腹块　要了解患者最初觉察腹块的日期，当时的感觉，腹块出现后发展情况，是经常还是偶尔存在，出现和消失的时间和条件和有无伴随症状。

9. 腹泻　腹泻是由于肠蠕动加速、肠分泌增多和吸收障碍所致，见于肠道疾病，亦可由精神因素和其他器官疾病所引起。腹泻伴水样或糊状粪便提示小肠病变。结肠有炎症、溃疡或肿瘤病变时，粪便可含脓、血和黏液。

10. 里急后重　里急后重是直肠激惹症状，多因炎症或直肠癌引起。

11. 便秘　多数反映结肠平滑肌、腹肌、膈肌及肛提肌张力减低、肠梗阻和直肠反射减弱或消失，也可由于结肠缺乏驱动性蠕动或出口梗阻所致。常见于全身性疾病、身体虚弱、不良排便习惯、功能性便秘等情况，以及结肠、直肠、肛门疾病。

12. 呕血、黑粪和便血　呕血和黑粪提示上消化道包括食管、胃、十二指肠和胆道系统出血。每日出血量超过 60mL 才会产生黑粪。上消化道出血量过大且胃肠排空加速时，也可排出鲜血，此时常伴有血容量不足的全身表现。便血来源于下消化道包括小肠、结肠等，往往呈暗红色，出血部位越近肛门，便出血液越新鲜。当下消化道出血量少、血液停留在肠道内时间较长时，也可表现为黑粪。

13. 黄疸　黄疸的鉴别很重要。肝细胞性黄疸和阻塞性黄疸主要见于消化系统疾病，如肝炎、肝硬化、胆道阻塞，亦可由于先天性胆红素代谢异常引起。溶血性黄疸见于各种原因引起的溶血，属于血液系统疾病。

三、体征

全面系统的体格检查对于消化系统疾病的诊断和鉴别诊断非常重要，肝大腹水的患者不一定由肝硬化引起，如有奇脉和颈静脉扩张，则提示腹水由缩窄性心包炎所致。观察面部表情常能测定疼痛是否存在及其严重性。慢性萎缩性胃炎、肠吸收不良等症常伴有舌炎。口腔小溃疡和大关节炎常提示炎症性肠病。皮肤表现是诊断肝病的重要线索，蜘蛛痣、肝掌、肝病面容、黄疸、腹壁静脉曲张都是存在慢性肝病的标志。腹部检查对消化系统疾病的诊断尤为重要。检查时应注意腹部的轮廓、蠕动波、腹壁静脉曲张及其分布与血流方向、压痛点（固定压痛点更有意义）、反跳痛、腹肌强直、移动性浊音、振水音、鼓音、肠鸣音、肝脾肿大等。急性腹痛时应判断有无外科情况，疝出口的检查可排除嵌顿疝，对于急腹症患者是必要的。当触到腹块时，应了解其部位、深浅、大小、形状和表面情况、硬度、有无移动性、压痛和搏动等，以判断病变的性质和所累及的器官。在有便秘、慢性腹泻、便血、下腹痛的病例，直肠指检是必要的常规检查，常可及时地诊断或排除直肠癌等重要病变，决不可省略。发现体征还应注意其动态变化。

四、实验室和辅助检查

1. 化验检查　粪便检查对胃肠道疾病是一种简便易行的诊断手段，对肠道感染、寄生虫病、腹泻、便秘和消化道出血尤其重要，必要时还须作细菌检查或培养。粪便的肉眼观察、隐血试验、镜检红白细胞、找脂肪滴及虫卵往往可提供有诊断性的第一手资料，不可忽视。血清胆红素、尿液胆红素和尿胆原、肝功能试验包括反映肝胆细胞损伤的血清酶学测定和反映肝细胞合成功能的指标，如人血白蛋白（A）、凝血酶原时间（PT）测定对于黄疸和肝胆疾病的诊断和病情严重程度的确定有价值。血清、胸腹水淀粉酶测定对急性胰腺炎有诊断价值，胰液泌素和胰酶泌素刺激，以及苯甲酰－酪氨酰－对氨基苯甲酸（BT－PABA）试验、粪脂肪和粪糜蛋白酶量可反映胰腺外分泌功能；脂肪平衡试验、木糖试验、维生素 B_{12} 吸收试验、氢呼吸试验等可测定小肠吸收功能，对慢性胰腺炎和吸收不良综合征有诊断和鉴别诊断价值，后两种尚可用于测定小肠细菌过度生长。腹水检查对鉴别腹腔结核、癌瘤、肝硬化等有实用价值。乙型及丙型肝炎病毒抗原和抗体检测对乙型丙型肝炎、自身抗体测定对自身免疫性疾病、甲胎蛋白、癌胚抗原、CA19－9等肿瘤标志对于原发性肝癌、结肠癌和胰腺癌是辅助诊断、估计疗效和预后的有价值的方法。放射免疫测定（RIA）、酶联免疫测定（EIA）、聚合酶链反应（PCR）等已广泛应用于各种抗原、抗体、病毒等的检测。基因芯片的应用有助于对某些疾病的诊断。

2. 超声显像　是消化系统疾病诊断上首选的非创伤性检查。可显示肝、脾、胆囊的大小和轮廓，对肝病特别是肝癌、肝脓肿的诊断帮助较大，对梗阻性黄疸患者可以迅速鉴别是由于肝内还是肝外原因引起，并能测定梗阻部位（在肝门区、胰头还是胆总管）和梗阻性质（肿瘤或结石）。对腹水和腹腔内实质性肿块的诊断也有一定价值。实时灰阶B型超声显像，显著地提高了诊断胆囊结石、胆总管扩张、门静脉扩张、胰腺肿大、肝胰占位性病变的正确性，并能监视或导引各种经皮穿刺，例如穿刺肝脓肿抽脓，穿刺肝或胰腺肿瘤进行活组织检查等。

3. 影像学检查

（1）X线检查：腹部平片对于诊断胃肠穿孔、胃肠梗阻、不透X线的胆结石等有帮助。X线钡餐检查适应于怀疑有食管至回肠的消化道疾病或胰腺癌的病例，而可疑的结肠器质性病变则进行钡剂灌肠检查。消化道X线双重造影技术能更清楚地显示黏膜表面的细小结构，提高胃、肠溃疡或癌瘤的确诊率，对炎症性肠病的诊断也很有帮助。小肠插管注钡造影有助于小肠疾病的诊断。标准试餐加服固体小钡条可在X线下进行胃排空试验。数字减影血管造影术有助于评价血管的解剖和病变；选择性腹腔动脉、肠系膜动脉造影对于消化道出血的定位诊断很有帮助。经皮肝穿刺或经动脉、静脉导管门静脉造影术则有助于判断门静脉阻塞的部位、侧支开放的程度、外科门腔分流术和肝移植的术前评估。借助X线进行介入如血管成形术、支架成为治疗动、静脉和胆道阻塞的重要手段。

（2）X线计算机化断层显像（CT）和磁共振成像（MRI）检查：尤其是CT在消化系统疾病的诊断上越来越显重要。CT对腹内脏器病变，尤其是肝、胰、胆占位性病变如囊肿、脓肿、肿瘤、结石等的诊断有重要作用，也是诊断急性重型胰腺炎最可靠的方法。对弥漫性病变如脂肪肝、肝硬化、胰腺炎的诊断也有重要价值。CT和MRI能够显示消化系统肿瘤边缘及周围组织的病变，进行肿瘤术前TNM分期。应用螺旋CT导航三维腔内成像的图像后处理还能进行仿真式胃镜、小肠镜、结肠镜的检查。近期开展的磁共振胰胆管造影术（MRCP）是诊断胆道、胰腺疾病的一项很有前途的无创伤性检查。磁共振血管造影术（MRA）可以清楚地显示门静脉及其分支和腹腔内动脉血管情况，在诊断上可取代上述创伤性血管造影。

4. 内镜检查　消化内镜包括食管镜、胃镜、十二指肠镜、胆道镜、小肠镜、结肠镜、腹腔镜。应用内镜可以直接观察消化道腔内病变和拍照录像记录，急诊胃镜检查对急性上消化道出血原因及部位的诊断起确诊作用。通过十二指肠镜镜身的活检道将导管插入十二指肠乳头，进行逆行胆管和胰管X线造影（endoscopic retrogradecholangio－pancreatography，ERCP）已成为诊断胰腺、胆道疾病的重要手段。结肠镜可插过回盲部，观察回肠末端和整个结肠。双气囊推进式小肠镜可到达小肠任何部位，是大多数小肠疾病最理想的诊断手段。胶囊内镜可以无创展现小肠全貌，对于小肠出血有较高诊断价值。某些困难病例还可作术中内镜检查。

超声内镜对于胃肠道隆起性病变的性质与起源，尤其是黏膜下病变诊断有很大帮助，还可了解病变侵犯管壁深度。配合经超声内镜细针穿刺，行病变部位活组织检查有确诊作用。可用于诊断食管癌、胃癌、壶腹癌（定位和分期）。对胰腺癌的诊断和能否切除的评价以及胰腺内分泌肿瘤的术前定位很有帮助。

微型腹腔镜检查创伤小，安全性高，对了解腹腔块物的性质，确定腹水的病因，尤其是对肝胆疾病、结核性腹膜炎及腹膜间皮瘤的诊断与鉴别诊断有一定帮助。超声腹腔镜（laparoscopic ultrasonography）的应用，可以更清楚地观察腹膜、肝及血管结构，对于消化系统恶性肿瘤的分级起到重要作用。带有多普勒超声的腹腔镜可以看到肿瘤对于血管的浸润程度。

5. 活组织检查　肝穿刺活组织检查是确诊慢性肝病最有价值的方法之一。用于建立肝病的临床诊断；确定已知肝病的活动性、严重性或目前状况；评价肝病治疗的效果；对异常的肝功能进行评价；对不明原因发热、黄疸、肝大进行鉴别。凝血功能障碍者可行经颈静脉肝活检。此外，在内镜直视下，可用活检针、钳或刷，采取食管、胃或结直肠黏膜病变组织做病理检查；在超声或CT导引下，用细针经皮穿刺实质性肿块，取活组织做细胞学检查；经腹腔镜肝或腹膜活检；经口插入活检管取小肠黏膜检查；还可通过外科手术进行活组织检查。

6. 脱落细胞检查　冲洗或刷擦消化管腔黏膜（特别是在内镜直视下操作），收集脱落细胞做病理检查，有助于癌瘤的诊断，对食管癌和胃癌的确诊率较高。通过内镜胰腺插管收集胰腺脱落细胞对胰腺癌诊断的阳性率较高。

7. 胃肠动力学检查　测定食管腔24小时pH和食管下端括约肌水平的腔内压力，对诊断胃食管反流病很有价值，而了解食管各段的活动力，对诊断和鉴别食管运动障碍性疾病如食管痉挛、食管贲门失弛缓症等有帮助。胃pH、胃排空时间、胃张力测定及胃电图等可了解胃的功能变化。结肠动力测定可用于诊断或随访肠易激惹综合征等。肛门直肠测压、直肠电和盆底肌电描记、排便流速测定等检查方法有助于诊断功能性排便异常。

8. 放射性核素检查　临床上应用静脉注射核素标记的红细胞对于不明原因的下消化道出血的诊断有一定的价值；经由直肠给予^{99m}Tc - MIBI或^{99m}TcO_4进行直肠 - 门静脉显像，并以心肝放射比值（H/L）或分流指数（SI）来判断有无门静脉高压及其程度，有助于门脉高压的诊断和疗效考核；消化道动力学检测如食管通过、食管反流，胃排空、十二指肠 - 胃反流测定，胃黏膜异位显像，尿素呼气试验、脂肪酸呼气试验等等，也均是核医学在消化系统疾病中应用的重要方面。单克隆抗体在靶特异性影像方法的发展中起重要作用。如同位素标记的单克隆抗体^{111m}In CyT103在临床上已用于结直肠癌的成像诊断。

9. 正电子射线断层检查（positron electron ray tomography，PET）　能反映生理功能而非解剖结构，有助于阐明体内器官正常功能及功能失调，将生理过程形象化和数量化，以及对肿瘤进行分级。由于其定位能力较差，因此现在将CT与其放在同一机架，增加其定位能力，形成PET - CT。近年来PET - CT已广泛用于结直肠、肝、胰腺、神经内分泌系统的诊断和预后评估。

（陈国昌）

第四节　防治原则

消化系统疾病的发生往往与饮食有关，要贯彻预防为主的方针，强调有规律的饮食习惯，节制烟酒，注意饮水和食品的卫生质量。要指导慢性病患者掌握疾病的规律，并采取积极措施，预防复发，防止并发症和后遗症。消化系统疾病的治疗一般分为一般治疗、药物治疗、手术或介入治疗三大方面。消化系统疾病可源于其他系统，也可影响其他系统，因此治疗不宜只针对某一症状或局部病灶，而应进行整体和局部相结合的疗法。首先要使患者对本身疾病有正确的认识，树立治疗信心，消除紧张心理，与医务人员密切合作，才能收到最佳疗效。

（陈国昌）

第五节　进展和展望

1. 消化系统疾病谱的变化　随着我国经济发展，生活水平提高和生活方式的改变，一些原来在西方国家的常见病如胃食管反流病、功能性胃肠病、炎症性肠病、酒精性和非酒精性肝病在我国发病率逐年增高。消化系统恶性肿瘤如肝癌、胃癌发病率依然居高不下，结肠癌和胰腺癌又不断增加。随着检测技术的提高，早期肿瘤检出率虽然增加，但仍缺乏能进行早期诊断的特异性生物指标和有效的根治方法。这些都是应深入研究的新热点。

2. 消化道内镜的进展　内镜的诊断和治疗已经做到无腔不入，广泛应用于食管、胃肠、胆胰疾病的诊断和治疗。超声内镜、色素内镜、放大内镜和激光扫描内镜使消化系统疾病的诊断水平明显提高。

黏膜微小病变的诊断以及在内镜下的治疗都达到了较高水平。内镜诊治在消化系统已没有盲区。而治疗内镜的开展又使得既往需外科治疗的疾病可改用创伤较小的内镜治疗。

3. 消化系统疾病的治疗进展　幽门螺杆菌的发现使不断复发的溃疡病成为可治愈的疾病，甚至对胃癌发病率的降低都有可期望的价值。随着乙肝疫苗的广泛应用，儿童中乙肝的感染率正明显下降。随着乙肝抗病毒治疗的开展，有望使下几个10年后乙肝所致的肝硬化、肝癌发病率和死亡率下降。肝移植的广泛开展，使肝硬化成为可以治愈的疾病。肝干细胞移植开始在肝衰竭治疗中展现了诱人的前景。单克隆抗体的应用改变了克罗恩病的自然病程。肿瘤的分子靶向治疗也具有广阔的前景。

（陈国昌）

第二章

消化内科常见症状

第一节　吞咽困难

吞咽困难（Dysphagia）是指患者的正常吞咽功能发生障碍所导致的吞咽食物或饮水时有梗阻感觉或发噎感，它可由口咽部、食管或贲门的功能或器质性病变引起，它是常见的消化道症状之一。常见的原因有食管癌、贲门癌、食管狭窄和食管动力性疾病（如贲门失弛缓症）等。

一、病因

根据病变部位不同，吞咽困难分为口咽性和食管源性吞咽困难，根据梗阻原因不同分为机械性梗阻和动力障碍性梗阻。常见原因列于表2－1。

表2－1　常见吞咽困难病因

口咽性吞咽困难	食管源性吞咽困难
口炎、外伤、咽炎、咽后壁脓肿、咽喉结核、急性化脓性扁桃体炎、扁桃体周围脓肿、咽喉部肿瘤、中枢神经系统疾病（脑血管意外、帕金森病、肌萎缩性侧索硬化症、脑干肿瘤等）、周围神经系统疾病（脊髓灰质炎、周围神经病变等）、肌肉疾病（原发性肌病、代谢性肌病、重症肌无力、皮肌炎、多发性肌炎等）、全身感染中毒性疾病（破伤风、狂犬病等）、环咽肌失弛缓症	急慢性食管炎、食管憩室炎、食管结核、Barrett食管、食管黏膜下脓肿、食管癌、贲门癌、手术后吻合口狭窄、放疗后、酸碱烧伤瘢痕、食管先天性疾病（食管蹼、先天性食管闭锁、先天性食管狭窄）、食管良性肿瘤、食管内异物、食管裂孔疝、食管受压（纵隔疾病、心血管疾病、甲状腺肿大）、风湿免疫性疾病（皮肌炎、硬皮病等）、贲门失弛缓症、弥漫性食管痉挛

二、发病机制

正常吞咽过程是指食物在口腔内咀嚼后经过口咽部进入食管，再通过食管进入胃内的过程。包括口咽部吞咽、食管上括约肌（Upper esophageal sphincter，UES）松弛、食管原发性蠕动和食管下括约肌（LES）松弛四个阶段，其中任何一个阶段发生障碍，均可引起吞咽困难。

（一）口咽性吞咽困难

是指食团不能或难以从咽部进入食管。主要影响的是吞咽的前两个阶段。当口咽部有炎症或创伤时，患者可因疼痛不敢吞咽。脑血管意外时，由于损伤了吞咽中枢或控制咽下部及食管上段横纹肌的运动神经节而引起吞咽困难。重症肌无力患者由于咽部肌肉、UES和食管横纹肌运动终板病变，反复吞咽引起横纹肌疲劳，进而导致吞咽困难。皮肌炎、多发性肌炎可累及咽肌和食管横纹肌，导致咽肌收缩减弱或无力，进而引起吞咽困难。

（二）食管源性吞咽困难

是指食团在食管内通过困难，不能顺利达到胃内。主要影响的是吞咽的后两个阶段。食管的梗阻性病变是其主要原因。当食管腔内机械性梗阻或闭塞，如食管癌、贲门癌、食管良性狭窄等；或食管壁外来性压迫，如纵隔肿瘤、主动脉瘤等；以及食管蠕动减弱、消失或异常，如弥漫性食管痉挛、皮肌炎、硬皮病等，均可引起吞咽困难。食管下括约肌（Loweresophageal sphincter，LES）引起吞咽困难的主要机制是食管下括约肌松弛障碍，多见于贲门失弛缓症。

三、诊断

对吞咽困难的患者应仔细询问病史、查体并结合相关检查，首先确定病变部位，是口咽性吞咽困难还是食管源性吞咽困难；对后者应进一步确定其是梗阻性还是动力性；并确定病变性质是良性还是恶性。

（一）病史

1. 年龄　出生后或哺乳期即有频繁反食者，要考虑先天性食管疾病，如先天性食管狭窄、先天性食管闭锁；先天性食管过短等；儿童突然出现吞咽困难，多考虑食管异物可能；青壮年出现吞咽困难，要考虑动力障碍性疾病，如贲门失弛缓症；老年人出现吞咽困难，应考虑有无食管癌等恶性疾病。

2. 前驱病史　患者有反流、反食、胸骨后疼痛等病史应考虑反流性食管炎；既往有食管、胃手术史，应考虑食管胃吻合口狭窄；吞咽困难同情绪有关，应考虑弥漫性食管痉挛或贲门失弛缓症。

3. 与饮食的关系　进行性吞咽困难应考虑食管恶性肿瘤，进干食和流质均有梗阻感则应考虑动力障碍性疾病。

4. 吞咽疼痛　口咽部的炎症、溃疡或外伤，进食时吞咽疼痛；食管源性吞咽困难伴有轻重不一的疼痛，部位亦不确切，涉及胸骨后、剑突下、肩胛区、背部、肩部、颈部等处。如果进食酸性饮食或酒精，即刻引起疼痛，多见于食管炎症和溃疡；如进食过冷或过热饮食诱发疼痛，多为弥漫性食管痉挛。

5. 食物反流　进流质饮食立即反流至鼻腔及呛咳者，应考虑咽部神经肌肉病变；餐后较久才有反流，多为食管梗阻的近段有扩张或食管憩室内有潴留引起；贲门失弛缓反流物量常较多，常在夜间平卧位时出现，并引起呛咳。

6. 声音嘶哑　吞咽困难伴有声音嘶哑，应考虑食管癌引起的纵隔浸润侵及喉返神经；或主动脉瘤、纵隔肿瘤或纵隔淋巴结结核压迫喉返神经。

7. 呛咳　吞咽困难伴发呛咳，应考虑是否患有食管癌、贲门癌、贲门失弛缓症或食管憩室等疾病；呛咳较重者须考虑咽部神经肌肉病变或食管癌并发食管气管瘘。

（二）体格检查

体格检查时应注意患者的营养状况，有无消瘦、贫血，有无浅表淋巴结肿大、甲状腺肿大、颈部包块，有无口咽炎、溃疡或外伤，有无舌和软腭麻痹等，必要时做神经系统检查以确定与吞咽有关的脑神经（第Ⅸ、Ⅹ、Ⅻ对脑神经）功能有无障碍。

（三）辅助检查

1. X线检查　胸部X线片可以了解有无肺部炎症、纵隔增大、主动脉瘤、左心房增大或心包积液。食管钡餐造影有助于鉴别机械性梗阻和动力性梗阻，腔内梗阻或食管外压迫。

2. 内镜检查　内镜检查可直接观察到病变部位、范围、形态，结合病理组织学检查可确定病变的良恶性，确定病变是黏膜内还是黏膜下，对食管癌、食管良性肿瘤、食管良性狭窄、食管异物、食管裂孔疝、食管结核、食管真菌感染等疾病具有鉴别诊断意义。

3. 超声内镜检查　可确定病变来自黏膜下还是食管外，并可确定恶性病变的浸润深度。

4. 食管测压检查　食管测压检查对判断食管的运动功能十分重要。对一些运动功能异常的疾病具有诊断价值。

5. CT或MRI检查　有助于发现有无纵隔占位性病变，以及食管癌或贲门癌的浸润情况和淋巴结转移情况；头颈部CT或MRI还可发现颅内病变。

四、治疗

引起吞咽困难最常见的原因是各种食管疾病，其次是口咽部疾病、与吞咽有关的神经肌肉病变及某些全身性疾病，由于病因不同，因此治疗的措施也不尽相同，但总的原则是减轻或缓解症状，治疗原发病，预防并发症，提高生活质量。

（一）生活方式指导

有机械性梗阻的患者应进少渣食物或流质食物；有动力障碍性梗阻的患者应进食温热食物，避免不良刺激；有反流的患者应避免睡前进食，睡觉时抬高床头；口咽部吞咽困难，由于易引起气道吸入或鼻咽反流，患者宜进较稠食物，严重者需经胃管鼻饲。

（二）药物治疗

1. 动力药物　对反流性食管炎、系统性硬化病可应用多潘立酮、莫沙必利、伊托必利等促胃肠动力药物促进食管蠕动；对贲门失弛缓症、弥漫性食管痉挛等可选用硝酸异山梨酯（消心痛）10mg，每日3次，或硝苯地平（心痛定）10mg，每日3次，有助于改善症状；对重症肌无力可予以新斯的明0.5mg，肌内注射，能迅速缓解症状。

2. 抑酸剂　对反流性食管炎及Barrett食管患者应用质子泵抑制剂（Proton pump inhibitor，PPI）或H_2受体拮抗剂，可降低反流物的酸度，有助于黏膜修复、症状缓解。

3. 其他　肿瘤患者应用化疗药物，可使部分患者肿瘤缩小，皮肌炎等风湿免疫性疾病应用糖皮质激素治疗可明显减轻吞咽困难等症状，严重贫血导致的吞咽困难应积极纠正贫血，贫血改善后，吞咽困难即可消除。

（三）内镜治疗

1. 食管扩张治疗　分为探条扩张、水囊扩张和气囊扩张等方法。前两者适用于机械性梗阻（如各种炎性狭窄等），后者适用于动力障碍性狭窄（如贲门失弛缓症等）。

2. 肉毒杆菌毒素注射　内镜直视下LES注射肉毒杆菌毒素治疗贲门失弛缓，有较好的近期疗效。

3. 食管支架　对失去手术机会的食管贲门恶性病变，置入食管支架可缓解梗阻症状，改善生活质量。对食管炎性狭窄、术后吻合口狭窄反复扩张效果不佳、合并食管、胸腔或气管、支气管瘘的患者以及反复扩张效果不好的贲门失弛缓症患者，置入食管支架，有助于病变的修复及巩固内镜扩张治疗的效果。

4. 内镜下食管息肉、黏膜下良性包块切除术　在内镜下采用氩气刀、高频电刀及激光等器械切除包块，一般适用于小于3cm的包块，但如果包块未侵及外膜层，内镜下切除的指征不严格限于包块的大小。

（四）营养支持

鼻胃管适于短期（几周内）应用，根据患者的耐受程度，营养液可通过注射器注入，也可用泵持续滴注。经皮内镜下胃造瘘术能减少胃食管反流机会及鼻咽不适，可在家中管饲，操作简单、创伤小，临床应用甚广。

（五）手术治疗

主要用于食管癌或侵及外膜的间质瘤切除，对内镜扩张效果不佳和（或）支架治疗效果不佳的贲门失弛缓症及炎性狭窄的患者以及严重的食管酸碱烧伤患者，也可考虑手术解除梗阻。

（陈国昌）

第二节　恶心与呕吐

一、概述

恶心、呕吐是临床上最常见的症状之一。恶心是一种特殊的主观感觉，表现为胃部不适和胀满感，常为呕吐的前奏，多伴有流涎与反复的吞咽动作。呕吐是一种胃的反射性强力收缩，通过胃、食管、口腔、胸肌和腹肌等部位的协同作用，能迫使胃内容物由胃食管经口腔急速排出体外。恶心、呕吐可由多种迥然不同的疾病和病理生理机制引起。两者可或不相互伴随。

二、病因

引起恶心、呕吐的病因很广泛，包括多方面因素，几乎涉及各个系统。

1. 感染　急性病毒性胃肠炎、急性细菌性胃肠炎、急性病毒性肝炎、急性阑尾炎、胆囊炎、腹膜炎、急性输卵管炎、盆腔炎等。

2. 腹腔其他脏器疾病　如下所述。

（1）脏器疼痛：胰腺炎、胆石症、肾结石、肠缺血、卵巢扭转。

（2）胃肠道梗阻：幽门梗阻（胃溃疡病、胃癌、腔外肿物压迫）；十二指肠梗阻（十二指肠癌、胰腺癌），肠粘连、肠套叠、克罗恩病、肠结核、肠道肿瘤、肠蛔虫、肠扭转、肠系膜上动脉压迫综合征、输出襻综合征；胃肠动力障碍（糖尿病胃轻瘫、非糖尿病胃轻瘫）、假性肠梗阻（结缔组织病、糖尿病性肠神经病、肿瘤性肠神经病、淀粉样变等）。

3. 内分泌代谢性疾病　低钠血症、代谢性酸中毒、营养不良、维生素缺乏症、糖尿病酸中毒、甲状腺功能亢进、甲状腺功能低下、甲状旁腺功能亢进症、垂体功能低下、肾上腺功能低下、各种内分泌危象、尿毒症等。

4. 神经系统疾病　中枢神经系统感染（脑炎、脑膜炎）、脑瘤、脑供血不足、脑出血、颅脑外伤。

5. 药物等理化因素　麻醉剂、洋地黄类、化疗药物、抗生素、多巴胺受体激动剂、非菌体抗炎药、茶碱、乙醇、放射线等。

6. 精神性呕吐　神经性多食、神经性厌食。

7. 前庭疾病　晕动症、梅尼埃征、内耳迷路炎。

8. 妊娠呕吐　妊娠剧吐、妊娠期急性脂肪肝。

9. 其他　心肺疾患（心肌梗死、肺梗死、高血压、急性肺部感染、肺心病）、泌尿系疾患（急性肾炎、急性肾盂肾炎、尿毒症）、周期性呕吐、术后恶心呕吐、青光眼等。

三、发病机制

恶心是人体一种神经精神活动，多种因素可引起恶心，如内脏器官疼痛、颅内高压、迷路刺激、某些精神因素等。恶心发生时，胃蠕动减弱或消失、排空延缓、十二指肠及近端空肠紧张性增加，出现逆蠕动，导致十二指肠内容物反流至胃内。恶心常是呕吐的前奏。

呕吐是一种复杂的病理生理反射过程。反射通路包括：

1. 信息传入　由自主神经传导（其中迷走神经纤维较交感神经纤维起的作用大）。

2. 呕吐反射中枢　目前认为中枢神经系统的两个区域与呕吐反射密切相关。一是延髓呕吐中枢；另一是化学感受器触发区（CTZ）。通常把内脏神经末梢传来的冲动引起的呕吐称为反射性呕吐，把CTZ受刺激后引起的呕吐称为中枢性呕吐。延髓呕吐中枢位于延髓外侧网状结构背外侧，迷走神经核附近。主要接受来自消化道和内脏神经、大脑皮质、前庭器官、视神经、痛觉感受器和CTZ的传入冲动。化学感受器触发区（CTZ）位于第四脑室底部的后极区，为双侧性区域，有密集多巴胺受体。多巴胺受体在CTZ对呕吐介导过程中起重要作用，因为应用阿扑吗啡、左旋多巴、溴隐亭等多巴胺受体激动剂可引起呕吐，而其拮抗剂、胃复安、吗丁啉等药物有止呕作用。化学感受器触发区的5－羟色胺、去甲肾上腺素和氨基丁酸等神经递质也可能参与呕吐反射过程。CTZ主要接受来自血液循环中的化学、药物等方面的呕吐刺激信号，并发出引起呕吐反应的神经冲动。但CTZ本身不能直接引起呕吐，必须在延髓呕吐中枢完整及其介导下才能引起呕吐，但两者的关系尚不明了。CTZ位于血脑屏障之外，许多药物或代谢紊乱均可作用于CTZ。药物的麻醉剂，化学药物、麦角衍生物类药物、吐根糖浆等及体内某些多肽物质如甲状腺激素释放激素、P物质、血管紧张素、胃泌素、加压素、血管肠肽等均作用于CTZ引起恶心呕吐。此外，某些疾病如尿毒症、低氧血症、酮症酸中毒、放射病、晕动症等引起的恶心呕吐也与

CTZ 有关。

3. 传出神经　包括迷走神经、交感神经、体神经和脑神经。上述传出神经将呕吐信号传至各效应器官，引起恶心呕吐过程，呕吐开始时，幽门口关闭，胃内容物不能排到十二指肠。同时，贲门口松弛，贲门部上升，腹肌、膈肌和肋间肌收缩，胃内压及腹内压增高，下食管括约肌松弛，导致胃内容排出体外。

四、诊断

恶心呕吐的病因广泛，正确的诊断有赖于详尽的病史以及全面的体检和有针对性的实验室检查。

（一）病史

1. 呕吐的伴随症状　呕吐伴发热者，须注意急性感染；呕吐伴有不洁饮食或同食者集体发病者，应考虑食物或药物中毒；呕吐伴胸痛，常见于急性心肌梗死或急性肺梗死等。呕吐伴有腹痛者，常见于膜腔脏器炎症，梗阻和破裂。腹痛于呕吐后暂时缓解者，提示消化性溃疡、急性胃炎及胃肠道梗阻疾病。呕吐后腹痛不能缓解者，常见于胆管疾患、泌尿系统疾患、急性胰腺炎等。呕吐伴头痛，除考虑颅内高压的疾患外，还应考虑偏头痛、鼻炎、青光眼及屈光不正等疾病。呕吐伴眩晕，应考虑前庭、迷路疾病、基底椎动脉供血不足、小脑后下动脉供血不足以及某些药物（如氨基苷类抗生素）引起的颅神经损伤。

2. 呕吐的方式和特征　喷射性呕吐多见于颅内炎症、水肿出血、占位性病变，脑膜炎症粘连等所致颅内压增高，通常不伴有恶心。此外，青光眼和第Ⅷ对颅神经病变也可出现喷射性呕吐。呕吐不费力，餐后即发生，呕吐物量少，见于精神性呕吐。

应注意呕吐物的量、性状和气味等。呕吐物量大，且含有腐烂食物提示幽门梗阻，伴胃潴留、胃轻瘫及小肠上段梗阻等；呕吐物为咖啡样或血性，见于上消化道出血；含有未完全消化的食物则提示食管性呕吐（贲门失弛缓症、食管憩室、食管癌等）和见于神经性呕吐；含有胆汁者，常见于频繁剧烈呕吐，十二指肠乳头以下的十二指肠或小肠梗阻，胆囊炎，胆石症及胃大部切除术后等，有时见于妊娠剧吐、晕动症。呕吐物有酸臭味者，说明为胃内容物。有粪臭味提示小肠低位梗阻、麻痹性肠梗阻、结肠梗阻、回盲瓣关闭不全或胃结肠瘘等。

3. 呕吐和进食的时相关系　进食过程或进食后早期发生呕吐常见于幽门管溃疡或精神性呕吐；进食后期或积数餐后呕吐，见于幽门梗阻、肠梗阻、胃轻瘫或肠系膜上动脉压迫导致十二指肠壅积。晨间呕吐多见于妊娠呕吐，有时亦见于尿毒症、慢性酒精中毒和颅内高压症等。

4. 药物或放射线接触史　易引起呕吐的常用药物有抗生素、洋地黄、茶碱、化疗药物、麻醉剂、酒精等。深部射线治疗，镭照射治疗亦常引起恶心呕吐。

5. 其他　呕吐可为许多系统性疾病的表现之一，包括糖尿病、甲状腺功能亢进或低减，肾上腺功能低减等内分泌疾病；硬皮病等结缔组织病；脑供血不足、脑出血、脑瘤、脑膜炎、脑外伤等中枢神经疾病；尿毒症等肾脏疾病。

（二）体格检查

1. 一般情况　应注意神志、营养状态、脱水、循环衰竭、贫血及发热等。

2. 腹部伴症　应注意胃型、胃蠕动波、振水声等幽门梗阻表现；肠鸣音亢进、肠型等急性肠梗阻表现；腹肌紧张、压痛、反跳痛等急腹症表现，此外，还应注意有无腹部肿块，疝气等。

3. 其他　①眼部检查注意眼球震颤、眼压测定、眼底有无视神经盘水肿等；②有无病理反射及腹膜刺激征等。

（三）辅助检查

主要包括与炎症、内分泌代谢及水盐电解质代谢紊乱等有关的实验室检查。必要时可作 CT、核磁共振、B 超、胃镜等特殊检查以确定诊断。

五、鉴别诊断

1. 急性感染　急性胃肠炎有许多病因，常见有细菌感染、病毒感染，化学性和物理性刺激，过敏因素和应激因素作用等，其中急性非伤寒性沙门菌感染是呕吐的常见原因。急性胃肠炎所引起的呕吐常伴有发热、头痛、肌痛、腹痛、腹泻等。另外，恶心呕吐也是急性病毒性肝炎的前驱症状。某些病毒感染可引起流行性呕吐。其主要的临床特征有：突然出现频繁的恶心呕吐，多见于早晨发生，常伴有头晕、头痛、肌肉酸痛、出汗等。该病恢复较快，通常10天左右呕吐停止，但3周后有可能复发。

2. 脏器疼痛所致恶心呕吐　属反射性呕吐。如急性肠梗阻、胆管结石、输尿管结石、肠扭转、卵巢囊肿扭转等。急性内脏炎症（阑尾炎、胰腺炎、胆囊炎、憩室炎、腹膜炎、重症克罗恩病及溃疡性结肠炎等）常伴有恶心呕吐。患者多有相应的体征，如腹肌紧张、压痛、反跳痛、肠鸣音变化等。

实验室检查可见白细胞升高，有的患者血清淀粉酶升高（胰腺炎）或胆红素升高（胆石症）。

3. 机械性梗阻　具体如下。

（1）幽门梗阻：急性幽门管或十二指肠球部溃疡可使幽门充血水肿、括约肌痉挛引起幽门梗阻，表现为恶心、呕吐、腹痛。呕吐于进食早期（餐后3~4h后）发生，呕吐后腹痛缓解。经抗溃疡治疗及控制饮食后，恶心、呕吐症状可消失。慢性十二指肠溃疡瘢痕引起的幽门梗阻表现为进食后上腹部饱胀感，迟发性呕吐，呕吐物量大、酸臭、可含隔夜食物。上腹部可见扩张的胃型和蠕动波并可闻及振水声。胃窦幽门区晚期肿瘤也可引起幽门梗阻，表现为恶心呕吐、食欲缺乏、贫血、消瘦、乏力、上腹疼痛等。

（2）十二指肠压迫或狭窄：引起十二指肠狭窄的病变有十二指肠癌、克罗恩病、肠结核等，引起腔外压迫的疾病有胰头、胰体癌及肠系膜上动脉压迫综合征。这类呕吐的特点是餐后迟发性呕吐，伴有上腹部饱胀不适，有时伴有上腹部痉挛性疼痛，呕吐物中常含胆汁，呕吐后腹部症状迅速缓解。肠系膜上动脉压迫综合征，多发生于近期消瘦、卧床、脊柱前凸患者，前倾位或胸膝位时呕吐可消失；胃肠造影示十二指肠水平部中线右侧呈垂直性锐性截断，胃及近端十二指肠扩张，患者有时需作松解或短路手术。

（3）肠梗阻：肠腔的肿瘤、结核及克罗恩病等，或肠外粘连压迫均可引起肠道排空障碍，导致肠梗阻。常表现为：腹痛、腹胀、恶心呕吐和肛门停止排便排气。呕吐反复发作，较剧烈。早期呕吐为食物、胃液或胆汁，之后呕吐物呈棕色或浅绿色，晚期呈粪质样，带恶臭味。呕吐后腹痛常无明显减轻。检查可见肠型，压痛明显，可扪及包块、肠鸣音亢进。结合该部X线平片等检查，可做出诊断。

4. 内分泌或代谢性疾病　许多内分泌疾病可出现恶心呕吐，如胃轻瘫，结缔组织病性甲亢危象、甲低危象、垂体肾上腺危象、糖尿病酸中毒等。低钠血症可反射性地引起恶心呕吐。另外，恶心呕吐常出现于尿毒症的早期，伴有食欲减退、嗳气、腹泻等消化道症状。根据各种疾病的临床特征及辅助检查，可明确恶心呕吐的病因。

5. 药物性呕吐　药物是引起恶心、呕吐的最常见原因之一，药物或及其代谢产物，一方面可通过刺激CTZ受体（如多巴胺受体），由此产生冲动并传导至呕吐中枢而引起恶心呕吐。如化疗药物、麻醉药物、洋地黄类药物等；另一方面药物可刺激胃肠道，使胃肠道神经兴奋并发出冲动传入呕吐中枢，引起呕吐中枢兴奋，出现恶心呕吐。如部分化疗药物、非菌体抗炎药及某些抗生素等。

6. 中枢神经系统疾病　脑血管病、颈椎病及各种原因所致的颅内压增高均可引起恶心、呕吐。

（1）脑血管病：常见疾病有偏头痛和椎基底动脉供血不足。偏头痛可能与5-羟色胺，缓激肽等血管活性物质引起血管运动障碍有关。常见的诱因有情绪激动、失眠、饮酒及过量吸烟等。主要临床表现为阵发性单侧头痛，呕吐常呈喷射状，呕吐胃内容物，呕吐后头痛可减轻，还伴有面色苍白，出冷汗、视觉改变及嗜睡等症状，应用麦角衍生物制剂可迅速缓解症状。椎基底动脉供血不足也可出现恶心呕吐，且有眩晕、视力障碍、共济失调、头痛、意识障碍等表现。

（2）颅内压增高：脑血管破裂或阻塞，中枢神经系统感染（如急性脑炎、脑膜炎）和颅内肿瘤均可引起颅内压增高而出现呕吐，其特点为呕吐前常无恶心或仅有轻微恶心、呕吐呈喷射状且与饮食无关，呕吐物多为胃内容物，常伴有剧烈头痛和不同程度的意识障碍，呕吐后头痛减轻不明显。脑血管病变常出现剧烈头痛、呕吐、意识障碍、偏瘫等；颅内感染者除头痛、呕吐外，还伴有畏寒、发热，严重者可出现神志、意识障碍。脑肿瘤的呕吐常在头痛剧烈时发生，呕吐后头痛可暂时减轻，常伴有不同程度颅神经损害的症状。

7. 妊娠呕吐　恶心呕吐是妊娠期最常见的临床表现之一，50% ~90% 的妊娠妇女有恶心，25% ~55% 的孕妇出现呕吐。恶心呕吐常发生于妊娠的早期，于妊娠 15 周后消失。呕吐多见于早晨空腹时，常因睡眠紊乱、疲劳、情绪激动等情况而诱发。孕妇若为第一次怀孕时，更易出现呕吐。妊娠呕吐一般不引起水电解质平衡或营养障碍，也不危及孕妇和胎儿的安全和健康。约 3% ~5% 的妊娠妇女有妊娠剧吐，可引起严重的水电解质紊乱和酮症酸中毒。妊娠剧吐较易发生于多胎妊娠、葡萄胎及年轻而精神状态欠稳定的妇女。关于妊娠呕吐的发生机制目前尚不清楚，可能与内分泌因素和精神因素有关。

（陈国昌）

第三节　腹水

积聚于腹腔内的游离液体称为腹水。腹水达 500mL 时可用叩诊法证实，少量腹水可用超声检查确定。腹腔穿刺液的检查可把腹水的性质区分为漏出液、渗出液。其外观可分为浆液性、脓性、血性、乳糜性等。

一、病因

产生腹水的原因可分为全身性因素与局部因素。

1. 全身性因素　①低蛋白血症：血浆白蛋白低于 25g/L 时则易产生腹水。②水钠潴留：常见于心、肾功能不全，肝硬化伴继发性醛固酮增多症等。③内分泌异常：如肝硬化时抗利尿激素与醛固酮的灭活功能减低，致引起钠水潴留。

2. 局部因素　①门脉高压症：是肝硬化腹水形成的一个重要原因。②肝静脉或下腔静脉阻塞：如肝静脉血栓形成、下腔静脉受肿瘤压迫。③肝淋巴漏出增加：多参与肝硬化、重症肝炎的腹水形成。④腹膜炎症：如结核性腹膜炎、系统性红斑狼疮等引起的腹水。⑤腹膜肿瘤或腹腔内脏器肿瘤：各种腹腔内脏器肿瘤或转移瘤累及腹膜、腹膜间皮瘤等，此类腹水多为血性渗出液；⑥胸导管或乳糜池阻塞：腹水为乳糜，病因多为丝虫病，其次为肿瘤和结核。

引起腹水的原因见表 2－2。

表 2－2　腹水的原因

漏出性	门脉高压症：肝硬化、门静脉血栓形成、肝内浸润性变（癌、淋巴瘤）；
	低蛋白血症：肾病综合征、蛋白丢失性胃肠病、重度营养不良；
	体循环静脉瘀血：右心功能不全、缩窄性心包炎等；
	肝静脉或下腔静脉阻塞：Budd－Chiari 综合征；下腔静脉阻塞综合征；Meigs 综合征
渗出性	腹膜炎结核性、化脓性、红斑狼疮性、嗜酸粒细胞性、急性胰腺炎性、恶性肿瘤、
	腹膜转移癌、腹膜间皮瘤、恶性淋巴瘤等

二、诊断

综合病史、体格检查及实验室检查诊断腹水的病因。一般来讲，肝硬化腹水、结核性腹膜炎与癌性腹水占腹水病因的 95% 左右。临床上可先根据腹水的性质（漏出性、渗出性），再结合其他临床表现与辅助检查，做出病因诊断。渗出液呈 Rivalta 反应阳性，比重 >1.018，蛋白定量 $>25g/L$，白细胞数 $>500\times10^6/L$。而漏出液则 Rivalta 反应阴性，比重 <1.018，蛋白定量 $<25g/L$，白细胞数 $<300\times10^6/L$。

1. 肝硬化　有病毒性肝炎、血吸虫病或长期酗酒史，体检发现黄疸、蜘蛛痣、肝掌、脾大，实验室检查有肝功能异常者支持肝硬化的诊断。当出现发热、腹痛、腹水增加迅速、肝功能损害加重时应注意有无合并原发性腹膜炎。此时腹水检查可介于漏出液与渗水液之间，但分叶核白细胞比例升高，细菌培养可阳性。

2. 结核性腹膜炎　青壮年多见，但不应忽略老年人。患者多有发热、盗汗、消瘦等结核中毒症状，腹部有压痛及柔韧感。腹水量少至中等，为渗出性，呈黄色，偶为血性，白细胞计数超过 $500\times10^6/L$，以淋巴细胞或单核细胞为主。腹水浓缩直接涂片找抗酸杆菌阳性率不高，培养或肠鼠接种可提高阳性率，但耗时久，临床价值不大。腹腔镜及腹膜活检有确诊价值。对高度怀疑本病而确诊有困难者，可行试验性抗结核治疗，有效者支持结核性腹膜炎的诊断。

3. 恶性肿瘤腹水　如肝癌、胃癌、肠癌、胰腺癌、卵巢癌、子宫癌、恶性淋巴瘤及腹膜间皮瘤等。腹水多为渗出性，常为血性，白细胞以淋巴或单核细胞为主。腹水离心后部分患者可找到癌细胞。有研究认为腹水中乳酸脱氢酶（LDH）活性较血清 LDH 活性高，腹水 LDH/血清 LDH 大于 1 有助于癌性腹水的诊断。利用 X 线、内镜、超声、CT 扫描等手段寻找原发病灶，可提高病因的确诊率。

4. 其他　如腹水伴有心悸、气短、颈静脉怒张、肝颈征阳性等症状体征应注意缩窄性心包炎的可能；腹水伴肝大、压痛、肝功能损害（也可正常）应注意肝静脉阻塞；腹水伴双下肢水肿及静脉曲张、下腹壁静脉血流方向自下而上，应注意下腔静脉阻塞，下腔静脉造影可显示阻塞部位。年青女性出现少量渗出性腹水伴有发热、皮疹等系统损害，应注意系统性红斑狼疮。腹水伴血嗜酸粒细胞明显升高，同时腹水中也见大量嗜酸性粒细胞，应注意嗜酸粒细胞性腹膜炎。

三、治疗

明确病因、治疗原发病最为关键。在诊断未明确前，如腹水为漏出液，可先用利尿剂。一般不主张腹腔放液，除非大量腹水有明显压迫症状，患者不能忍受或影响心肺功能。每次放液不宜超过 2 000 ~ 3 000mL。

（陈国昌）

第四节　腹部包块

腹部包块（abdominal mass）为腹部常见体征之一，多数来源于腹腔内病变，少数来源于腹膜后器官，仅极少数来源于腹壁结构。

一、病因

腹内包块可分为炎症性、肿瘤性、梗阻性、先天性或其他类型，常见病因列于表 2 - 3，腹腔各部位包块常见疾病列于表 2 - 4。

表 2 - 3　腹部包块的常见病因

炎症性	肿瘤性	梗阻性	先天性	
肝脏	肝炎、肝脓肿、肝囊肿	肝癌	肝瘀血	多囊肝、肝血管瘤
胆管	胆囊引液、积脓	胆囊癌	胆管梗阻	胆总管囊肿
胃十二指肠	穿通性溃疡	胃癌、肉瘤	幽门梗阻	
脾	疟疾、血吸虫病、伤寒、黑热病	造血系统恶性增生、白血病等	门静脉高压	游走脾
小肠	Crohn 病	小肠肿瘤	肠套叠、肠蛔虫症	
阑尾	阑尾周围脓肿	阑尾肿瘤、类癌		阑尾黏液囊肿
结肠、直肠	回盲部结核、血吸虫病、阿米巴病、Crohn 病、放线菌病、结肠憩室炎	结肠癌、直肠癌、肠道淋巴结肿大	乙状结肠扭转	乙状结肠囊肿

续 表

炎症性	肿瘤性	梗阻性	先天性	
肠系膜、网膜、腹膜	腹膜结核、肠系膜淋巴结结核、肠系膜脂膜炎、腹腔脓肿（阑尾、盆腔、髂凹）	肠系膜淋巴瘤、转移癌	肠系膜囊肿、大网膜囊肿	
膀胱	膀胱挛缩（结核）	膀胱肿瘤	尿潴留、结石	巨大膀胱
卵巢、输卵管子宫	盆腔结核	卵巢癌 子宫肌瘤、子宫癌	卵巢囊肿	
胰腺	假性胰腺囊肿、脓肿	胰腺癌、胰腺腺瘤	胰腺囊肿	
肾上腺、肾	肾结核、包虫囊肿	嗜铬细胞瘤、肾母细胞瘤、肾癌	肾盂积水	肾上腺囊肿、马蹄肾、多囊肾、肾下垂、游走肾
其他		脂肪瘤、畸胎瘤、淋巴肉瘤、交感神经母细胞瘤		

表 2-4　腹腔各部位常见包块分类

右上腹部包块	肝脏肿大：病毒性肝炎、肝硬化、肝脓肿、肝病、肝囊肿、肝良性肿瘤 胆囊包块：急性胆囊炎、胆囊结石，胆囊积血、积脓，先天性胆总管囊肿、胆囊癌、胆囊扭转、肝曲部结肠癌等
中上腹部包块	胃部包块：胃癌及胃部其他良恶性肿瘤、先天性幽门梗阻 胰腺包块：胰腺假性囊肿、胰腺癌、胰岛细胞良恶性肿瘤及囊性肿瘤等 肝左叶肿大：肿瘤、脓肿等 肠系膜与网膜、淋巴结包块：网膜囊肿、肉瘤及淋巴结结核等
左上腹部包块	脾大、游走脾、胰腺肿瘤与胰腺囊肿、脾曲部结肠癌
左右侧腹部包块	肾肿大：如多囊肾，肾积水、积脓，肾恶性肿瘤、肾下垂、游走肾、嗜铬细胞瘤，升、降结肠癌
脐部	肠系膜淋巴结结核、肿瘤、横结肠肿瘤、小肠肿瘤、腹主动脉瘤
右下腹部包块	阑尾周围脓肿、增生性回盲部结核、克罗恩病、盲肠癌、回盲部阿米巴性肉芽肿、阑尾类癌、阑尾部液囊肿、右侧卵巢肿瘤，右侧输卵管积液、积脓，斯-莱综合征
中下腹部包块	可见于子宫肿瘤、膀胱肿瘤、膀胱憩室
左下腹部包块	直肠、乙状结肠癌，溃疡性结肠炎，直肠、乙状结肠血吸虫病性肉芽肿，左侧卵巢肿瘤，左侧输卵管积液、积脓
广泛性、不定位性包块	结核性腹膜炎、腹膜转移癌、肠套叠、肠扭转、网膜或肠系膜的肿瘤等

二、临床表现

（一）症状

通常可有腹痛、腹胀、腹泻、呕吐、消瘦、消化道出血、贫血等症状，部分患者可无症状，在体检时发现。对腹部包块应了解起病时间、过程等特点和包块形成及变化。如历时一年以上，包块无改变多为良性，包块进行性增大多为恶性肿瘤。

（二）体征

1. 全身检查　应注意全身一般情况改变、发育营养情况，有无贫血、黄疸、出血倾向等。包括检查左锁骨上窝、腋窝淋巴结等浅表淋巴结。

2. 腹部检查　注意观察腹部的轮廓，是否有局限性隆起，对腹部包块的描述应包括位置、大小、数量、轮廓、质地、压痛、搏动及活动度等、边缘及是否有震颤等特征。应特别注意正常情况下充盈的膀胱、乙状结肠、妊娠的子宫或右肾与内脏下垂，可能被触及。

对任何腹部包块的检查，尤其是下腹部包块，都应在膀胱排空的情况下进行，重视直肠指检及腹股沟的检查。

（三）实验室及其他检查

1. 实验室检查　炎性包块时白细胞可升高；大便隐血试验阳性，包块可能为消化道肿瘤；尿中见蛋白、管型及红、白细胞常提示泌尿系统疾病；肝功能异常可提示肝炎、肝硬化或肝肿瘤；血尿胆红素增高提示肝胆胰病变；尿5-羟吲哚乙酸升高提示消化道类癌；寄生虫抗原的免疫实验有助于包虫病及血吸虫病等的诊断。

2. 内镜　可发现来源于胃肠道的腹部包块，同时行活组织检查，从而鉴别包块的性质，对胃肠道肿瘤的分型也有帮助。

3. 影像学检查　具体如下。

（1）X线：腹部平片可发现包块中有无钙化、结石及气液平面等。

胃肠钡剂造影或钡剂灌肠造影，除能区别包块是位于胃肠腔内还是胃肠腔外以外，尚可发现胃肠受压、移位或浸润等征象，还有助于推测包块的部位和性质。

排泄性或逆行性尿路造影可帮助了解包块与肾脏、输尿管和膀胱的关系。

经皮肝穿刺胆管造影（PTC）或内镜逆行胰胆管造影（ERCP），有助于了解包块的来源及与胆管、胰、十二指肠乳头间的关系。

选择性血管造影或数字减影血管造影（DSA）可明确腹部包块的位置、来源、性质、血管受侵情况等，并有助于腹部包块的定位。

（2）超声：超声检查对肝、胆、胰、脾、肾、盆腔包块和卵巢肿瘤、子宫肌瘤有较大价值。对诊断和区分均质和非均质的包块如囊肿、脓肿、肿瘤、血管瘤等有重要意义。彩色多普勒血流测定尚可以了解包块的血供，有助于对部位做出判断。

（3）超声内镜：有助于判断腹部肿瘤的大小、部位，特别对判定胃肠道恶性肿瘤的浸润深度、有无淋巴结转移等有较高价值，有助于肿瘤的临床分期、对手术切除的可能性及手术方式的选择有较大的帮助。

（4）CT：特别是增强CT可以详细、清晰地显示肝、胆、胰、脾、肾脏的形态和实质结构，可检出大部分原发性或转移性、良性或恶性肿瘤，诊断准确率可达到90%。对囊性与实质性病变的鉴别、积液和钙化病灶的诊断均有重要意义。对胰腺肿瘤，CT不仅可以直接检出胰腺的肿瘤大小，还可借胆管、胰管梗阻的间接征象予以诊断。CT因不受含气脏器的干扰，故对胰腺、胆总管下端等病变的诊断较超声检查更优越。CT对腹膜后肿瘤的定位和定性较普通X线摄片和超声有更高的准确性。但CT对囊肿、血肿、脓肿有时不易区分。

螺旋CT可进行图像的三维重建，质量高，能清楚显示包块和重要血管间的关系，有助于提高腹部包块的检出率、判断肿瘤的检出率及判断肿瘤的可切除性。

（5）MRI：特别是增强MRI，可清楚显示包块的立体结构与周围脏器的空间关系。通过测量 T_1 值可区分恶性肿瘤与良性囊性包块和血管瘤。磁共振胰胆管造影（MRCP）可以显示胆胰管梗阻的部位、范围及原因。MRCP在大多数情况下可代替PTC、ERCP或PTC与ERCP相结合的检查。

4. 细针穿刺细胞学检查　可及时获得包块的组织学来源，判断良恶性。

5. 腹腔镜检查　可直接观察腹腔内病变情况，能发现腹膜、肝表面1～2mm的转移灶。

6. 肿瘤标志物　常见的肿瘤标志物及意义见表2-5。

表2-5　常见的肿瘤标志物及其意义

	肿瘤标志物	临床意义
肿瘤胚胎性抗原	甲胎蛋白（AFP）	肝癌、生殖细胞肿瘤
	癌胚抗原（CEA）	消化道肿瘤
	癌抗原125（CA125）	卵巢上皮癌
	糖链抗原19-9（CA19-9）	消化道肿瘤、胰腺癌

续 表

肿瘤标志物		临床意义
激素	胰腺肿瘤胎儿抗原（POA）	胰腺癌
	促肾上腺皮质激素（ACTH）	消化道肿瘤、肺小细胞癌
	绒毛膜促性腺激素（β-HCG）	恶性葡萄胎、睾丸癌
	甲状旁腺素（PHT）	肾腺瘤、肺鳞癌

三、诊断

首先确定有无包块（注意排除器官肿大、粪块、尿潴留等）

↓

确定包块的部位在腹腔内还是腹腔外

↓

了解包块的组织器官来源

↓

判断包块与周围脏器的关系

↓

判断包块的良恶性

（毛伯能）

第五节　黄疸

黄疸是指皮肤、巩膜与黏膜因胆红素沉着而引起的黄染。正常血清总胆红素浓度为 1.7～17.1μmol/L，其中直接胆红素低于 3.7μmol/L。当总胆红素浓度超过 34μmol/L 时，临床上即可出现黄疸。如血清胆红素浓度超过正常范围而肉眼看不见黄疸时，称为隐性黄疸。

在黄疸的诊断中，首先应与假性黄疸鉴别。当摄入过量的胡萝卜素（如胡萝卜、柑橘、木瓜、南瓜等）或肝脏有病变致使胡萝卜素转化为维生素 A 的过程发生障碍，使血中胡萝卜素增高和皮肤发黄，或服用大剂量米帕林也可使皮肤发黄，但均无血清胆红素浓度的增高，可与真性黄疸鉴别。

一、病因分类

可分为溶血性黄疸、肝细胞性黄疸、胆汁淤积性黄疸和先天性黄疸，以前三者多见。

二、诊断步骤

（一）溶血性黄疸、肝细胞性黄疸与胆汁淤积性黄疸的鉴别

分清黄疸的基本类型是黄疸鉴别的首要步骤。三者在实验室检查的鉴别参见表 2-6。

表 2-6　溶血性、肝细胞性与胆汁淤积性黄疸在实验室检查鉴别

	溶血性黄疸	肝细胞性黄疸	胆汁淤积性黄疸
非结合胆红素	明显增加	中度增加	轻或中度增加
结合胆红素	轻度增加	中度增加	明显增加
结合胆红素/总胆红素	<20%	>35%	>60%
尿胆红素	－－	＋＋	＋＋＋
尿胆原	明显增加	增加	减少或消失
转氨酶活性	轻度增加	明显增加	增加

续 表

	溶血性黄疸	肝细胞性黄疸	胆汁淤积性黄疸
血碱性磷酸酶	正常	增加	明显增加
血总胆固醇	正常	正常或减少	明显增加

（二）溶血性黄疸的病因与特点

1. 病因　凡能引起红细胞大量破坏而产生溶血现象的疾病，都能发生溶血性黄疸：①先天性溶血性贫血，如遗传性球形红细胞增多症、血红蛋白病等。②后天性获得性溶血性贫血，如自身免疫性贫血、异型输血后溶血、新生儿溶血症、遗传性葡萄糖－6－磷酸脱氢酶缺乏、恶性疟疾、药物及蛇毒引起的溶血等。

2. 溶血性黄疸的特征　可出现寒战、发热、腰痛部疼痛等急性溶血性的临床表现；①黄疸一般为轻度，呈柠檬色。②皮肤无瘙痒。③血清总胆红素升高，一般不超过85μmol/L，以间接胆红素为主，尿中尿胆原增加，尿胆红素阴性。④有不同程度的贫血表现，周围血网织红细胞增多，骨髓检查可见红细胞系统增生活跃，血清铁及尿内含铁血黄素增加。

3. 溶血性黄疸的病因鉴别诊断　主要依赖血液学检查，如在遗传性球形红细胞增多症，有红细胞脆性增加；地中海贫血时则红细胞脆性减低，血红蛋白电泳出现异常；抗人球蛋白试验（coombs 试验）在自体免疫性溶血性贫血及新生儿溶血性贫血时呈阳性反应。

（三）肝细胞性黄疸的病因与特点

1. 病因　各种原因引起的肝细胞破坏，均可因肝细胞摄取、结合和排泄胆红素能力障碍，血中非结合胆红素与结合胆红素浓度升高而发生黄疸。常见病因有急性和慢性病毒性肝炎、肝硬化、肝癌；急性传染病如钩端螺旋体病、伤寒；败血症；化学药品和药物中毒，如乙醇、异烟肼、利福平、6－巯基嘌呤等。

2. 肝细胞性黄疸的特点　①皮肤和黏膜呈浅黄至深金黄色。②血中结合胆红素与非结合胆红素均升高。③尿中胆红素阳性，尿胆原尿中排出量也可增多。④血清转氨酶明显增高。⑤患者的消化道症状明显，如恶心、呕吐、胃纳下降、厌油腻、乏力等，严重者伴有出血倾向。

3. 肝细胞性黄疸的病因鉴别诊断　具体如下。

（1）病史：损害肝功能药物的使用史、长期烈性酒酗酒史、病毒性肝炎史或与现症患者的密切接触史有助于提示病因。

（2）病原学检查：如各型肝炎病毒标记物检测，黄疸型传染性单核细胞增多症的嗜异性凝集反应，钩端螺旋体病的血清凝集溶解试验与补体结合试验均有助于病原学检查。

（3）器械检查：B 超检查、CT 扫描、磁共振成像等检查有助于肝内占位性病变的诊断；内镜或 X 线吞钡检查如发现食管或胃底静脉曲张，有助于诊断肝硬化。

（四）胆汁淤积性黄疸的病因和特点

1. 病因　可分为肝外阻塞、肝内阻塞和肝内胆汁淤积性黄疸三种。

（1）肝外阻塞性胆汁淤积：引起胆总管内阻塞的有胆石症、胆管蛔虫、胆管壁炎症、癌肿浸润、手术后胆管狭窄等；胆管外阻塞的有壶腹周围癌、胰头癌、肝癌、肝门或胆总管周围淋巴结因癌肿转移性肿大而压迫胆管。

（2）肝内阻塞性胆汁淤积：包括肝内泥沙样结石、华支睾吸虫病、硬化性胆管炎、原发性肝癌侵犯肝内胆管或形成癌栓等。

（3）肝内胆汁淤积：如病毒性肝炎、药物性肝损害（如氯丙嗪、甲睾酮和口服避孕药等所致）、妊娠期特发性黄疸和原发性胆汁性肝硬化等。

2. 胆汁淤积性黄疸的特点　①皮肤呈暗黄、黄绿或绿褐色，多有瘙痒。②血清胆红素增高，以结合胆红素增高为主。③尿胆红素阳性，尿胆原减少或缺如。④血清胆固醇、碱性磷酸酶、γ－谷氨酰转肽酶升高。

3. 胆汁淤积性黄疸的病因鉴别诊断　具体如下。

(1) 病史：反复的胆绞痛史、疼痛发作时伴寒战、发热、黄疸提示胆管结石合并感染；无痛性进行性黄疸，伴食欲缺乏、消瘦提示胰头癌的可能；应用氯丙嗪、甲睾酮、避孕药后出现的淤积性黄疸应注意药物性肝损害；发生于中年妇女的长期持续性黄疸、伴有瘙痒及免疫系统功能紊乱者提示原发性胆汁淤积性肝硬化。

(2) 实验室检查：粪或十二指肠引流液发现华支睾吸虫卵提示华支睾吸虫感染；血甲胎蛋白浓度升高提示原发性肝细胞肝癌；血 IgM 增高、线粒体抗体阳性提示原发性胆汁淤积性肝硬化。

(3) 器械检查——超声波检查：对肝外胆管阻塞引起的黄疸与肝内胆汁淤积的鉴别有帮助，前者可见胆总管和肝内胆管扩张，而且对肝外胆管阻塞的病变部位与性质也有诊断价值。

X 线检查：胃肠钡餐、十二指肠低张造影对胰头癌有诊断价值，可见十二指肠肠曲增宽或十二指肠降部充盈缺损。逆行胰胆管造影（ERCP）能诊断阻塞部位，对胆管结石胰腺癌等有诊断价值。经皮肝穿刺胆管造影（PTC）能清楚显示肝内、外整个胆管系统，可区分肝外胆管阻塞与肝内胆汁淤积性黄疸。CT 能显示肝脏、胆管与胰腺等脏器的图像，对肝胆和胰腺疾病引起黄疸的鉴别有重要价值。

（五）先天性非溶血性黄疸

指肝细胞对胆红素的摄取、结合及排泄有先天性缺陷所致的黄疸。临床上较少见，可发生于出生至成年期，以青年多见。

1. Gilbert 综合征　多发生于青年男性，系由于肝细胞对胆红素的摄取障碍或肝细胞内葡萄糖醛酸转移酶的活力降低所致。其特点是：血中非结合胆红素增高；慢性间歇性轻度黄疸，可有家族史，全身情况好；肝功能试验正常，胆囊显影良好；肝活组织检查无异常。

2. Dubin - Johnson 综合征　由于肝细胞对结合胆红素的排泄障碍所致。其特点是：多发生于青少年，可有家族史；血中以结合胆红素增高为主；口服胆囊造影不显影；腹腔镜检查肝脏外观呈绿色，肝活组织检查可见肝细胞内有特异的棕褐色颗粒，有确诊价值。

3. Rotor 综合征　系由于肝细胞摄取游离胆红素和排泄结合胆红素先天性缺陷所致。其特点是：血中结合胆红素增高；胆囊显影良好，少数不显影；肝组织无异常色素，小叶结构基本正常。

4. Crigler - Najjar 综合征　病因是肝组织缺乏葡萄糖醛酸转移酶，不能形成结合胆红素。血中非结合胆红素大量增加，常引起新生儿核黄疸，预后很差，较少生存至成年。

三、治疗

根据病因治疗。

（毛伯能）

第六节　便秘

健康人排便习惯多为 1d 1 ~2 次或 1 ~2d 1 次，粪便多为成形或为软便，少数健康人的排便次数可达每日 3 次，或 3d 1 次，粪便可呈半成形或呈腊肠样硬便。便秘（Constipation）是指排大便困难、粪便干结、次数减少或便不尽感。便秘是临床上常见的症状，发病率为 3.6% ~12.9%，女性多于男性，男女之比为 1∶1.77 ~1∶4.59，随着年龄的增长，发病率明显增高。便秘多长期存在，严重时影响患者的生活质量。由于排便的机制极其复杂，从产生便意到排便的过程中任何一个环节的障碍均可引起便秘，因此便秘的病因多种多样，但临床上以肠道疾病最常见，同时应慎重排除其他病因。

一、病因和发病机制

（一）排便生理

排便生理包括产生便意和排便动作两个过程。随着结肠的运动，粪便被逐渐推向结肠远段，到达直肠。直肠被充盈时，肛门内括约肌松弛，肛门外括约肌收缩，称为直肠肛门抑制反射。直肠壁受压力刺激并超过阈值时产生便意。睡醒及餐后，结肠的动作电位活动增强，更容易引发便意。这种神经冲动沿盆神经传至腰骶部脊髓的排便中枢，再上传到丘脑达大脑皮质。若条件允许排便，则耻骨直肠肌、肛门内括约肌和肛门外括约肌均松弛，两侧肛提肌收缩，盆底下降，腹肌和膈肌也协调收缩，腹压增高，促使粪便排出。

（二）便秘的病因

以上排便生理过程中任何一个环节的障碍均可引起便秘，病因主要包括肠道病变、全身性疾病和神经系统病变（表2－7）。此外，还有些患者便秘原因不清，治疗困难，又称为原发性便秘、慢性特发性或难治性便秘。

表2－7　便秘的病因

肠道	结肠梗阻：腔外（肿瘤、扭转、疝、直肠脱垂）、腔内（肿瘤、狭窄）
	结肠肌肉功能障碍：肠易激综合征、憩室病
	肛门狭窄/功能障碍
	其他：溃疡病、结肠冗长、纤维摄入及饮水不足
全身性	代谢性：糖尿病酮症、卟啉病、淀粉样变性、尿毒症、低钾血症
	内分泌：全垂体功能减退症、甲状腺功能减退症、甲状腺功能亢进症合并高钙血症、肠源性高血糖素过多、嗜铬细胞瘤
	肌肉：进行性系统性硬化病、皮肌炎、肌强直性营养不良
	药物：止痛剂、麻醉剂、抗胆碱能药、抗抑郁药、降压药等
神经病变	周围神经：Hirschsprung 病、肠壁神经节细胞减少或缺如、神经节瘤病、自主神经病
	中枢神经：肠易激综合征、脑血管意外、大脑肿瘤、帕金森病、脊髓创伤、多发性硬化、马尾肿瘤、脑脊膜膨出、精神/人为性因素

二、诊断

首先明确有无便秘，其次明确便秘的原因。便秘的原因多种多样，首先应除外有无器质性疾病，尤其是有报警症状时，如便血、消瘦、贫血等。因此，采集病史时应详细询问，包括病程的长短、发生的缓急、饮食习惯、食物的质和量、排便习惯、是否服用引起便秘的药物、有无腹部手术史、工作是否过度紧张、个性及情绪，有无腹痛、便血、贫血等伴随症状。体格检查时，常可触及存留在乙状结肠内的粪块，需与结肠肿瘤、结肠痉挛相鉴别。肛门指检可为诊断提供重要线索，如发现直肠肿瘤、肛门狭窄、内痔、肛裂等，根据病史及查体的结果，确定是否需要进行其他诊断性检查。

（一）结肠、直肠的结构检查

1. 内镜　可直观地检查直肠、结肠有无肿瘤、憩室、炎症、狭窄等。必要时取活组织病理检查，可帮助确诊。

2. 钡剂灌肠　可了解直肠、结肠的结构，发现巨结肠和巨直肠。

3. 腹部平片　能显示肠腔扩张、粪便存留和气液平面。

（二）结肠、直肠的功能检查

对肠道解剖结构无异常，病程达6个月以上，一般治疗无效的严重便秘患者，可进一步做运动功能检查。

1. 胃肠通过时间（GITT）测定　口服不同形态的不透X线标志物，定时摄片，可测算胃肠通过时间和结肠通过时间，有助于判断便秘的部位和机制，将便秘区分为慢通过便秘、排出道阻滞性便秘和通过正常的便秘，对后2种情况，可安排有关直肠肛门功能检查。

2. 肛门直肠测压检查　采用灌注或气囊法进行测定，可测定肛门内括约肌和肛门外括约肌的功能。

痉挛性盆底综合征患者在排便时，肛门外括约肌、耻骨直肠肌及肛提肌不松弛。Hirschsprung 病时，肛门直肠抑制反射明显减弱或消失。

3. 其他 包括肛门括约肌、直肠壁的感觉检查，肌电记录及直肠排便摄片检查等。

（三）其他相关检查

在询问病史及查体时，还应注意有无可引起便秘的全身性疾病或神经病变的线索，如发现异常，则安排相应的检查以明确诊断。

三、治疗

应采取主动的综合措施和整体治疗，注意引起便秘的病理生理及其可能的环节，合理应用通便药。治疗措施包括：

（1）治疗原发病和伴随疾病。

（2）改变生活方式，使其符合胃肠道通过和排便生理。膳食纤维本身不被吸收，能使粪便膨胀，刺激结肠运动，因此对膳食纤维摄取少的便秘患者，通过增加膳食纤维可能有效缓解便秘。含膳食纤维多的食物有麦麸、水果、蔬菜、大豆等。对有粪便嵌塞的患者，应先排出粪便，再补充膳食纤维。

（3）定时排便，建立正常排便反射。定时排便能防止粪便堆积，这对于有粪便嵌塞的患者尤其重要，需注意训练前先清肠。另外，要及时抓住排便的最佳时机，清晨醒来和餐后，结肠推进性收缩增加，有助于排便。因此，应鼓励、训练患者醒来和餐后排便，使患者逐渐恢复正常的排便习惯。

（4）适当选用通便药，避免滥用造成药物依赖甚至加重便秘。容积性泻剂能起到膳食纤维的作用，使粪便膨胀，刺激结肠运动，以利于排便。高渗性泻剂，包括聚乙烯乙二醇、乳果糖、山梨醇及高渗电解质液等，由于高渗透性，使肠腔内保留足够的水分，软化粪便，并刺激直肠产生便意，以利于排便。刺激性泻剂，如蓖麻油、蒽醌类药物、酚酞等，能刺激肠蠕动，增加肠动力，减少吸收，这些药物多在肝脏代谢，长期服用可引起结肠黑便病，反而加重便秘。润滑性泻剂，如液状石蜡能软化粪便，可口服或灌肠。

（5）尽可能避免药物因素，减少药物引起便秘。

（6）手术治疗：对 Hirschsprung 病，手术治疗可取得显著疗效。对顽固性慢通过性便秘，可考虑手术切除无动力的结肠，但应严格掌握手术适应证，必须具备以下几点：①有明确的结肠无张力的证据；②无出口梗阻的表现，不能以单项检查确诊出口梗阻性便秘；③肛管收缩有足够的张力；④患者无明显焦虑、抑郁及其他精神异常；⑤无肠易激综合征等弥漫性肠道运动的证据；⑥发病时间足够长，对发病时间短的或轻型患者，首选保守治疗，长期保守治疗无效才考虑手术治疗。

四、Hirschsprung 病（先天性巨结肠）

先天性巨结肠是由于胚胎时期肠管肌层副交感神经细胞自头端向尾端迁移过程中出现障碍所致。由于无神经节细胞的肠管无正常的肠蠕动波，因此对扩张反应表现为整体收缩，从而导致功能性肠梗阻。1888 年 Hirschsprung 系统描述该病以“结肠扩张与肥大引起新生儿便秘”为特征，因此国际上命名该病为 Hirschsprung 病，翻译为无神经节性巨结肠、肠无神经节症等。

发病率：性别差异很大，男女比为 3∶1～4∶1。5%～10% 的病例有家族史，以女性患者为甚。临床分型：神经细胞的缺如总是起始于肛门，而以不同的距离终止于近端肠管。临床上按照无神经节细胞肠管延伸的范围分为五型。①短段型：肠无神经节症仅累及直肠末端，占该病的 10%；②普通型：病变累及乙状结肠，占 75%；③长段型：病变累及降结肠以上，占 10%；④全结肠型：全结肠及部分末段回肠受累，占 5%；⑤全肠无神经节细胞症：罕见。

病理生理：正常肠管的运动是由肌间神经丛的神经节细胞支配，并与副交感神经纤维即节后胆碱能神经元相连接形成肌间 Auerbach 神经丛，自主地发动和调节肠管蠕动。本病的无神经节细胞肠管的肠壁肌间神经丛和黏膜下神经丛的神经节细胞缺如，丧失了对副交感神经的调节，直肠环肌不断地受副交感神经兴奋影响，经常呈痉挛状态；同时副交感神经纤维增生，释放乙酰胆碱增多，胆碱酯酶活性增强，导致肠管呈持续痉挛状态。临床上表现为功能性肠梗阻症状。

（一）诊断

1. 临床表现　具体如下。

（1）胎粪排出延迟：约90%病例出生后24h内无胎粪排出或仅排出极少量，2～3d后方排出少量胎粪，严重者甚至延迟至生后10d以上，因而出现肠梗阻症状，当胎粪排出后症状多能缓解。

（2）便秘、腹胀：经常出现慢性便秘或间歇性便秘，继之出现进行性腹胀、食欲不振、腹泻、乏力、生长发育不良等。

（3）呕吐：约60%病例出现胆汁性呕吐，其严重程度与便秘和腹胀程度成正比。临床上所见病变肠管越短，腹胀、呕吐等症状越明显。

2. 辅助检查　具体如下。

（1）肛门检查：对短段型，肛门指诊可探及直肠内括约肌痉挛和直肠壶腹部的空虚感；对普通型，食指可达到移行区而感到有一缩窄环。指检同时可激发排便反射，当手指退出时，有大量粪便和气体随手指呈喷射状排出。对长段型，可用肛管检查，当肛管顶端进入扩张肠段后同样有大量稀便和气体由肛管溢出。

（2）影像学检查：①腹部X线平片，为新生儿肠梗阻的常规检查，显示广泛的肠腔扩张、胀气，有液平面及呈弧形扩张的肠袢，直肠内多数不充气。②钡剂灌肠X线片是目前最常用的方法，可观察到肛管、直肠、乙状结肠及各段结肠的形态及蠕动。通常无神经节肠管呈痉挛状，其结肠袋袋形消失，变平直，无蠕动，有时因不规则异常的肠蠕动波而呈锯齿状；扩张段肠腔扩大，袋形消失，蠕动减弱；移行段多呈猪尾状，蠕动到此消失。在24～48d后重拍腹部正位X线片，可见肠道钡剂滞留，这种延迟拍片比最初检查时更能清楚显示移行段及异常的不规则蠕动波。

（3）直肠内测压检查：正常小儿直肠扩张时，内括约肌表现为松弛现象。因此，当安置双腔测压管于齿状线上方5～6cm处扩张气囊时，可看到肛门管的收缩波，2～3s后，即见内括约肌压力下降现象，然后慢慢恢复到基线。巨结肠患儿当直肠扩张时并不出现内括约肌压力下降，反而表现为明显的收缩压力增高。但是由于新生儿的直肠内括约肌反射尚未建立，因此除了年长患儿外，这种检查很少应用。

（4）直肠活检：是最准确的确诊方法。正常的直肠壁内，副交感神经纤维细而少，胆碱酯酶活性低。先天性巨结肠症直肠壁内，无髓的副交感神经纤维释放乙酰胆碱酯酶增多，活性增强，副交感神经纤维增多并变粗，直肠活检表现为黏膜及黏膜下Meissner神经丛、肌间Auerbach神经丛内特征性的神经节细胞缺如及神经干增生。

（二）鉴别诊断

首先应与先天性肛门、直肠闭锁和狭窄，以及新生儿器质性肠梗阻等相鉴别。此外，尚需与下列疾病进行鉴别：

（1）胎粪塞综合征或胎粪性肠梗阻：多发生在未成熟儿，由于胎粪过于黏稠而填塞直肠下端。表现为胎粪排出延迟、腹胀，但很少呕吐。通过开塞露诱导或温盐水灌肠排出胎粪后，粪便即可自行排泄，不遗留任何后遗症状。

（2）特发性便秘：其症状与先天性巨结肠相似，但较轻缓，并常有污粪表现，而先天性巨结肠患儿的便秘无污粪表现。病理切片检查，肠壁的神经组织完全正常。

（3）内分泌巨结肠：多见于甲状腺功能减退等疾病，应用甲状腺素等治疗可以改善便秘。

（4）高镁血症、低钙血症、低钾血症等。

（三）治疗

婴幼儿先天性巨结肠病情变化很多，如不及时治疗，婴儿期有80%的患儿将因并发非细菌性非病毒性小肠结肠炎而死亡。目前建议在新生儿期即开展巨结肠根治手术。

新生儿期便秘首先进行肛门检查，在排除肛门狭窄等导致的器质性便秘后，进行温盐水低压灌肠，严重时留置肛管持续排出结肠内的积气、积液，缓解便秘导致的腹胀。

手术的主要原则：切除大部或全部无神经节肠管，保留其周围支配盆腔器官的神经，在齿状线上0.5cm处行有神经节肠管与直肠吻合术。术前必须进行充分的肠道准备，包括至少2周的每日温盐水低压灌肠、口服甲硝唑和庆大霉素肠道杀菌、术前1d清洁灌肠等。传统的手术均通过下腹部切开进行，近年来，经腹腔镜途径成为一种新的可供选择的方法。单纯经肛门黏膜切除术仅适用于短段型巨结肠，对于全结肠病变的患者，需行回肠造瘘术。

（毛伯能）

第七节　消化道出血

消化道出血（Gastrointestinal bleeding）是临床常见的症状。根据出血部位分为上消化道出血和下消化道出血。上消化道出血是指屈氏韧带以上的食管、胃、十二指肠和胰胆等病变引起的出血；胃空肠吻合术后的空肠上段病变所致出血亦属此范围。屈氏韧带以下的肠道出血称为下消化道出血。临床根据失血量与速度将消化道出血分为慢性隐性出血、慢性显性出血和急性出血。80%的上消化道出血具有自限性，急性大量出血死亡率约占10%；主要是持续性出血和反复出血者；60岁以上患者出血死亡率占30%～50%；而下消化道出血死亡率一般不超过5%。

一、病因和分类

消化道出血可因消化道本身的炎症、机械性损伤、血管病变、肿瘤等因素引起，也可因邻近器官的病变和全身性疾病累及消化道所致。现按消化道解剖位置分述如下。

（一）上消化道出血的病因

临床上最常见的出血病因是消化性溃疡、食管胃底静脉曲张破裂、急性糜烂出血性胃炎、胃癌，这些病因占上消化道出血的80%～90%。

（1）食管疾病：食管炎（反流性食管炎、食管憩室炎）、食管溃疡、食管肿瘤、食管贲门黏膜撕裂综合征、食道裂孔疝；器械检查或异物引起的损伤、放射性损伤、强酸和强碱引起的化学性损伤。

（2）胃、十二指肠疾病：消化性溃疡、急慢性胃炎（包括药物性胃炎）、胃黏膜脱垂、胃癌、急性胃扩张、十二指肠炎、残胃炎、残胃溃疡或癌、淋巴瘤、胃肠道间质瘤、息肉、血管瘤、神经纤维瘤、膈疝、胃扭转、憩室炎、钩虫病、杜氏病（Dieulafoy lesion）以及内镜诊断、治疗操作后引起的损伤。

（3）胃肠吻合术后的空肠溃疡和吻合口溃疡。

（4）门静脉高压、食管胃底静脉曲张破裂出血、门脉高压性胃病、门静脉阻塞、肝静脉阻塞（Budd－Chiari 综合征）。

（5）上消化道邻近器官或组织的疾病

1）胆道出血：胆管或胆囊结石、胆道蛔虫症、胆囊或胆管癌、肝癌、肝脓肿或肝血管病变破裂出血，由十二指肠乳头部流入肠道。

2）胰腺疾病累及十二指肠：胰腺脓肿、胰腺囊肿出血破裂、重症胰腺炎、胰腺癌等。

3）胸或腹主动脉瘤破入消化道。

4）纵隔肿瘤或脓肿破入食管。

（6）全身性疾病所致消化道出血

1）血液病：白血病、再生障碍性贫血、血友病、血小板减少性紫癜等。

2）尿毒症。

3）结缔组织病：血管炎、系统性红斑狼疮、结节性多动脉炎等。

4）应激：严重感染、手术、创伤、休克、肾上腺糖皮质激素治疗及某些疾病如脑血管意外、肺源性心脏病、重症心力衰竭等引起的应激性溃疡和急性糜烂出血性胃炎等。

5）急性感染性疾病：流行性出血热、钩端螺旋体病、败血症。

（二）下消化道出血病因

据国内资料分析，引起下消化道出血的最常见病因主要为大肠癌和大肠息肉，其次是肠道炎症性疾病和血管病变，憩室引起的出血少见。近年来，血管病变作为下消化道出血病因的比例在上升。在西方国家，消化道憩室和血管病变是下消化道出血最常见病因，其次是结肠肿瘤和炎症性肠病。

1. 肛管疾病　痔、肛裂、肛瘘。

2. 直肠疾病　直肠的损伤、非特异性直肠炎、直肠肿瘤、邻近恶性肿瘤或脓肿侵入直肠。

3. 结肠疾病　细菌性痢疾、阿米巴痢疾、溃疡性结肠炎、憩室、血管畸形、结肠息肉、结肠肿瘤等。

4. 小肠疾病　40 岁以下的患者以小肠肿瘤，Meckel 憩室，杜氏病、克罗恩病多发。40 岁以上者多见于血管畸形，非甾体类抗炎药物（Non - steroidal anti - inflammatorydrugs，NSAIDs）相关的小肠疾病。急性出血坏死性肠炎、肠套叠、肠扭转也可引起消化道出血。

二、临床表现

消化道出血的临床表现取决于出血病变的性质、部位、失血量与速度，与患者的年龄、心肾功能等全身情况也有关。

（一）呕血、黑便和便血

呕血、黑便和便血是消化道出血特征性临床表现。上消化道急性大量出血多数表现为呕血，如出血后血液在胃内潴留，因经胃酸作用变成酸性血红蛋白而呈咖啡色；如出血速度快而出血量多，呕血的颜色呈鲜红色。小量出血则表现为大便隐血试验阳性。黑便或柏油样便是血红蛋白的铁经肠内硫化物作用形成硫化铁所致，常提示上消化道出血。但如十二指肠部位病变的出血速度过快时，在肠道停留时间短，大便颜色会变成紫红色。右半结肠出血时，大便颜色为暗红色；左半结肠及直肠出血，大便颜色为鲜红色。在空回肠及右半结肠病变引起小量渗血时，也可有黑便。

（二）失血性周围循环衰竭

消化道出血因失血量过大，出血速度过快，出血不止可致急性周围循环衰竭，临床上可出现头昏、乏力、心悸、冷汗、黑蒙或晕厥；皮肤灰白、湿冷；体表静脉瘪陷；脉搏细弱、心率加快、血压下降，甚至休克，同时进一步可出现精神萎靡、烦躁不安，甚至反应迟钝、意识模糊。老年人器官储备功能低下，即使出血量不大，也可引起多器官功能衰竭。

（三）贫血

慢性消化道出血可能仅在常规体检中发现有原因不明的缺铁性贫血。较严重的慢性消化道出血患者可能出现贫血相关临床表现，如：疲乏困倦、活动后心悸头昏、皮肤黏膜、甲床苍白等。急性大出血后早期因有周围血管收缩与红细胞重新分布等生理调节，血红蛋白、红细胞和血细胞比容的数值可无变化。此后，大量组织液渗入血管内以补充失去的血浆容量，血红蛋白和红细胞因稀释而数值降低。这种补偿作用一般在出血后数小时至数日内完成，平均出血后 32h，血红蛋白可稀释到最大限度。失血会刺激造血系统，血细胞增殖活跃，外周血网织细胞增多。

（四）氮质血症

可分为肠源性、肾性和肾前性氮质血症三种。肠源性氮质血症指在大量上消化道出血后，血液蛋白的分解产物在肠道被吸收，以致血中氮质升高。肾前性氮质血症是由于失血性周围循环衰竭造成肾血流暂时性减少，肾小球滤过率和肾排泄功能降低，以致氮质潴留。在纠正低血压、休克后，血中尿素氮可迅速降至正常。肾性氮质血症是由于严重而持久的休克造成肾小管坏死（急性肾衰竭），或失血更加重了原有肾病的肾损害，临床上可出现尿少或无尿。

（五）发热

大量出血后，多数患者在 24h 内常出现低热，可持续数日。可能由于血容量减少、贫血、周围循环衰竭、血分解蛋白的吸收等因素导致体温调节中枢的功能障碍。同时要注意寻找其他因素，如合并其他部位感染。

三、诊断

（一）临床表现

1. 消化道出血的识别　一般情况下呕血和黑便常提示有消化道出血，但在某些特定情况下应注意鉴别。首先应与鼻出血、拔牙或扁桃体切除而咽下血液所致者加以区别。也需与肺结核、支气管扩张、支气管肺癌、二尖瓣狭窄所致的咯血相区别。此外，口服动物血液、骨炭、铋剂和某些中药也可引起大便发黑，应注意鉴别。

少数消化道大出血患者在临床上尚未出现呕血、黑便而首先表现为周围循环衰竭，因此凡患者有急性周围循环衰竭，除排除中毒性休克、过敏性休克、心源性休克或急性出血坏死性胰腺炎，以及子宫异位妊娠破裂、自发性或创伤性肝、脾破裂、动脉瘤破裂、胸腔出血等疾病外，还要考虑急性消化道大出血的可能。直肠指检有助于较早发现尚未排出的血便。有时尚需进行上消化道内镜的检查。

2. 出血严重程度的估计和周围循环状态的判断　临床上对出血量的精确估计比较困难，每日出血量 >5 ~ 10mL 时，大便隐血试验可呈现阳性反应；每日出血量达 50 ~ 100mL 以上，可出现黑便。胃内积血量 250 ~ 300mL 时，可引起呕血。一次出血量不超过 400mL 时，一般无全身症状；出血量超过 500mL，失血又较快时，患者可有头昏、乏力、心动过速和血压过低等表现，严重性出血指 3 小时内需输血1 500mL 才能纠正其休克。持续性的出血指在 24h 之内的 2 次胃镜所见均为活动性出血。对于上消化道出血的估计，主要根据血容量减少所致周围循环衰竭的临床表现，特别是对血压、脉搏的动态观察。根据患者的血红细胞计数、血红蛋白及血细胞比容测定，也可估计失血程度。

3. 出血是否停止的判断　有下列临床表现，应认为有继续出血或再出血，须及时处理：①反复呕血，甚至呕血转为鲜红色，黑便次数增多，大便稀薄，色呈暗红色，伴有腹鸣亢进。②周围循环衰竭的表现经积极补液输血后未见明显改善，或虽有好转而又恶化；中心静脉压仍有波动。③红细胞计数、血红蛋白测定、血细胞比容持续下降，网织红细胞计数持续增高。④补液与尿量足够的情况下，血尿素氮持续或再次增高。

4. 出血病因和部位诊断　消化性溃疡患者 80% ~90% 都有慢性、周期性、节律性上腹疼痛或不适史，并在饮食不当、精神疲劳等诱因下并发出血，出血后疼痛可减轻，急诊或早期胃镜检查可发现溃疡出血灶。有服用非甾体类消炎药（NSAID）/肾上腺皮质激素类药物史或处于应激状态（如严重创伤、烧伤、手术、败血症等）者，其出血以急性胃黏膜病变为可能。呕出大量鲜血而有慢性肝炎、血吸虫等病史，伴有肝掌、蜘蛛痣、腹壁静脉曲张、脾大、腹水等体征时，以门脉高压伴食管胃底静脉曲张破裂出血为最大可能。应当指出的是，肝硬化患者有上消化道出血，不一定都是食管胃底静脉曲张破裂出血所致，有一部分患者出血可来自于消化性溃疡、急性糜烂出血性胃炎、门脉高压性胃病、异位静脉曲张破裂出血等。45 岁以上慢性持续性大便隐血试验阳性，伴有缺铁性贫血、持续性上腹痛、厌食、消瘦，应警惕胃癌的可能性。50 岁以上原因不明的肠梗阻及便血，应考虑结肠肿瘤。60 岁以上有冠心病、心房颤动病史的腹痛及便血者，缺血性肠病可能大。突然腹痛、休克、便血者要立即想到动脉瘤破裂。黄疸、发热、腹痛伴消化道出血时，胆源性出血不能除外。

（二）特殊诊断方法

1. 内镜检查　内镜检查是消化道出血定位、定性诊断的首选方法，其诊断正确率达 80% ~94%，可解决 90% 以上消化道出血的病因诊断。内镜下诊断活动性出血是指病灶有喷血或渗血（Forrest Ⅰ型），近期出血是指病灶呈黑褐色基底、粘连血块、血痂或见隆起的小血管（Forrest Ⅱ型）。仅见到病灶，但无上述表现，如能排除其他出血原因，也考虑为原出血灶（Forrest Ⅲ型）。内镜检查发现病灶后，应取活组织检查或细胞刷检，以提高病灶性质诊断的正确性。重复内镜检查，注意观察盲区可能有助于发现最初内镜检查遗漏的出血病变。胃镜检查可在直视下观察食管、胃、十二指肠球部直至降部，从而判断出血的部位、病因及出血情况。一般主张在出血 24～48h 内进行检查，称急诊胃镜。急诊胃镜最好在生命体征平稳后进行，尽可能先纠正休克、补足血容量，改善贫血。侧视镜则利于观察十二指肠乳头的病变；检查时注射纳洛酮有助于发现胃肠道血管扩张症。结肠镜是诊断大肠及回肠末端病变的首选检查方法。超声内镜、色素内镜、放大内镜均有助于提高对病变的检出率和诊断准确性。探条式小肠镜因操作费时，患者痛苦现已很少应用，推进式小肠镜可检测至屈氏韧带以下 50～150cm，但对不明原因消化道出血诊断率波动较大。双气囊小肠镜，具有操作相对简便、患者痛苦减少等特点，可经口或结肠插入，如操作人员技术熟练，理论上能检查整个肠道，最大优点在于通过活检进行诊断，并可以在内镜下进行治疗。主要应用于怀疑小肠出血的患者，诊断率 43% ～80%（平均 64%），诊断和治疗的成功率 55% ～75%；与胶囊内镜诊断的一致率为 61% ～74%。胶囊内镜是一种全新的消化道图像诊断系统。当常规胃、肠镜检查阴性而疑有小肠疾病时，可作为患者检查方法的第三选择。因其良好的安全性、无创性，已被广泛应用于消化道检查。对小肠腔内溃疡、不明原因消化道出血病因诊断均有较高的敏感性和特异性。胶囊内镜对病灶的探测能力是推进式小肠镜的 2 倍以上。缺点包括：①肠道检查的不完全性，该比例现已大大降低。②1% 的胶囊发生滞留。

小肠检查中应用胶囊内镜还是双气囊小肠镜检查，目前尚有争议。专家一致认为能够满足患者需要的才是最佳选择。但多数人认为，“只要有可能，还是应该首选胶囊内镜”。

2. X 线钡剂检查　仅适用于出血已停止和病情稳定的患者。食管吞钡检查可发现静脉曲张。钡灌肠检查可发现 40% 的息肉及结肠癌。小肠分段钡灌造影对不明原因消化道出血的诊断价值远不如胶囊内镜（阳性率分别为 6% 和 42%），除非临床提示有小肠梗阻。

3. 放射性核素显像　静脉注射 ^{99m}Tc 标记的自体红细胞后，作腹部放射性核素显像扫描，以探测标记物是否从血管外溢，对不明原因消化道出血的诊断作用有限。但对 Mechel 憩室合并出血有一定诊断价值。

4. 血管造影　选择性血管造影对急性、慢性或复发性消化道出血的诊断及治疗具有重要作用。在活动性出血的情况下，即出血速率 >0. 5mL/min 时，发现出血病灶的阳性率较高。也是发现血管畸形、血管扩张、血管瘤等病变的可靠方法。

5. 剖腹探查　各种检查均不能明确原因时应剖腹探查。术中内镜是诊断不明原因消化道出血的重要方法。可在手术中对小肠逐段进行观察和透照检查，肠壁血管网清晰显露，对确定血管畸形、小息肉、肿瘤等具有很大价值，但并发症较明显。

四、治疗

（一）一般治疗

卧床休息，严密监测患者生命体征，如心率、血压、呼吸、尿量及神志变化，必要时行中心静脉压测定。观察呕血及黑便情况。定期复查血红蛋白浓度、红细胞计数、血细胞比容与血尿素氮。对老年患者视情况实施心电监护。保持患者呼吸道通畅，必要时吸氧。大量出血者宜禁食，少量出血者可适当进流食。插胃管可帮助确定出血部位，了解出血状况并可通过胃管给药止血；及时吸出胃内容物，预防吸入性肺炎。

（二）补充血容量

及时补充和维持血容量，改善周围循环，防止微循环障碍引起脏器功能障碍。防治代谢性酸中毒是抢救失血性休克的关键。但要避免输血输液量过多而引起急性肺水肿，以及对肝硬化门静脉高压的患者门静脉压力增加诱发再出血，肝硬化患者尽量少用库存血。

（三）消化道大出血的止血处理

1. 口服止血剂　消化性溃疡的出血是黏膜病变出血，采用血管收缩剂，如 8% 去甲肾上腺素 8mg 冰盐水分次口服，可使出血的小动脉收缩而止血。此法不主张在老年人使用。

2. 抑制胃酸分泌　胃酸可降低血小板功能，因此需要强烈抑制胃酸分泌，使胃内 pH 维持大于 6，才能使血小板发挥止血功能。静脉给予质子泵抑制剂对急性胃黏膜病变及消化性溃疡出血具有良好的防治作用。如奥美拉唑40mg，潘妥拉唑40mg，埃索美拉唑40mg，每日1~2次静脉注射。

3. 生长抑素及其类似物（奥曲肽） 这类药物通过收缩内脏血管和减少内脏血流量，来控制急性出血。可用于质子泵抑制剂治疗无效的溃疡病或由于肝硬化食管胃底静脉曲张破裂大出血。对弥漫性肠道血管扩张等病变所致的出血，内镜下治疗或手术治疗有困难，或治疗后仍反复出血，也有一定疗效。

4. 其他药物 雌激素/孕激素联合治疗弥漫性肠道血管扩张疗效不肯定。

5. 内镜直视下止血 可在出血病灶旁注射药物如1%乙氧硬化醇、高渗盐水、1：10 000肾上腺素。内镜下局部喷洒药物，如5%孟氏液、8mg/dl去甲肾上腺素、凝血酶等，对各种病因引起的出血，均有一定的疗效。内镜下金属钛夹止血治疗，主要适用于血管直径<2~3mm的病灶出血，止血疗效确切可靠。内镜直视下可以对病灶进行高频电灼血管止血，适用于持续性出血者。此外还可在内镜直视下进行激光、热探针、氩气刀及微波、射频等治疗。

6. 介入治疗 选择性动脉造影，在动脉内输注血管加压素可以控制90%的憩室和血管发育不良的出血，但可能有心血管方面的不良反应。应用高选择性的微球或吸收性明胶海绵微体栓塞能够有效止血，并可减少插管引起的风险和血管加压素的全身反应。

7. 三腔二囊管压迫止血 随着医疗技术的发展，药物和内镜治疗都能够有效地控制静脉曲张破裂出血，因而三腔二囊管压迫（balloon tamponade，BT）止血在临床的应用越来越少。然而，在出血迅猛，药物和内镜治疗失败的情况下，BT却可以迅速控制出血，为进一步的处理赢得宝贵的时间。

不同生产厂家的三腔二囊管略有不同，但都包含食管囊和胃囊两个囊，充气后可以分别针对胃底和食管加压，另有三个腔，其中两个分别通向胃囊和食管囊，用以充气和放气，另外一个腔直接通向胃内，可以用来灌洗或引流。

放置BT管的绝对禁忌证包括出血停止和近期胃食管连接部手术史，相对禁忌证有：充血性心力衰竭、心律失常、呼吸衰竭、不能肯定曲张静脉出血的部位（肝硬化患者上消化道大出血例外）。

BT管应由有经验的医师放置，可以经口或经鼻插入，插管方法类似鼻胃管插管法。插入深度约为距门齿45cm，判断头端位于胃内后，给胃囊缓慢充气250~300mL，轻轻牵拉感觉有阻力并且患者没有胸痛或呼吸困难，说明胃囊位置正确，也可以用X线帮助确定位置。胃囊充气后用约1 000g的物体牵拉压迫止血，同时患者床头抬高15~20cm，定期观察引流腔引流出的液体量及其性状，必要时抽吸胃内容物以判断止血效果。胃囊压迫一段时间后如果出血仍然持续，则开始充气食管囊，充气过程中用压力计监测，保持囊内压力在25~45mmHg，继续观察出血情况。应每隔6~8h给食管囊放气1次，观察20min，如有持续出血则再次充气加压，总放置时间不超过24h，胃囊一般每12h放气1次，保持时间不超过48~72h。一旦临床判断出血停止，先将食管囊放气，观察无出血后再松弛胃囊，之后保留三腔二囊管24h，无活动性出血可以拔管。

BT的止血率在30%~94%之间，止血成功率的差别与患者病情、插管时机选择和操作者的经验有关。常见并发症为食管和胃黏膜坏死乃至溃疡，严重并发症包括胃囊移位导致呼吸窘迫、食管破裂。患者床头应常备剪刀，一旦出现呼吸窘迫考虑到胃囊移位可能，立即剪断并拔除三腔二囊管。食管破裂为致死性并发症，发生率约为3%，食管裂孔疝患者相当容易发生，需要格外警惕，近期接受硬化剂治疗的患者食管穿孔破裂的危险性很高，不宜采用BT压迫止血。

8. 内镜治疗 目前常用于曲张静脉出血的内镜止血方法包括硬化剂注射、曲张静脉结扎和组织胶注射闭塞血管。

（1）硬化剂治疗：Crafoord和Freckner在1939年首次将硬化剂注射治疗（Endoscopic inj ection sclerotherapy，EIS）用于控制曲张静脉出血，20世纪70年代以后内镜下EIS逐渐受到重视，并被证实为曲张静脉破裂急性出血有效止血手段。EIS止血的机制为黏膜下注射硬化剂以后引起局部组织炎症和纤维化，最终形成静脉血栓堵塞血管腔，反复多次EIS能够闭塞曲张静脉并造成食管壁内层的纤维化，预防再次出血。EIS价格便宜，使用方便，急诊止血的有效率可达90%以上，但在曲张静脉消失前再出血的发生率约为30%~50%，多次硬化治疗会增加并发症的发生率。另外，现有资料表明EIS治疗并不能降低肝硬化患者的死亡率。

常用的硬化剂有十四烷酸钠、5%鱼肝油酸钠、5%油酸氨基乙醇、无水乙醇和1%乙氧硬化醇等。注射方法包括静脉内注射、静脉旁注射和联合注射，不同内镜中心采用的硬化剂、注射方法和随诊流程可能会有所差异。然而，由于所有的食管静脉曲张都发生于胃食管连接部上方4～5cm之内，硬化剂注射也都集中针对这个部位进行。

一般首次内镜检查发现曲张静脉就开始EIS，没有活动性出血情况下从胃食管连接部上方左侧壁开始，环周依次对每根曲张静脉注射硬化剂，如发现活动性出血，则应先在出血部位远端和近端相邻部位分别注射，待出血控制后再注射其他静脉。每个注射点硬化剂用量一般为1～2mL，每次治疗的注射总量随硬化剂种类及曲张静脉数量大小而不同。两次EIS间隔时间由4天至3周不等，间隔时间越长，静脉硬化所需时间越长，但食管溃疡发生率随之降低，目前一般认为间隔7～10d疗效较好。

不同研究报道EIS的并发症发生率大不相同，分布在10%～33%之间，这种差异可能与不同的患者入选标准和操作者经验有关。术后即时并发症为胸骨后疼痛、吞咽困难和低热等症状，多在2～3d内消失，其余并发症包括出血（注射后针孔渗血和后期溃疡出血）、溃疡（发生率22%～78%）、穿孔（发生率1%～2%）和继发食管狭窄（发生率3%）。EIS术后应定期监测生命体征和出血症状，禁食8h后可以予以流食，同时给予抑酸药和黏膜保护剂口服，适量使用抗生素2～3d。近来也有报道在EIS前后应用非选择性β－受体阻滞剂可以增加其疗效及安全性。

（2）曲张静脉结扎治疗：1986年由美国的Stiegmann医师首先开始应用内镜下曲张静脉结扎（endosopic variceal ligation，EVL）治疗，它能够使曲张静脉内形成血栓，继发无菌性炎症、坏死，最终导致血管固缩或消失、局部食管壁内层纤维化，但对固有肌层没有影响。与EIS相比，EVL消除曲张静脉速度更快，急诊控制出血成功率达到90%以上，并发症和病死率较低，尤其产生食管深溃疡乃至穿孔的风险很低。但费用较高，术后曲张静脉复发率仍然高达35%～47%，而且对食管壁深层静脉曲张及有交通支形成的患者，单纯EVL疗效欠佳，需要联合EIS。

EVL需要特殊的设备——结扎器，可以分为单环结扎器和多环连发结扎器两类，临床应用以后者更为方便。多环连发结扎器由透明帽（外套多个橡胶圈）、牵拉线和旋转手柄组成，每个结扎器上备有橡胶圈4～8个不等，常用为5环或6环结扎器。

操作时将安装好结扎器的内镜送入曲张静脉附近，确定结扎部位以后，持续负压吸引将曲张静脉吸引至透明帽内，然后通过旋转手柄牵拉橡胶圈使其释放，脱落的橡胶圈将套扎在成球状的曲张静脉根部，然后选择下一个部位重复上述操作。

一般每条静脉需要套扎1～2个部位，从齿状线附近曲张静脉远端开始，环周逐条静脉结扎，结扎区域为齿状线上方4～7cm以内，一般每位患者需要5～8个橡胶圈。活动性出血静脉则应直接套扎出血部位或与之紧邻的远端。

EVL的应用也有其局限性：①由于透明帽的存在，影响内镜视野。②轻度曲张静脉或细小静脉很难充分吸入透明帽内，不易结扎。③食管壁深层曲张静脉和有交通支形成患者疗效不佳。④伴有重度胃底静脉曲张破裂出血者，EVL之后会诱发胃底静脉破裂出血，不宜进行单纯EVL。

与EVL相关的并发症包括出血、食管溃疡、术后菌血症等，但发生率较EIS为低。应用单环结扎器时需要在食管内插入外套管，而外套管放置不当，可以引起食管损伤，严重者可能出现食管穿孔、大出血乃至食管撕裂等，操作时应格外小心。

（3）组织胶注射闭塞血管：N－丁基－2－氰丙烯酸酯（N－butyl－2－cyanoacrylate），又称为组织胶，是一种液体黏合剂，它在遇到血液等生物介质后能够在20s内迅速凝固，因而将之注射入曲张静脉以后可以机械性阻塞血管。1984年Gotlib首先将组织胶注射用于食管静脉曲张的治疗，至今已达20余年，临床证实其控制出血的有效率可以达到93%～100%，尤其对胃底静脉曲张出血疗效更为显著，另外还可以用于治疗十二指肠和结肠的易位曲张静脉出血。

组织胶也是通过硬化剂注射针直接进行曲张静脉内注射，注射到血管外会引起组织坏死，有继发穿孔的危险。为避免组织胶在注射导管内过早凝固，须用碘化油稀释，比例为0.5：0.8，加入碘化油还可以保证在 X 线下监测组织胶注射情况。推荐每点注射量为0.5~1mL，每次治疗总注射量取决于曲张静脉的大小和分布情况。

组织胶注射引起的并发症相对较少，包括疼痛、一过性发热、菌血症和栓塞等。其中静脉内注射继发的血管栓塞是最严重的并发症，目前陆续有一些相关病例的个案报道，栓塞部位包括肺、脾、脑和盆腔脏器。还有个别医师报道由于血管旁注射引起食管瘘发生，但是非常罕见。严格控制组织胶每点的注射量可以减少栓塞的发生，目前建议对于食管曲张静脉每点最大注射量为0.5mL，而胃底较大的曲张静脉注射量不超过1mL。

组织胶与内镜外层接触或被吸引入工作孔道会损伤内镜，因而需要有经验的内镜医师和护士配合操作，在注射后20s内医师不能按压吸引按钮。

9. 经颈静脉肝内门腔分流术　经颈静脉肝内门腔分流术（Transjugular intrahepatic portosystemic shunt，TIPS）由 Richter 首先用于门脉高压患者治疗，主要操作包括局部麻醉下经右颈静脉穿刺，通过上腔静脉和下腔静脉置管于肝静脉，用穿刺针经肝静脉通过肝实质穿刺入门静脉，球囊导管扩张肝静脉和门静脉之间的肝实质，并置入一个膨胀性金属支架，最终沟通肝静脉和门静脉，达到降低门静脉压力的目的，并且还可以经过这个通道插管到门静脉，对曲张的胃冠状静脉进行栓塞治疗。

TIPS 并不是曲张静脉出血的首选治疗手段，然而，对于药物和内镜治疗失败的患者，TIPS 可以有效止血并挽救患者生命，为进一步治疗争取时间。有经验的放射科医师操作止血成功率为95%~100%，然而，TIPS 术后6~12个月之内有15%~60%患者会出现支架狭窄或堵塞，再出血的发生率将近20%。另外，TIPS 还可以用于改善门脉高压的其他症状，包括难治性腹水、门脉高压性胃病、肝硬化导致的胸腔积液等。

TIPS 的并发症包括肝功能恶化、肝性脑病（25%）、支架堵塞、充血性心衰或肺水肿、肾衰竭、弥散性血管内凝血、溶血性贫血（10%）、感染、胆道出血、腹腔积血和心脏刺伤等，其中危及生命的严重并发症为急性肝缺血、肺水肿、败血症、胆道出血、腹腔积血和心脏刺伤，总发生率为1%~2%。TIPS 急性期病死率为1%~2%，急诊手术的死亡率远远高于择期手术者（升高10倍）。术后患者的预后与其肝功能水平显著相关，一年存活率在50%~85%。

（四）手术处理

（1）食管胃底静脉曲张出血经非手术治疗仍不能控制出血者，应考虑做经颈静脉肝内门体分流术（TIPS）。如作急诊门体静脉分流手术或断流术死亡率较高。择期门腔分流术的手术死亡率低，有预防性意义。由严重肝硬化引起者亦可考虑作肝移植术。

（2）溃疡病出血，当上消化道持续出血超过48h仍不能停止；24h内输血1 500mL仍不能纠正血容量、血压不稳定；保守治疗期间发生再次出血者；内镜下发现有动脉活动出血而止血无效者，中老年患者原有高血压、动脉硬化，出血不易控制者应尽早行外科手术。

（毛伯能）

第八节　腹痛

一、急性腹痛

急性腹痛具有起病急、变化快的特点，内、外、妇、儿临床各科均可引起。

（一）病因

引起急性腹痛的疾病分为腹腔内脏器病变与腹腔外（全身疾病）两大类。

1. 腹膜急性炎症　腹膜有炎症时，可引起相应部位的疼痛，具有以下特点：①疼痛定位明确，一般位于炎症所在部位；②疼痛呈持续性锐痛；③因体位改变、加压、咳嗽或喷嚏而加剧，患者被迫静卧；④局部压痛、反跳痛与肌紧张；⑤肠鸣音消失。

2. 腹腔内脏器急性炎症　如急性胃炎、急性胆囊炎、急性胰腺炎、急性肝炎等。

3. 空腔脏器梗阻或扩张　腹内空腔脏器阻塞引起的典型疼痛为阵发性或绞痛性。在病情加重时空腔脏器扩张也可引起持续性疼痛。

4. 脏器扭转或破裂　腹内有蒂器官（卵巢、胆、脾、妊娠子宫、肠系膜、大网膜等）扭转时，可引起剧烈的绞痛或持续性疼痛，有时并发休克。脏器急性破裂，如肝破裂、脾破裂、异位妊娠破裂等，疼痛急剧并呈持续性，常有内出血征象，严重时发生休克。

5. 腹腔血管阻塞　如肠系膜血管血栓形成或夹层动脉瘤和腹主动脉瘤将要破裂时。

6. 中毒与代谢障碍　中毒与代谢障碍所致的腹痛特点是腹痛剧烈而无明确定位，症状虽剧烈而腹部体征轻微，有原发病的临床表现与实验室证据。可引起急性腹痛的中毒及代谢障碍性疾病有铅中毒、血卟啉病、尿毒症与糖尿病酮症酸中毒等。

7. 变态反应性疾病　如过敏性紫癜、腹型风湿热等。

8. 胸腔疾病牵涉痛　胸腔疾病如下叶肺炎、肺梗死、急性心肌梗死与食管疾病均可引起腹部牵涉痛。症状可类似急腹症，但腹部一般无压痛。胸部体征、X 线胸片与心电图的阳性结果有助明确诊断。

（二）诊断

结合问诊、体格检查、实验室与器械检查，必要时还须进行剖腹探查，方能明确诊断。

1. 问诊　重点注意如下几方面：

（1）起病诱因与既往史：急性胃肠炎、急性胰腺炎、消化性溃疡急性穿孔多因暴食而诱发。胆绞痛往往发作于高脂肪餐后。育龄妇女停经后的急性腹痛须注意异位妊娠破裂。既往有腹腔手术史或腹腔结核史者应注意急性机械性肠梗阻。患有高血压动脉硬化者应注意急性心肌梗死与夹层动脉瘤，以及肠血管栓塞。

（2）起病方式：突起疼痛者，常见于胆道蛔虫、胃穿孔及心肌梗死。其他如结石嵌顿、急性梗阻、肠血管栓塞、急性炎症等也呈急性起病，但疼痛开始较轻，在十余分钟到半小时内增剧到高峰，与前者略有不同。

（3）腹痛性质：小肠病变如炎症或梗阻和胆道蛔虫引起的急性腹痛多呈阵发性绞痛；而持续性剧痛伴阵发性加剧者，多为炎症伴有管道痉挛或结石嵌顿，如胰腺炎、胆结石、肾结石等；仅有持续性剧痛者，多为炎症而无管道痉挛，如腹膜炎、肝脓肿、内出血等。

（4）腹痛部位与疾病的关系：一般腹痛部位即为病变部位，但也有不符合者：①痛在腹中线部，而病变在侧腹或胸腔（如阑尾炎的早期或心肌梗死等）。②痛在侧腹部，而病变在胸腔或脊柱（如肺炎、脊神经受压或炎症所致的刺激性疼痛）。

（5）腹痛与其他症状的关系：①发热与腹痛：发热在先，腹痛在后者，多为不需手术的内科疾病所致。反之，先腹痛后发热，多属需手术的外科疾病。②腹泻与腹痛：腹泻伴腹痛者，须注意急性胃肠炎、细菌性食物中毒、急性出血坏死性肠炎等。③腹痛与血尿：多见于泌尿系统疾病。④腹痛伴呕吐：急性腹痛伴呕吐、腹胀、肛门停止排气排便，应注意肠梗阻。

（6）急性腹痛的放射痛：急性胰腺炎的疼痛可向左腰背部放射，胆囊炎、胆石症的疼痛可向右肩背部放射，输尿管结石绞痛常向会阴部或大腿内侧放射。

2. 体格检查　有所侧重而又系统的体格检查有助于急性腹痛的病因诊断。特别注意患者腹痛时的体位，有否黄疸、发热，心肺有否阳性体征。腹部检查是重点，注意腹式呼吸是否存在、有无胃肠型或蠕动波。腹部压痛、肌紧张与反跳痛是腹膜炎的指征。腹部压痛最明显处往往是病变所在，如麦氏点压痛往往提示急性阑尾炎，墨非征阳性提示胆囊疾患。叩诊发现肝浊音界缩小或消失，是急性胃肠穿孔或高度肠胀气的指征。腹移动性浊音阳性则提示腹腔内积液或积血。听诊发现肠鸣音亢进、气过水声、金属音，是肠梗阻的表现；若肠鸣音明显减弱或消失，则提示肠麻痹。对疑有腹腔内出血者，应及早行腹腔穿刺予以确诊。

3. 辅助检查　血、尿常规及淀粉酶、血生化、X 线胸腹部透视或摄片、心电图检查是病因未明的急生腹痛患者的必检项目，可以筛选大部分的腹痛常见病因。根据具体病情再选择其他检查，如 B 超、

CT 等。

（三）治疗

准确、全面询问病史与体格检查，抓住主要矛盾，进行诊断与治疗。特别注意以下几点：对伴有休克等危重征象者，应先进行抗休克等抢救措施，而不要忙于作有关检查；对有腹腔内出血、肠梗阻或腹膜刺激征等征象者，应紧急处理，并请外科医生进行诊治；先考虑常见病，后考虑少见病。诊断未明确前，特别是未排除外科急腹症时，禁用吗啡、哌替啶等麻醉药；部分患者早期症状、体征不典型，应严密观察，及时做有关检查，以求尽早明确诊断。

二、慢性腹痛

慢性腹痛是指起病缓慢、病程长或急性起病后时发时愈的腹痛。

（一）病因

引起慢性腹痛的原因很多，可为单一因素，也可为多种因素共同参与：①腹腔慢性炎症：如结核性腹膜炎、慢性胰腺炎、慢性盆腔炎等；②化学性刺激：如消化性溃疡；③腹腔或脏器包膜的牵张：各种原因引起的肝大、手术后或炎症后遗的腹膜粘连；④脏器慢性扭转或梗阻：如慢性胃扭转、肠粘连引起的腹痛；⑤中毒与代谢障碍：铅中毒、血卟啉病、尿毒症；⑥肿瘤压迫或浸润；⑦神经精神因素：功能性消化不良、肠易激综合征、胆道运动功能障碍等。

慢性腹痛的部位大多和罹患器官的部位相一致，而中毒与代谢障碍，以及神经精神因素引起的慢性腹痛则部位不固定或范围较广泛。

（二）诊断

需结合病史、体格检查、实验室及器械检查资料，做出正确诊断。

1. 过去史　急性胰腺炎、急性胆囊炎、腹部手术等病史，对提供慢性腹痛的病因诊断有帮助。

2. 腹痛的部位　腹痛的部位与相应部位的器官往往有关系。

3. 腹痛的性质　饥饿或夜间出现的上腹部烧灼样痛是十二指肠溃疡的特征性症状；结肠、直肠疾病常为阵发性痉挛性腹痛，排便后疼痛常可缓解。

4. 腹痛与体位的关系　胃黏膜脱垂症患者左侧卧位可使疼痛减轻或缓解，而右侧卧位则可使疼痛加剧；在胃下垂、肾下垂与游动肾患者，站立过久及运动后疼痛出现或加剧，在前倾坐位或俯卧位时出现。良性十二指肠梗阻餐后仰卧位可使上腹痛加重，而俯卧位时缓解。

5. 腹痛与其他症状的关系　具体如下。

（1）慢性腹痛伴发热：提示有炎症、脓肿或肿瘤的可能性。

（2）慢性腹痛伴呕吐：慢性上腹部疼痛伴呕吐宿食应注意幽门梗阻（溃疡病或胃癌引起）；若呕吐物含胆汁成分，则应注意各种原因引起的十二指肠壅积症。

（3）慢性腹痛伴腹泻：多见于肠道慢性炎症，也可见于肿瘤、肠易激综合征或慢性肝脏或胰腺疾病。若伴腹泻血便，应注意慢性细菌性痢疾、溃疡性结肠炎、克罗恩病，特别注意排除结肠癌。

（4）慢性腹痛伴有包块：可见于腹腔内肿瘤、炎症性包块、慢性脏器扭转。若左下腹包块表面光滑、时有时消，应注意痉挛性结肠或粪块。

根据患者的具体情况，选择恰当的实验室与器械检查，进行全面分析，一般可做出正确的诊断。对经过各项检查仍未发现器质性病变而做出功能性腹痛（如肠易激综合征、功能性消化不良等）的患者，仍应定期追踪复查，以免遗漏器质性疾病的诊断。

（三）治疗

针对病因进行治疗及对症治疗。

（毛伯能）

第九节 厌食和体重下降

一、厌食

（一）概述

厌食是指食欲明显减退或消失。食欲是高级神经活动的一种表现，受到中枢神经系统的控制与调节。食欲也受到自主神经系统的支配，丘脑下区是自主神经的皮层下中区，该中枢是联络大脑皮层与自主神经低位中枢的重要中间环节。厌食也可因局部或全身性疾病而引起，多种消化液分泌的减少，胃肠张力的减退等均可影响中枢神经系统而导致厌食。由于精神与消化道之间关系密切，所以精神状态不佳时，可直接影响胃肠黏膜的血流灌注和腺体分泌，并影响肠道的运动，因此也可引起食欲的减退或消失。

（二）病因

引起食欲减退或消失的原因甚多，可将其病因归纳为以下九个方面。

1. 胃肠道疾病　多种胃肠道疾病一般都伴有厌食或食欲减退。急、慢性胃炎，尤其是少数萎缩性胃炎患者，厌食可成为重要的症状之一。厌食常是胃癌患者较为突出的症状，因此，凡中年以上患者有进行性厌食或较顽固的厌食而又找不到病因时，应考虑有胃癌的可能性。多数十二指肠溃疡患者表现为进食次数或量的增多，但如发生幽门梗阻等并发症时，也可表现为厌食。少数胃溃疡患者，因进食后疼痛可加重，故有时也表现为厌食或称之为畏食。有长期腹泻（如克罗恩病，溃疡性结肠炎）或便秘（如习惯性便秘）的患者也可有厌食，尤其是左半结肠癌并发不全性梗阻时，厌食更加突出。胃、十二指肠溃疡患者行胃大部分切除术后，可因残胃炎、残胃溃疡、吻合口炎或胆汁的反流等原因而发生厌食。

2. 肝脏、胆管与胰腺疾病　急、慢性病毒性肝炎、中毒性肝炎，肝硬化，药物性肝损害，中、晚期肝癌等肝病患者均有不同程度的食欲减退，或厌油腻性食物，尤其在肝功能较严重受损时食欲差或厌食更为突出。有症状的胆石症、急、慢性胆管感染或胆管恶性肿瘤患者都有不同程度的食欲减退或厌食，也以厌油腻性食物为重要表现。慢性胰腺炎、胰腺癌患者因胰液、胰酶的分泌不足，可导致食欲减退或厌食，多数表现为厌油腻食物。

3. 心脏疾病　各种心脏病所致的右心功能不全，由于患者胃肠道瘀血，水肿，肝脏瘀血或肝功能损害，都可由于消化、吸收功能的减退而导致厌食。

4. 肾脏疾病　急、慢性肾炎等多种肾脏病变患者可有厌食，尤其是出现高氮质血症或尿毒症时，厌食更为显著。

5. 急性与慢性感染性疾病　各种急、慢性感染性疾病者都伴有轻重不等的厌食症状。例如败血症时，由于细菌释放的毒素或类毒素可直接影响中枢神经系统及胃肠道的消化、吸收功能而导致患者食欲减退或厌食。再例如颅内感染或各型脑膜炎、脑膜脑炎时，除细菌毒素的影响外，还由于颅内压力的增高，患者常有恶心与呕吐等症状，故厌食可进一步加重。

6. 内分泌疾病　多种内分泌疾病患者均有不同程度的厌食。例如甲状腺功能减退症、甲状旁腺功能亢进症、慢性肾上腺皮质功能减退症及垂体性侏儒症、成年人腺脑垂体功能减退症等。

7. 新陈代谢与营养缺乏性疾病　糖尿病患者如并发胃轻瘫时，由于胃的排空障碍，可导致食欲减退或厌食。当发生酮症酸中毒时，则有较明显的食欲减退或厌食。各种原因造成的严重水、电解质代谢紊乱，如血钾过高，血钠过低等均可导致患者食欲减退。酸、碱平衡紊乱时也有不同程度的厌食表现。各种原因造成的维生素严重缺乏，如维生素 B_1、维生素 B_6、维生素 B_{12}维生素 C 及烟酸的缺乏均可有厌食。多种慢性消耗性疾病患者发生厌食除与疾病本身有关外，还常与严重的维生素缺乏有关。

8. 神经、精神因素　由于食欲受到中枢神经系统的调节，因此，当患者情绪与精神发生了严重的变化，尤其是精神紧张、焦虑，甚至发生忧郁，情感不能控制时常会发生厌食。例如神经性厌食，或某些精神病患者常有的厌食。其中神经性厌食者还可表现为拒食，或者进食后自己又设法将食物吐出来（用筷子或手指刺激舌咽部引起呕吐）。临床上常可见到少数功能性消化不良患者，经多方检查，虽然胃肠、肝胆胰等脏器均未发现有器质性病变，但可有较重的上腹饱胀或早饱、嗳气或反酸等症状存在，所以这些患者也有不同程度的食欲减退或厌食表现。

9. 药物因素　应用于临床的各类药物与日俱增，其中有些药物对胃肠黏膜有直接刺激作用，如非甾体类抗炎药、某些降血压药与镇咳药，较长期服用这些药物可引起患者厌食。某些可损害肝、肾功能的药物，如氯丙嗪、酮康唑、先锋 5 号等应用后有可能导致患者食欲减退或厌食。

（三）诊断与鉴别诊断

由于许多疾病都伴有不同程度的食欲减退或厌食，因此，厌食可以说是普遍存在的症状，与其他症状相比较，厌食更缺乏特异性。诊断引起厌食的疾病时，应密切结合患者的病史，其他伴随的症状与体征，并结合有关实验室检查或特殊检查，以寻找引起厌食的原发疾病。

（1）怀疑厌食是上胃肠道疾病引起时，应作胃肠钡餐检查或胃镜检查，必要时可检测幽门螺杆菌或者对有病变的部位作黏膜活检。有条件时可行胃液分析，食管、胃内 pH 或胆汁酸测定。当高度怀疑空、回肠或结肠、直肠病变时，除系统钡餐外，还应作钡剂灌肠或结肠镜检查以确定是否存在下消化道病变。

（2）考虑厌食是因肝脏、胆管或胰腺病变引起时，应作肝脏功能试验、胰腺外分泌功能试验、B 型超声波检查、CT 或 MRI 检查。或作逆行胰胆管造影（ERCP）检查。以确定诊断。

（3）怀疑肾脏疾病时则可行血尿素氮、肌酐、肾脏 B 超检查或肾分泌性造影或 CT 检查。必要时可行肾活组织病理检查。

（4）怀疑厌食是系心脏疾病引起时，应结合有关心脏病的症状与体征。再选择 X 线胸片、心电图、心脏 B 超检查或心脏导管检查（介入诊断），经以上检查后，是哪一类心脏病一般不难做出判断。

（5）急、慢性感染性疾病的病因诊断应结合患者的伴随症状、体征、有关实验室检查（如怀疑伤寒时应作肥达试验，怀疑败血症时应作血培养或骨髓培养等）进行综合分析。

（6）内分泌与代谢性疾病可结合其他症状再选择有关的内分泌功能试验或生化检查，例如怀疑甲状腺功能减退症时，应作基础代谢率或甲状腺吸^{131}碘率、FT_3、FT_4 等试验。考虑糖尿病时，应作血糖、尿糖及糖耐量试验。还需检查血、尿酮体及血电解质等。

（7）疑为神经与精神因素引起厌食者，应作相关的检查，并需排除多系统器质性病变后始能做出神经、精神性厌食的诊断。

（8）药物所致者，常可发现有引起食欲减退或厌食的服药史，诊断常无困难。但需注意，厌食有时可能是某一疾病与某种药物共同作用的结果。

二、体重下降

体重是反映营养状态的重要客观标准。体重下降是临床上最常见的一种非特异性的症状，患者主观感觉消瘦，客观感觉体重减轻。临床表现通常是渐进性的，多见于各种慢性疾病中，并存在原发疾病的各种临床表现。它与食物的摄入、消化、吸收和代谢等因素密切相关，可作为鉴定和评估疾病程度的标准之一。

（一）病因

由于工作的性质、运动的方式、食物的质量不同，一个人的体重有数千克的增加或减少是正常的。这里所说的体重下降是无明显诱因的体重不断下降，它是很多疾病的表现之一。

体重下降从发病机制上讲，可分为四个原因：①食物摄取减少；②体内能量消耗过剧；③体内能量流失；④其他因素：如药源性或心理行为因素。其中以食物摄取减少所致体重下降为最常见的原因。

严格从发病原因上讲，任何可以引起食物的摄入、消化、吸收和代谢障碍的疾病均可导致体重下降。在临床中引起明显体重下降的最常见疾病有如下几种：

1. 口咽部疾病　如口咽炎、口咽损伤、咽后壁脓肿等口咽部疾病导致患者摄食不足，最终引起体重下降。

2. 消化系统疾病　主要指消化系统慢性疾病，此处不包括消化道恶性肿瘤。本类疾病一般起病比较缓慢，病程持续时间较长，症状复杂，多呈持续性或反复发作性，临床表现以胃肠道症状为主，如食管贲门失弛缓症、慢性胃炎、消化性溃疡、慢性非特异性结肠炎、蛋白丢失性肠病等胃肠道疾病，均可造成不能正常进食、消化，吸收功能差、营养物质丢失及机体消耗过多等，最终导致营养不良而体重下降。

3. 内分泌及代谢性疾病　如甲状腺功能亢进、糖尿病等内分泌及代谢性疾病，均可出现体重下降，甚至部分患者以体重下降为首要症状就诊。

4. 恶性肿瘤　营养不良和进行性体重下降是恶性肿瘤常见的临床症状，而且体重下降是造成恶性肿瘤患者死亡的主要原因之一。大多数恶性肿瘤都会先有体重下降的特征，多与生理及精神因素有关，生理方面多由胃肠道梗阻、恶心、食欲下降、肿瘤消耗营养等所造成，精神方面则是由于情绪低落和疼痛的影响，其他包括放疗、化疗等产生的不良反应，也都会造成患者的体重下降。体重下降最常见于消化道恶性肿瘤，如食管癌、胃癌和结肠癌等，均位于人类五大恶性肿瘤之列（五大恶性肿瘤为胃癌、肺癌、肝癌、食管癌和结直肠癌）。其他的肿瘤，如乳癌和恶性血液病，除非到了病程后期，否则较少出现体重下降。

5. 感染性疾病　如结核病、艾滋病晚期等疾病，主要由于体内能量消耗过剧、能量流失等造成体重下降，同时伴有原发疾病的一系列症状，如午后低热、夜间盗汗、间断咳嗽等。

6. 药源性体重下降　某些药物，如甲状腺制剂、苯丙胺等可促使身体代谢明显增加，服用洋地黄、氨茶碱等药物可引起食欲减退、上腹不适，长期服用泻药会影响肠道吸收功能，最终均可导致体重下降。

7. 心理行为因素　如焦虑、过度疲劳、厌食情绪、工作压力大等心理行为常常导致体重下降。青春期少女过度追求身材苗条形成厌食也会导致体重下降。

8. 其他原因所致体重下降　挑食、偏食、长期素食等都可使机体所需各种营养素摄入不足，从而出现体重下降。

（二）诊断

根据患者发病前后体重下降情况，诊断体重下降并不困难。体重下降的诊断无统一标准，在不同的研究中采用了不同的标准，成年人的理想体重为：体重（千克）＝身高（厘米）－105。当体重低于理想体重10%时，为消瘦。

原发病在于完善的相关检查，尽快明确病因。如果在系列检查后无法找出确切原因，应要求患者定期复诊，防止恶性肿瘤的漏诊。

（三）防治

（1）监测体重变化：每周测量体重至少1次，若体重下降每周超过3千克，要求尽快寻找原发病因。

（2）原发病治疗：体重下降是临床上极具挑战性的问题，最有效的治疗是病因治疗。针对不同的病因采取不同的措施。对于恶性肿瘤导致的体重下降最好是从治疗癌症本身开始，但是曾经有试验报道，对正接受化疗的癌症患者可以通过改变代谢反应而使体重得以增加，如类固醇、Serotonin等药品。

（3）营养治疗：良好的饮食习惯能预防因食物摄取减少、体内能量流失造成的体重下降。注意各种营养的搭配，保证膳食均衡、足够的热量供应。对于存在进食障碍的可以肠道营养方式介入治疗，如胃造瘘、空肠营养管的应用。

（4）药物治疗：目前无特效药物，主要针对病因治疗及静脉营养治疗。

（5）心理行为辅导：心理行为辅导不仅要解除患者心灵困惑，而且要帮助患者形成健康的生活方式。心态健康的人是不会厌食的，他们的饮食量会自动调整到一个正常的范围之内，体重也会变得适中。因此，我们不能忽视对心理行为的关注。

总之，体重下降是临床上极具挑战性的问题，目前无统一诊断标准，若患者出现症状，应尽快明确病因，最有效的治疗是病因治疗，但饮食治疗及支持治疗同样重要。

（毛伯能）

第三章

胃十二指肠疾病

第一节 胃炎

胃炎（gastritis）是指各种原因引起的胃黏膜炎症，是胃黏膜对各种损伤的反应过程，包括上皮损伤、黏膜炎症反应和上皮再生。仅有上皮损伤和细胞再生过程，而无黏膜炎症反应，则称为胃病（gastropathy）。临床上通常分为急性胃炎、慢性胃炎和特殊类型胃炎三类。

一、急性胃炎

急性胃炎（acute gastritis）是由多种原因引起的急性胃黏膜非特异性炎症，病理上以中性粒细胞浸润为主要特点。根据黏膜损害程度，分为急性单纯性胃炎（acute simple gastritis）、急性腐蚀性胃炎（acute erosive gastritis）、急性化脓性胃炎（acute suppurative gastritis）和急性胃黏膜病变（acute gastric mucosal lesions，AGML），后者是以胃黏膜发生不同程度糜烂、浅溃疡和出血为特征的病变。以急性黏膜糜烂病变为主者称急性糜烂性胃炎（acute erosive gastritis）；以黏膜出血改变为主者称急性出血性胃炎（acute hemorrhagic gastropathy）；发生于应激状态、以多发性溃疡为主者可称为应激性溃疡。

（一）病因与发病机制

1. 理化因素　过冷、过热或过于粗糙的食物、饮料（如浓茶、浓咖啡、烈酒）、刺激性调味品、特殊类型药物（如非甾体类抗炎药、肾上腺皮质激素、抗生素、抗肿瘤药物等），均可刺激胃黏膜，破坏黏膜屏障造成胃黏膜损伤和炎症。非甾体类抗炎药还能干扰胃黏膜上皮细胞合成硫糖蛋白，使胃内黏液减少，脂蛋白膜的保护作用削弱，引起胃腔内 H^+ 逆扩散，导致黏膜固有层肥大细胞释放组胺、血管通透性增加，以致胃黏膜充血、水肿、糜烂和出血等病理过程，同时药物还抑制前列腺素合成，使胃黏膜的修复受到影响而加重炎症。

2. 生物因素　包括细菌及其毒素。常见致病菌为沙门菌属、嗜盐菌、致病性大肠杆菌等，常见毒素为金黄色葡萄球菌及肉毒杆菌毒素，尤其是前者较为常见。进食污染细菌或毒素的不洁食物数小时后即可发生胃炎或同时并发肠炎，此即急性胃肠炎。

3. 内源性因素　包括全身感染、严重创伤、颅内高压、大手术、休克、过度紧张劳累等。在应激状态下，可兴奋交感神经及迷走神经，前者使胃黏膜血管痉挛收缩，血流量减少，后者则使黏膜下动静脉短路开放，黏膜缺血缺氧加重，导致胃黏膜上皮损害，发生糜烂和出血。严重休克可致 5－羟色胺及组胺等释放，前者刺激胃壁细胞释放溶酶体，直接损害胃黏膜，后者则增加胃蛋白酶及胃酸的分泌而损害胃黏膜屏障。

（二）病理

病变多为弥漫性，也可为局限性。大体表现为黏膜充血水肿，表面常有渗出物及黏液覆盖，急性糜烂出血性胃炎表现多发性糜烂和浅表性溃疡，常有簇状出血病灶。显微镜下表现为黏膜固有层中性粒细胞浸润或形成小脓肿。糜烂出血性胃炎胃黏膜上皮失去正常柱状形态并有脱落，黏膜层有多发局灶性出血坏死。

（三）临床表现

多数急性起病，症状轻重不一。急性单纯性胃炎主要表现为上腹饱胀、隐痛、食欲缺乏、嗳气、恶心、呕吐等。由沙门菌或金黄色葡萄球菌及其毒素致病者，常于进不洁饮食数小时或24小时内发病，多伴有腹泻、发热，严重者有脱水、酸中毒或休克等。外周血白细胞总数增加，中性粒细胞比例增多。糜烂出血性胃炎可无症状或为原发病症状掩盖，也可表现为腹痛、腹胀、恶心等非特异性消化不良症状；严重者起病急骤，在原发病的病程中突发上消化道出血，表现为呕血及黑便。内镜检查可见胃黏膜充血、水肿、渗出，严重者表现黏膜糜烂、出血或浅表溃疡，可弥漫性，也可局限性。

（四）诊断与鉴别诊断

依据病史、临床表现，诊断不难，但应注意和消化性溃疡、早期急性阑尾炎、急性胆囊炎、急性胰腺炎等鉴别。内镜结合病理检查有助于诊断。糜烂出血性胃炎确诊依靠早期胃镜检查，超过48小时，病变可能已不复存在。通过临床观察、B型超声检查、血液生化检查、腹部X线摄片等排除其他疾病。

（五）治疗

急性单纯性胃炎，治疗需去除病因、适当休息、清淡流质饮食，必要时禁食1~2餐。呕吐、腹泻剧烈者注意水与电解质补充，保持酸碱平衡；对症处理，可给予黏膜保护剂；细菌感染所致者应给予抗生素；腹痛明显可给阿托品或山莨菪碱（654－2）。

急性糜烂出血性胃炎，应积极治疗原发病，除去可能的致病因素。除黏膜保护剂应用外，疼痛明显，胃镜下糜烂、出血病灶广泛的患者可同时给予抑酸药物如H_2受体阻断药（西咪替丁、雷尼替丁、法莫替丁）；严重患者尤其以消化道出血表现者需要应用更强的抑酸治疗如质子泵抑制药（奥美拉唑、兰索拉唑、泮托拉唑、雷贝拉唑、埃索美拉唑）。

临床上对存在应激状态，可能引起急性胃黏膜病变的患者常给予适当抑酸治疗达到预防目的；对长期服用非甾体类抗炎药物患者应首选肠溶片、选择性COX－2抑制药，饭后服用，或加用质子泵抑制药、H_2受体阻断药。

（六）预后

除大出血外，本病一般预后良好。

二、慢性胃炎

慢性胃炎（chronic gastritis）是指多种病因引起的胃黏膜慢性炎症，病理上以淋巴细胞浸润为主要特点，部分患者在后期可出现胃黏膜固有腺体萎缩和化生，继而出现上皮内瘤变，与胃癌发生密切相关。

（一）分类

悉尼胃炎新分类系统根据部位、形态学和病因学三者而定（表3－1）。结合我国的实际情况将慢性胃炎分成非萎缩性（浅表性）胃炎、萎缩性胃炎和特殊类型胃炎三大类。

表3－1　悉尼胃炎新分类系统

胃炎分型	病　因	胃炎同义词
非萎缩性胃炎	Hp、其他因素	慢性浅表性、弥漫性胃窦炎，慢性胃窦炎，B型胃炎
萎缩性胃炎		
自身免疫性胃炎	自身免疫；Hp	A型胃炎，弥漫性胃体炎，恶性贫血相关性
多灶萎缩性胃炎	Hp、环境因素	B型、AB型胃炎、萎缩性全胃炎
特殊类型		
化学性胃病	NSAIDs、胆汁反流、其他化学刺激	反应性胃病、反流性胃病

续 表

胃炎分型	病因	胃炎同义词
放射性	射线损伤	
淋巴细胞性	免疫反应性、麦胶、药物性、Hp、特发性	乳糜泻相关性；痘疹样胃炎
非感染性肉芽肿胃炎	Crohn's 病；结节病、外源性物质特发性	孤立性肉芽肿胃炎
嗜酸细胞性胃炎	食物过敏、其他过敏源？	食物过敏
其他感染性胃炎	细菌（除外 Hp）	蜂窝织炎、气肿性胃炎，巨细胞毒胃炎
	病毒、霉菌、寄生虫	异尖线虫病

（二）病因与发病机制

1. 生物因素　幽门螺杆菌（Helicobacter pylori，Hp）感染是慢性胃炎的主要病因，90% 以上的慢性胃炎有 Hp 感染。Hp 为革兰阴性微需氧菌，呈弯曲螺旋状，一端带有 2～6 根鞭毛，仅寄居于胃上皮细胞表面，在胃小凹上部胃上皮表面和黏液层中最易找到，亦可侵入到细胞间隙中，其致病机制与以下因素有关：①Hp 产生多种酶如尿素酶及其代谢产物氨、过氧化氢酶、蛋白溶解酶、磷脂酶 A 等，对黏膜有破坏作用；②Hp 分泌的细胞毒素（cytotoxin）如含有细胞毒素相关基因（cagA）和空泡毒素基因（vagA）的菌株，可导致胃黏膜细胞的空泡样变性及坏死；③Hp 抗体可造成自身免疫损伤。

2. 免疫因素　胃体萎缩为主的慢性胃炎发生在自身免疫基础上，又称之为自身免疫性胃炎，或称 A 型萎缩性胃炎。患者血清中能检测到壁细胞抗体（parietal cell antibody，PCA），伴有恶性贫血者还能检出内因子抗体（intrinsic factor antibody，IFA）。壁细胞抗原和 PCA 形成的免疫复合体在补体参与下，破坏壁细胞。IFA 与内因子结合后阻断维生素 B_{12} 与内因子结合，导致恶性贫血。

3. 物理因素　长期饮浓茶、烈酒、咖啡，吃过热、过冷或过于粗糙的食物，可导致胃黏膜的反复损伤。

4. 化学因素　长期大量服用非甾体类抗炎药如阿司匹林、吲哚美辛等可抑制胃黏膜前列腺素的合成，破坏黏膜屏障；烟草中的尼古丁不仅可影响胃黏膜的血液循环，还可导致幽门括约肌功能紊乱，造成胆汁反流；各种原因的胆汁、胰液和肠液反流均可破坏黏膜屏障造成胃黏膜慢性炎症改变。

5. 其他　慢性胃炎的萎缩性病变的发生率随年龄而增加。

（三）病理

1. 黏膜慢性炎症　固有膜内有炎性细胞浸润为特征，炎症细胞以淋巴细胞为主。可见灶性出血。根据慢性炎症细胞密集程度和浸润深度分级，以前者为主。①正常：单个核细胞每高倍视野不超过 5 个，如数量略超正常而内镜无明显异常时，病理可诊断为无明显异常；②轻度：慢性炎症较少并局限于黏膜浅层，不超过黏膜层的 1/3；③中度：慢性炎症细胞较密集，超过黏膜层 1/3，达到 2/3；④重度炎症：慢性炎症细胞密集，占黏膜全层。活动性炎症表现为在慢性炎症背景上有中性粒细胞浸润。

2. 腺体萎缩　胃黏膜萎缩是指胃固有腺体（幽门腺或泌酸腺）减少，组织学上有两种类型：①化生性萎缩：胃固有腺体被肠化或假幽门化生腺体替代；②非化生性萎缩：胃黏膜层固有腺体被纤维组织或纤维肌性组织替代或炎性细胞浸润引起固有腺体数量减少。萎缩程度以固有腺体减少

3. 化生　慢性胃炎胃黏膜萎缩性病变中常见有肠上皮化生（intestinal metaplasia，肠化）和假幽门腺化生（pseudopyloric metaplasia）。前者指肠腺样腺体替代了胃固有腺体，后者指胃体泌酸腺的颈黏液细胞增生，形成幽门腺样腺体，它与幽门腺在组织学上一般难以区别，病理检查时应注意所取黏膜确实来自胃体部而非幽门部。一般的胃黏膜化生指肠化生。根据细胞形态及分泌的黏液类型，用组织化学和酶学方法将其分为小肠型完全肠化、小肠型不完全肠化、大肠型完全肠化、大肠型不完全肠化。肠化是一种老年化改变，与胃癌关系有限。临床定义为癌前状态。

4. 上皮内瘤变　上皮内瘤变（intraepithelial neoplasia）与异型增生（dysplasia）、不典型增生同义，系指腺管及表面上皮在增生中偏离正常分化所产生的形态和功能异常。细胞核多形性，核染色过深，核浆比例增大，胞质嗜碱性，细胞极性消失。黏液细胞、主细胞和壁细胞之间差别消失。胃上皮分泌产物

改变或消失，腺管结构不规则。上皮内瘤变可见于炎症、糜烂、溃疡、胃息肉或胃癌边缘黏膜上，本身尚不是癌，但可能恶变，也可能长期保持原状，甚至自然地或在某些药物作用下退变回复。上皮内瘤变是 WHO 国际癌症研究署推荐使用的术语，更强调肿瘤演进的过程，分为低级别（low grade neoplasia）和高级别（high grade neoplasia）。

5. 其他组织学特征　分非特异性和特异性两类，不需要分级。前者如淋巴滤泡、小凹上皮增生、胰腺化生等；后者如肉芽肿、集簇性嗜酸性粒细胞浸润、明显上皮内淋巴细胞浸润和特异性病原体等。

（四）临床表现

慢性胃炎缺乏特异性症状，并且症状的轻重与胃黏膜的病变程度并非一致。大多数患者常无症状或有程度不等的消化不良症状如上腹隐痛、食欲缺乏、餐后饱胀、反酸、恶心等。严重萎缩性胃炎患者可有贫血、消瘦、舌炎、腹泻等。

（五）辅助检查

1. 胃液分析　测定基础胃液分泌量（BAO）及注射组胺或五肽胃泌素后测定最大泌酸量（MAO）和高峰泌酸量（PAO）以判断胃泌酸功能。

2. 血清学检测　包括胃泌素水平、壁细胞抗体、内因子抗体、胃泌素抗体、血清维生素 B_{12} 浓度和胃蛋白酶原Ⅰ/Ⅱ（PGⅠ/Ⅱ）等。

3. 胃镜和活组织检查　是诊断慢性胃炎的主要方法。包括内镜诊断和病理诊断两部分。内镜下可描述为充血水肿（单纯性胃炎），或者伴有平坦糜烂、隆起糜烂、出血、粗大皱襞或胆汁反流等征象，病理评定为非萎缩性（浅表性）胃炎和萎缩性胃炎。同时评估萎缩程度、肠化生以及上皮内瘤变存在与否及其程度。新型内镜技术应用于临床，对于胃癌癌前状态和癌前病变的检出率大大提高。

4. 幽门螺杆菌检查　包括有创检查和无创检查。有创检查主要指通过胃镜检查获得胃黏膜标本的相关检查，包括快速尿素酶试验、病理 Hp 检查（HE 或 Warthin - Starry 或 Giemsa 染色）、组织细菌培养、组织 PCR 技术。前两种检查常应用于临床，后两种作为科研在特殊患者采用。无创检查指不需要通过胃镜检查获得标本，包括血清抗体检测、^{13}C 或 ^{14}C 尿素呼吸试验、粪幽门螺杆菌抗原检测（多用于儿童）等方法。前者通常应用于流行病学调查，后两种方法应用于临床，并作为幽门螺杆菌根除治疗后评价疗效的主要方法。需要注意的是，抗生素及抑酸药物影响 Hp 检查，复查时需要停用抑酸药物 2 周或者抗生素 4 周。

（六）诊断与鉴别诊断

本病的诊断主要有赖于胃镜检查和直视下胃黏膜多部位活组织病理学检查。由于慢性胃炎的病变有局灶性分布，作活检时宜多部位取材。一般胃角部萎缩和肠化较严重，亦是上皮内瘤变好发部位。PGⅠ/Ⅱ比值进行性降低与胃黏膜萎缩进展相关。

通过胃镜检查能明确慢性胃炎的诊断，同时对胃癌、消化性溃疡等疾病也可以排除。需要注意的是消化不良症状并不一定由慢性胃炎引起，当按慢性胃炎处理后症状改善不明显时，需要考虑其他疾病如胆囊疾病、胰腺疾病等，可通过超声检查、生化检查等排除。

（七）治疗

慢性胃炎的治疗包括病因治疗、对症治疗，无症状的慢性非萎缩性胃炎可不做任何处理，慢性胃炎需要根据不同的临床症状和内镜及病理改变选择不同的治疗。

1. 饮食　宜选择易消化无刺激性的食物，少吃过酸过甜的食物及饮料，忌烟酒、浓茶、咖啡，进食细嚼慢咽等。

2. 去除病因　避免服用损伤胃黏膜的药物，如阿司匹林、吲哚美辛等。

3. 根除 Hp 治疗　对慢性胃炎伴胃黏膜萎缩、肠化，慢性胃炎伴消化不良症状，计划长期使用 NSAIDs，有胃癌家族史者应给予根除 Hp 治疗。根除 Hp 治疗能使部分患者消化不良症状消失，同时减轻炎症、减少肠上皮化生的发生或者进展。对 Hp 感染有效的药物包括铋剂（RBC）、阿莫西林、克拉霉素、四环素、甲硝唑、替硝唑、呋喃唑酮、左氧氟沙星等。质子泵抑制药（PPI 对 Hp 有较强的抑制作用，能加强抗菌药物的杀菌活性。临床常用的一线根除 Hp 治疗方案为 PPI 或铋剂加 2 种抗生素。为减少耐药发生，也可选择铋剂加 PPI 加 2 种抗生素的四联治疗方案作为一线治疗方案。表 3－2 是 2007 年我国庐山 Hp 共识会议推荐的根除 Hp 治疗方案。

表 3－2 推　荐的根除幽门螺杆菌治疗方案

方案与用药	用法	疗程
一线方案		
1. PPI/RBC 标准剂量＋克拉霉素 0.5g＋阿莫西林 1.0g	2 次/日	7～10 天
2. PPI/RBC 标准剂量＋克拉霉素 0.5g 或阿莫西林 1.0g＋甲硝唑 0.4g 或呋喃唑酮 0.1g	2 次/日	7～10 天
3. PPI 标准剂量＋RBC 标准剂量＋克拉霉素 0. 5g＋阿莫西林 1.0g	2 次/日	7～10 天
4. PPI 标准剂量＋RBC 标准剂量＋克拉霉素 0.5g＋甲硝唑 0.4g 或呋喃唑酮 0.1g	2 次/日	7～10 天
补救治疗方法		
5. PPI 标准剂量＋铋剂标准剂量＋呋喃唑酮 0.1g＋阿莫西林 1.0g	2 次/日	7～14 天
6. PPI 标准剂量＋阿莫西林 1.0g＋左氧氟沙星 0.2g	2 次/日	7～14 天

4. 对症治疗　无症状可以随访；以反酸、腹痛为主要表现，尤其内镜下表现糜烂的病例，可给予抑酸治疗。消化不良以腹胀、早饱为主，应用促动力药物如甲氧氯普胺、多潘立酮、莫沙必利等治疗有助于改善症状。存在胆汁反流可给予中和胆汁的黏膜保护药如铝碳酸镁、瑞巴派特等。萎缩性胃炎伴恶性贫血者可给予维生素 B_{12} 和叶酸；中药及维生素类药物对肠上皮化生可能有益。存在心理因素可以考虑心理干预。

5. 癌前病变的干预　内镜下治疗是胃癌前病变治疗的重要手段之一，其中包括内镜下黏膜切除术、内镜黏膜下剥离术、内镜下高频电切治疗、内镜下氩气刀治疗、内镜下激光治疗、内镜下微波治疗等。

（八）预后与随访

慢性胃炎一般预后良好，但伴有萎缩、肠化生、不典型增生应定期随访胃镜检查及病理组织学检查。2011 年欧洲发表了胃癌前状态（萎缩、肠化生）和胃癌前病变（上皮内瘤变）的处理指南，建议伴有萎缩和（或）肠化生的患者：轻中度病变且局限于胃窦的患者无其他高危因素可不需要随访，而重度或累及胃体胃窦的患者需 3 年随访 1 次胃镜；上皮内瘤变患者：有明确病灶，均应行内镜下切除；未发现明确病灶的，低级别者建议 12 个月内随访胃镜，高级别者需立即行内镜下切除大块病灶活检并至少于 6～12 个月内复查。

三、特殊类型胃炎

（一）急性腐蚀性胃炎

急性腐蚀性胃炎（acute corrosive gastritis）是由于吞服强酸、强碱或其他腐蚀剂所引起的胃壁的腐蚀性炎症。

病理变化的轻重取决于腐蚀剂的性质、浓度、剂量、当时胃内情况（空腹与否）、有无呕吐以及是否得到及时抢救等因素。主要的病理变化为黏膜充血、水肿和黏液增多。严重者可发生糜烂、溃疡、坏死黏膜剥脱，甚至穿孔，后期可引起消化道狭窄。一般同时出现食管和胃贲门部的损害，并且更为严重。

吞服腐蚀剂后，最早出现的症状为口腔、咽喉、胸骨后及中上腹部剧烈疼痛，常伴有吞咽疼痛、咽下困难、频繁的恶心呕吐。患者可发生虚脱或休克。严重病例可出现食管或胃穿孔的症状。唇、口腔及咽喉黏膜与腐蚀剂接触后，可产生颜色不同的灼痂。例如：与硫酸接触后呈黑色痂，盐酸结灰棕色痂，硝酸结深黄色痂，醋酸或草酸结白色痂，强碱使黏膜透明水肿。因此，应特别注意观察口腔黏膜的色泽变化，以助于各种腐蚀剂中毒的鉴别。

诊断首先要问清病史，着重询问腐蚀剂的种类、吞服量与吞服时间；检查唇与口腔黏膜痂的色泽，呕吐物的色、味及酸碱反应；收集剩下的腐蚀剂作化学分析，对于鉴定其性质最为可靠。在急性期内，禁忌X线钡餐及胃镜检查，以避免食管、胃穿孔。

腐蚀性胃炎是一种严重的急性中毒，必须积极抢救。吞服强酸、强碱者严禁洗胃，可服牛奶、蛋清或植物油，也可用液态黏膜保护药，但不宜用碳酸氢钠中和强酸，以免产生二氧化碳导致腹胀，甚至胃穿孔。剧痛时可用吗啡、哌替啶（度冷丁）镇痛。若有继发感染，应选用抗菌药物。抑酸药物应静脉给予，剂量足够并维持到口服治疗开始以减少胃酸对破损胃黏膜病灶的损伤。在病情好转后1个月或更长时间，可施行X线碘水检查了解食管损伤程度和范围，内镜检查了解胃黏膜病变情况。对局限性狭窄可施行内镜下治疗如内镜下球囊扩张术。反复狭窄也可采用腹膜支架治疗、手术治疗等。

（二）急性化脓性胃炎

急性化脓性胃炎（acute suppurative gastritis）又称急性蜂窝组织胃炎（acute phlegmonous gastritis），是胃壁细菌感染引起的急性化脓性炎症，以黏膜下层最为明显，个案报道继发于AIDS、肿瘤化疗、应用免疫抑制药物等。发病多由化脓菌通过血液循环或淋巴播散至胃壁所致；亦可继发于胃部疾病（如胃溃疡穿孔、胃壁异物嵌顿、胃内镜下治疗或外科手术等），由致病菌直接从溃疡或病灶进入胃壁，引起蜂窝织炎。

本病起病突然且凶险，以全身败血症和急性腹膜炎症为其主要临床表现，常有上腹剧痛、寒战、高热、上腹部肌紧张和明显压痛。可并发胃穿孔、腹膜炎、血栓性门静脉炎及肝脓肿。周围血白细胞增多，以中性粒细胞为主。早期进行胃镜检查可判断病变范围和程度，但穿孔风险大，需慎用。

应及早给予积极治疗，大剂量敏感抗生素控制感染，纠正休克、水与电解质紊乱等。如病变局限而形成脓肿者，可考虑内镜下治疗或患者全身情况许可时，行胃部分切除术。

（三）巨大胃黏膜肥厚症

巨大胃黏膜肥厚症（giant hypertrophic gastropathy）又称Menetrier病，由Menetrier于1988年首先提出，病因尚不清楚，近年来有报道可能与幽门螺杆菌感染有关。常见于50岁以上男性。临床表现有上腹痛、体重减轻、水肿、腹泻。无特异性体征，可有上腹部压痛、水肿、贫血及低蛋白血症。粪隐血常阳性。内镜可见胃底、胃体部黏膜皱襞粗大、曲折迂回呈脑回状，有的呈结节状或融合为息肉样隆起，大弯侧较明显。皱襞嵴上可有多发性糜烂或溃疡。组织学显示胃小凹增生、延长，伴明显囊状扩张，炎症细胞浸润不明显。胃底腺主细胞和壁细胞相对减少，代之以黏液细胞化生，造成低胃酸分泌。由于血浆蛋白经增生的胃黏膜漏入胃腔，可有低蛋白血症。超声胃镜能清晰显示黏膜第二层明显增厚改变，超声图像为低回声间以无回声改变，可帮助诊断。本病需与淋巴结、皮革胃、胃Crohn's病等鉴别。本症8%～10%可发生癌变，故应对患者密切随访观察。

（四）其他

胃假性淋巴瘤（pseudolymphoma）也称反应性淋巴滤泡性胃炎（reactive lymphoid follicular gastritis），是胃黏膜局限性或弥漫性淋巴细胞明显增生的良性疾病，诊断依赖病理。化学性或反应性胃炎：多见于化学药物刺激、服用NSAIDs或胃部分切除术后胆汁反流的患者；病例表现为胃小凹上皮增生、固有膜水肿和平滑肌增生，慢性炎症细胞数量正常或轻度增加。放射性胃炎：多继发于放疗，呈进行性发展，可出现糜烂、溃疡甚至出血。感染性胃炎：结核、真菌、病毒、寄生虫等均可引起，治疗上主要治疗原发病为主。肉芽肿性胃炎：是胃黏膜层或深层的慢性肉芽肿性病变，可见于Crohn's病、结节病等，深部胃黏膜活检有助于诊断。嗜酸性胃炎：与过敏或免疫机制有关，胃黏膜活检见嗜酸性粒细胞浸润，外周血嗜酸细胞增多，本病常有局限性，肾上腺皮质激素治疗有效。

（毛伯能）

第二节 消化性溃疡

消化性溃疡（peptic ulcer，PU）指胃肠道黏膜被胃酸和胃蛋白酶消化而发生的溃疡，好发于胃和十二指肠，也可发生在食管下段、小肠、胃肠吻合术后吻合口，以及异位的胃黏膜，如位于肠道的Meckel 憩室。胃溃疡（gastric ulcer，GU）和十二指肠溃疡（duodenal ulcer，DU）是最常见的消化性溃疡。

一、流行病学

消化性溃疡是一种全球性多发性疾病，欧美文献报道患病率为6% ~15%。

男性患消化性溃疡病的人数多于女性，男女之比G 为（4.4 ~6.8）：1，DU 为（3.6 ~4.7）：1。DU 比 GU 多见，为（1.5 ~5.6）：1，在胃癌高发区则 GU 多于 DU。DU 多见于青壮年，GU 多见于中老年，前者发病高峰比后者早 10 年。本病具有显著的地理环境差异性，我国南方患病率高于北方，城市高于农村，这可能与饮食习惯、工作节奏有关。发作有季节性，秋冬和冬春之交是高发季节。根除幽门螺杆菌明显地降低了溃疡的复发率。

二、病因与发病机制

消化性溃疡的发生是一种或多种侵袭损害因素对黏膜破坏超过黏膜抵御损伤和自身修复能力所引起的综合结果。1910 年 Schwartz 首先提出“无酸，无溃疡”的概念，这是消化性溃疡病因认识的起点，也是治疗消化性溃疡理论基础之一。1983 年 Marshall 和 Warren 从人体胃黏膜活检标本中找到幽门螺杆菌（Helicobacter pylori，Hp），近来认为 Hp 与消化性溃疡有密切关系。此外胃肠黏膜防御作用的削弱以及药物、神经精神等因素与消化性溃疡发病也有密切关系。

（一）胃酸和胃蛋白酶

胃酸与胃蛋白酶的自身消化是形成消化性溃疡的主要原因。盐酸是胃液主要成分，由壁细胞分泌。胃蛋白酶原由胃体和胃底部的主细胞分泌，胃蛋白酶原经盐酸激活转化成胃蛋白酶，pH 值 1 ~3 时胃蛋白酶最活跃，能水解食物蛋白、胃黏液中糖蛋白，甚至自身组织蛋白，pH 值 >4 时活性迅速下降。胃酸和胃蛋白酶增高均可引起消化性溃疡，但胃蛋白酶原激活依赖胃酸的存在，因此胃酸的存在是溃疡发生的决定性因素。

胃酸分泌受神经、体液调节。已知壁细胞膜含有 3 科刺激胃酸分泌的兴奋性受体，即组胺受体（histamine receptors）、胆碱能受体（cholinergic receptors）和胃泌素受体（gastrin receptors），这些受体与相应的刺激物组胺、乙酰胆碱和胃泌素结合后，激活细胞内第二信使，促进胃酸分泌，三者间对调节胃酸分泌是相互联系、相互协调。壁细胞上还存在抑制性前列腺素受体和生长抑素受体，能抑制和调控胃酸的分泌。壁细胞顶端存在分泌性膜结构及 H^+K^+ - ATP 酶（又称氢离子泵或质子泵）。壁细胞兴奋后，含质子泵的管泡移向细胞的顶端，将 H^+ 从壁细胞内转送到分泌小管腔后入胃腔，又将分泌小管内 K^+ 摄入壁细胞质中，泌酸过程中由 ATP 提供能量。胃酸分泌是通过神经内分泌调节，经过不同步骤引起质子泵泌酸的一个最终的共同环节。

DU 者胃酸分泌量明显增高，而 GU 发病过程中除幽门前区溃疡者外胃酸分泌量大多正常甚至低于正常。胃酸分泌增多的因素包括：

1. 壁细胞数量增多　可能与遗传因素和（或）胃酸分泌刺激物（如胃泌素）长期作用的结果。

2. 壁细胞对刺激物质的敏感性增强　可能与患者壁细胞上与胃泌素结合的受体亲和力增加或体内抑制胃泌素分泌的物质减少有关。

3. 胃酸分泌正常反馈抑制机制缺陷　正常人胃窦部的 pH 降至 2.5 以下时，明显抑制 G 细胞分泌的胃泌素。此外，当食糜和胃酸进入十二指肠后，刺激十二指肠和小肠黏膜释放胰泌素、胆囊收缩素和血管活性肠肽（VIP）等，这些激素具有抑制胃酸分泌的作用。部分 DU 存在胃窦部 G 细胞功能亢进和胃酸反馈抑制作用缺陷。

4. 迷走神经张力增高　迷走神经释放乙酰胆碱，后者兼有直接刺激壁细胞分泌盐酸和刺激 G 细胞分泌胃泌素的作用。

（二）幽门螺杆菌

大多数研究已证实消化性溃疡与 Hp 有密切相关性。约 70% GU 及 95% ~100% DU 均感染 Hp。前瞻性调查显示 Hp 感染者溃疡发生率约 13% ~23%，显著高于不伴 Hp 感染者。根除 Hp 可有效促进溃疡愈合、缩短溃疡愈合时间和减少溃疡复发。Hp 感染导致消化性溃疡的发病机制尚未完全阐明，Hp 造成的胃炎和胃黏膜屏障的损害是促使消化性溃疡发生和难于愈合的重要因素。

（三）非甾体类抗炎药

非甾体类抗炎药（nonsteroidal anti - inflammatory drugs，NSAIDs）近年来临床应用越来越广泛，是引起消化性溃疡另一个重要因素，常见的药物有阿司匹林、吲哚美辛、舒林酸、吡罗昔康、乙酰氨基酚和保泰松等。

1. NSAIDs 溃疡的发生机制　NSAIDs 通过局部作用和系统反应两方面导致黏膜损伤。①局部作用：尤其是弱酸脂溶性药物，在胃酸环境中溶解成非离子状态，药物易通过黏膜细胞膜进入细胞内，使细胞酸化，增加上皮黏膜细胞的通透性，增加氢离子的反弥散，破坏黏液 - 碳酸氢盐屏障稳定性，干扰细胞的修复和重建。②系统反应：是引起包括溃疡在内的 NSAIDs 消化道不良反应的重要因素。NSAIDs 进入血液循环后与血浆白蛋白结合，抑制环氧合酶 - 1（cyclooxygenase，COX - 1）活性，导致内源性前列腺素合成减少，削弱了胃黏膜屏障对侵袭因子的防御能力。

2. NSAIDs 溃疡的发生危险因素　NSAIDs 溃疡的发生危险与服用 NSAIDs 的种类、剂量、疗程长短、患者年龄（>60 岁）及抗凝药物和肾上腺皮质激素使用有关。女性、Hp 感染、吸烟、饮酒、心血管疾病是可能的危险因素。约 66% 长期使用 NSAIDs 者胃十二指肠黏膜可出现病变，大多数表现为浅表性损伤，如糜烂、出血等，长期服药者可诱发消化性溃疡，由于胃黏膜接触摄入 NSAIDs 时间较十二指肠黏膜长，故溃疡好发于胃窦部和幽门前区，GU 发病率为 10% ~20%，DU 发病率为 2% ~5%。NSAIDs 妨碍溃疡的愈合，使溃疡者出现严重并发症的危险性增加 4 ~6 倍，如出血、穿孔。

（四）其他危险因素

不良的饮食和生活习惯如长期吸烟使消化性溃疡发病率显著增高，并且不利于溃疡的愈合和容易复发。这是由于烟草刺激胃酸分泌增加，血管收缩，抑制胰液和胆汁的分泌而减弱其在十二指肠内中和胃酸的能力，导致十二指肠持续酸化；使幽门括约肌张力减低，胆汁反流，破坏胃黏膜屏障。因此咖啡、浓茶、烈酒、辛辣食品等，以及偏食、饮食过快等不良饮食习惯，均易引起消化不良症状，但尚无确切资料证明可增加溃疡的发病率。高盐可损伤胃黏膜，增加 GU 发生的危险性。

1. 胃十二指肠运动异常　胃排空加快，使十二指肠中酸负荷量增加，黏膜易受损，诱发 DU。部分 GU 者存在胃排空延迟和十二指肠 - 胃反流，刺激胃窦部 G 细胞分泌胃泌素，增加胃酸的分泌。十二指肠 - 胃反流液中有胆汁、胰液、溶血卵磷脂等直接损伤胃黏膜屏障。

2. 心理因素　长期精神紧张、焦虑或情绪波动人易罹患消化性溃疡。应激事件如车祸等因素往往可引起应激性溃疡或促发消化性溃疡急性穿孔。心理因素可能通过迷走神经兴奋影响胃十二指肠分泌、运动及黏膜血流的调节，如愤怒使胃液分泌增加，抑郁则使胃液分泌减少。

3. 与消化性溃疡相关疾病　有些疾病的消化性溃疡发病率明显增高，密切相关的疾病有胃泌素瘤、多发内分泌肿瘤Ⅰ型、系统性肥大细胞增多症、慢性肺部疾病、尿毒症、肝硬化、肾结石等。可能有关的疾病有原发或继发性甲状腺功能亢进、原发性红细胞增多症、克罗恩病、慢性胰腺炎等。

4. 遗传因素　消化性溃疡患者一级亲属中发病率明显高于对照人群，单卵双生儿患溃疡病者高于双卵双生儿，因此遗传素质可能是消化性溃疡发病的因素之一。流行病学调查示 O 型血者 DU 发病率较其他血型高 30% ~40%，然而 O 型血者胃上皮细胞表面的黏附受体有利于 Hp 的定植，同时家族中感染的 Hp 多为同一菌株，提示家族溃疡聚集现象与 Hp 感染有关，而不仅仅是遗传起作用。

三、病理

（一）溃疡的形态特征

1. 部位　GU 多发生于胃小弯，尤其是胃角。也可见于胃窦或高位胃体，胃大弯和胃底较少见。在组织学上胃溃疡常发生于胃窦幽门腺和胃体胃底腺移行交界处的幽门腺区侧，随着年龄增大幽门腺区沿胃小弯向胃的近端上移扩大，故老年人溃疡有时发生于胃体中上部，称高位溃疡。胃大部切除术后发生的吻合口溃疡，则多见于吻合口空肠侧。DU 主要见于球部，约 5% 见于球部以下部位，称球后溃疡。在球部的前后壁或大、小弯侧同时见有溃疡，称对吻溃疡。

2. 数目　消化性溃疡绝大多数是单个发生，2 个以上溃疡并存时，称多发性溃疡。GU 与 DU 并存时称复合性溃疡。

3. 大小　DU 的直径一般 <1cm；GU 直径一般 <2.5cm，但直径 >2.5 ~ 4cm 的巨大溃疡并非罕见，需与恶性肿瘤鉴别。

4. 形态　典型的活动期溃疡呈圆形或卵圆形，溃疡边缘常有充血水肿，称为“环堤”。溃疡基底光滑、清洁，表面常覆以白或灰黄色苔膜。

5. 深度　溃疡有不同深度，浅者仅累及黏膜肌层，深者可贯穿肌层，造成穿孔。

（二）溃疡的组织病理变化

溃疡活动期，在溃疡的底部，由表面向深部依次分为 4 层：①第一层为急性炎性渗出物，系由坏死的细胞、组织碎片和纤维蛋白样物质组成；②第二层为以中性粒细胞为主的非特异性细胞浸润所组成；③第三层为肉芽组织层，含有增生的毛细血管、炎症细胞和结缔组织的各种成分；④最底层为纤维样或瘢痕组织层，呈扇形，可扩展到肌层，甚至可达浆膜层。溃疡边缘的黏膜有明显的上皮细胞再生和炎症性变化，并常见腺体有肠化生。

四、临床表现

本病患者临床表现不一，多数表现为中上腹反复发作性节律性疼痛，少数患者无症状，或以出血、穿孔等并发症发生作为首次症状。

（一）疼痛

1. 部位　大多数患者以中上腹疼痛为主要症状。少部分患者无疼痛表现，特别是老年人溃疡、维持治疗中复发性溃疡和 NSAIDs 相关性溃疡。疼痛的机制尚不十分清楚，食物或制酸药能稀释或中和胃酸，呕吐或抽出胃液均使疼痛缓解，提示疼痛的发生与胃酸有关。DU 疼痛多位于中上腹部，或在脐上方，或在脐上方偏右处；GU 疼痛多位于中上腹稍偏高处，或在剑突下和剑突下偏左处。胃或十二指肠后壁溃疡，特别是穿透性溃疡可放射至背部。

2. 程度和性质　隐痛、钝痛、灼痛或饥饿样痛。持续性剧痛提示溃疡穿透或穿孔。

3. 节律性　溃疡疼痛与饮食之间可有明显的相关性和节律性。DU 疼痛好发于二餐之间发生，持续不减直至下餐进食或服制酸药物后缓解。一部分 DU 患者，由于夜间的胃酸较高，可发生半夜疼痛。GU 疼痛的发生较不规则，常在餐后 1 小时内发生，经 1 ~ 2 小时后逐渐缓解，直至下餐进食后再复出现。

4. 周期性　反复周期性发作是消化性溃疡特征之一，尤以 DU 更为突出。上腹疼痛发作可持续几天、几周或更长，继以较长时间的缓解。以秋末至春初较冷的季节更为常见。有些患者经过反复发作进入慢性病程后，可失去疼痛的节律性和周期性特征。

5. 影响因素　疼痛常因精神刺激、过度疲劳、饮食不慎、药物影响和气候变化等因素诱发或加重。可因休息、进食、服制酸药、以手按压疼痛部位、呕吐等方法而减轻或缓解。

（二）其他症状

本病除中上腹疼痛外，尚可有唾液分泌增多、胃灼热、反胃、嗳酸、嗳气、恶心、呕吐等其他胃肠道症状。但这些症状均缺乏特异性。

（三）体征

溃疡发作期，中上腹部有局限性压痛，程度不重，其压痛部位多与溃疡的位置基本相符。

五、特殊类型的消化性溃疡

（一）无症状型溃疡

约15%～30%消化性溃疡者无明显症状，常因其他疾病作胃镜或X线钡餐检查时偶然被发现；或当发生出血或穿孔等并发症时，甚至于尸体解剖时始被发现。这类消化性溃疡可见于任何年龄，但以老年人尤为多见。NSAIDs溃疡占无症状性溃疡的30%～40%。

（二）老年人消化性溃疡

GU多见，也可发生DU。统计资料表明，GU的发病率随年龄增加而增加。临床表现可不典型，多发生于高位胃体的后壁或小弯，应与胃癌鉴别诊断。

（三）幽门管溃疡

幽门管位于胃远端，与十二指肠交接。与DU相似，幽门管溃疡常伴胃酸分泌过高，餐后可立即出现中上腹疼痛，程度较为剧烈而无节律性，抑酸疗效差。由于幽门管易痉挛和瘢痕形成，常引起梗阻而呕吐，或出现穿孔和出血。

（四）球后溃疡

一般指位于十二指肠乳头近端溃疡，约占消化性溃疡的5%。常为慢性。穿孔时易穿透至浆膜腔进入胰腺及周围脏器。夜间腹痛和背部放射性疼痛多见，常并发大量出血，内科治疗效果较差。

（五）复合性溃疡

胃与十二指肠同时存在溃疡，多数是DU的发生在先，本病约占消化性溃疡的7%。

（六）难治性溃疡（refractory peptic ulcer）

诊断尚无统一标准，通常指经正规治疗（DU 8周，GU 12周）后，仍有腹痛、呕吐和体重减轻等症状的消化性溃疡。可能为穿透性溃疡或特殊部位的溃疡，如球后和幽门管溃疡，应与其他疾病鉴别：如胃泌素瘤、系统性肥大细胞增生、克罗恩病、真红细胞增多症，消化道淀粉样变、淋巴瘤、血管炎、局部放疗后。

（七）应激性溃疡

指在严重烧伤、颅脑外伤、脑肿瘤、严重外伤和大手术、严重的急性或慢性内科疾病（如脓毒血症）等应激的情况下，在胃或十二指肠、食管产生的急性黏膜糜烂和溃疡。严重烧伤引起的急性应激性溃疡又称为Curling溃疡；颅脑外伤、脑肿瘤或颅内神经外科手术引起的溃疡亦称为Cushing溃疡。可能发病机制为：①应激时出现胃酸分泌过多，黏液分泌不足，胃黏膜屏障受损，黏膜自身消化形成溃疡；②应激时交感神经兴奋，黏膜下层的动静脉短路开放，黏膜缺血；③败血症和烧伤可导致弥散性血管内凝血，引起胃黏膜内小血栓形成，导致黏膜损伤。主要表现是大出血，较难以控制。内镜检查时溃疡多发生于高位胃体，呈多发性浅表性不规则的溃疡，直径在0.5～1.0cm，甚至更大，周围水肿不明显，没有纤维化，溃疡愈合后一般不留瘢痕。

（八）Dieulafoy溃疡

是引起上消化道出血的少见原因之一，病情凶险，病死率高。多发生于距贲门6cm以内的胃底贲门部。黏膜破溃较小，仅限于黏膜肌层的浅溃疡，但黏膜下有易破裂出血的管径较粗的小动脉，即恒径动脉。恒径动脉是一种发育异常的血管，易形成迂曲或瘤样扩张，一旦黏膜受损，可引起大出血。

（九）Meckel憩室溃疡

回肠末段先天性憩室内常含有异位组织，最多见是胃黏膜，其次是胰腺组织、十二指肠和空肠黏膜。异位组织分泌胃酸引起憩室和周围黏膜产生溃疡。Meckel憩室溃疡儿童多见，表现为大量出血或穿孔。死亡者多为老年人，因延误诊断所致。

六、并发症

（一）上消化道出血

是本病最常见并发症，发生率20%～25%。DU多于GU。10%～15%患者以出血为消化性溃疡的首见症状，出血容易复发。

临床表现取决于出血的部位、速度和出血量。如十二指肠后壁溃疡，因溃穿毗邻的胰十二指肠动脉而致异常迅猛的大量出血。出血速度快而量多者，表现为呕血及黑便；也可引起休克。出血量少，仅表现为黑便。并发出血前，溃疡局部的充血致上腹疼痛加重，出血后则因充血缓解使疼痛减轻，同时血液对胃酸的中和与稀释作用，腹痛可随之缓解。

临床表现不典型者须与急性糜烂性胃炎、食管胃底静脉曲张破裂、食管贲门撕裂症和胃癌等上消化道出血进行鉴别诊断。出血后24～48小时内进行急诊内镜检查确诊率高，必要时还可进行内镜下止血治疗。

（二）穿孔

溃疡穿透浆膜层达游离腹腔导致急性穿孔，穿孔部位多为十二指肠前壁或胃前壁。十二指肠后壁和胃后壁溃疡穿透至浆膜层，与邻近器官、组织粘连，胃肠内容物不流入腹腔在局部形成包裹性积液，称为穿透性溃疡或溃疡慢性穿孔。

急性穿孔时，临床上突然出现剧烈腹痛。常起始于右上腹或中上腹，持续而较快蔓延至全腹。也可放射至肩部（大多为右侧）。因腹痛剧烈而卧床，两腿蜷曲而不愿移动。体检腹肌强直，有压痛和反跳痛。腹部X线透视膈下有游离气体，无膈下游离气体并不能排除穿孔存在。严重穿孔患者或溃疡累及胰腺时，血清淀粉酶增高。亚急性或慢性穿孔者可有局限性腹膜炎、肠粘连或肠梗阻征象。后壁溃疡穿透时，疼痛节律可发生改变，向后背放射，抗酸治疗效果差。

需与急性阑尾炎、急性胰腺炎、宫外孕破裂等急腹症相鉴别。

（三）输出道梗阻

大多由DU和幽门管溃疡所致，溃疡周围组织的炎性充血、水肿致幽门反射性痉挛，内科治疗通常有效，称为功能性或内科性输出道梗阻。反之，由于溃疡愈合，瘢痕组织收缩或与周围组织粘连而阻塞幽门通道，则属持久性，需内镜下扩张治疗或外科手术治疗，称为器质性或外科性输出道梗阻。

梗阻引起胃潴留、呕吐是幽门梗阻的主要症状。呕吐时量大，可超过1L，内含发酵宿食，呕吐后患者可感舒适轻松。因反复大量呕吐，可致低氯低钾性代谢性碱中毒，出现呼吸短促、四肢无力、烦躁不安，甚至手足搐搦征。空腹时上腹部饱胀和逆蠕动的胃型以及上腹部振水音，是幽门梗阻的特征性体征。

（四）癌变

大多数资料报道GU癌变的发生率1%～3%，DJ不会引起癌变。对中年以上、有长期GU病史、顽固不愈、近来疼痛节律性消失、食欲缺乏、体重明显减轻和粪便隐血试验持续阳性的患者，应在内镜检查中多取活检，除外癌变。少数溃疡型胃癌可像良性溃疡那样愈合，因此胃溃疡治疗后应复查胃镜。

七、影像学检查

（一）内镜检查

是确诊消化性溃疡的主要方法，在内镜直视下可确定溃疡的部位、大小、形态与数目，结合活检病理结果，判断良恶性胃溃疡以及溃疡的生命周期。

内镜下将溃疡分为三期：①活动期（A期）：圆形或椭圆形，覆厚黄或白色苔，边缘光滑，充血水肿，呈红晕环绕；②愈合期（H 期）：溃疡变浅缩小，表面薄白苔，周围充血水肿消退后可出现皱襞集中；③瘢痕期（S 期）：底部白苔消失，溃疡被红色上皮覆盖，渐变为白色上皮，纠集的皱襞消失。消化性出血性溃疡内镜下一般采用 Forrest 分级方法初步评估溃疡的再出血风险（Ⅰa：喷射性出血；Ⅰb：活动性渗血；Ⅱa：溃疡见裸露血管；Ⅱb：溃疡附着血凝块；Ⅱc：溃疡有黑色基底；Ⅲ：溃疡基底洁净）。

（二）X 线钡餐检查

钡剂填充溃疡的凹陷部分所造成的龛影是诊断溃疡的直接征象。切面观，壁龛突出胃壁轮廓以外，呈半圆形或长方形。正面观，龛影呈圆形或椭圆形的密度增深影，因溃疡周围组织炎症水肿，龛影周围可见透亮带，或因溃疡纤维组织的收缩，四周黏膜皱襞呈放射状向壁龛集中，达壁龛边缘。而局部组织痉挛、激惹和变形等征象为溃疡间接表现，特异性相对有限。

八、诊断和鉴别诊断

病史是诊断消化性溃疡的初步依据，根据本病具有慢性病程、周期性发作和节律性中上腹疼痛等特点，可作出初步诊断。内镜检查是确诊的手段。

本病应与下列疾病作鉴别：

（一）胃癌

主要手段为内镜活组织病理检查。对于怀疑恶性溃疡的患者，应行多处内镜下活检，阴性者必须短期内复查内镜并再次活检。内镜下恶性溃疡形状不规则，底凹凸不平，苔污秽，边缘结节样隆起。X 线钡餐为鉴别诊断提供一定依据，龛影位于胃腔之内，边缘不整，龛影周围胃壁僵硬，呈结节状隆起，向溃疡聚集的皱襞有融合和中断现象。

（二）功能性消化不良

患者常表现为上腹疼痛、反酸、嗳气、胃灼热、上腹饱胀、恶心、呕吐、食欲缺乏等，部分患者症状可酷似消化性溃疡，易于消化性溃疡诊断相混淆。内镜检查则示完全正常或轻度胃炎。

（三）慢性胆囊炎和胆石症

对疼痛与进食油腻有关、位于右上腹、并放射至背部且伴发热、黄疸的典型病例不难与消化性溃疡作出鉴别。对不典型的患者，鉴别需借助腹部 B 超或内镜下逆行胆管造影检查。

（四）胃泌素瘤（gastrinoma）

又称卓 - 艾综合征（Zollinger - Ellison 综合征），由胰腺非 B 细胞瘤分泌大量胃泌素所致，肿瘤往往较小，生长慢，多为恶性。大量胃泌素导致胃酸分泌量显著增高，引起顽固性多发性溃疡，不典型部位溃疡（如十二指肠降段、横段或空肠近端等），易并发出血、穿孔，多伴有腹泻和明显消瘦。胃液分析、血清胃泌素检测和激发试验（胰泌素试验或钙输注试验阳性）有助于胃泌素瘤定性诊断，而超声检查（包括超声内镜）、CT、MRI、选择性血管造影术等有助于定位诊断。

（五）克罗恩病

累及胃和十二指肠的克罗恩病较少，不超过 5%。少数有胃灼热、上腹痛、吞咽困难和呕吐，甚至幽门梗阻，大多数可无症状。内镜下表现为深溃疡或阿弗他溃疡，周围充血、结节样隆起或狭窄。部分活检标本可见肉芽肿病变有助于鉴别诊断。鉴别还可借助于超声内镜、CT、MRI 和肠镜检查。

九、治疗

本病一般采取综合性治疗措施。治疗目的在于缓解临床症状，促进溃疡愈合，防止溃疡复发，减少并发症。

（一）一般治疗

避免过度紧张与劳累。溃疡活动期伴并发症时，需卧床休息。戒烟酒，避免食用咖啡、浓茶、辛辣等刺激性食物；不过饱，以防止胃窦部过度扩张而增加胃泌素的分泌。对少数伴有焦虑、失眠等症状的患者，可短期给予一些镇静药，如地西泮（定安）等。对可诱发溃疡病的药物使用时应慎重，如NSAIDs、肾上腺皮质激素、利血平等。

（二）常用治疗药物

1. 降低胃酸药物　如下所述。

（1）碱性制酸药：中和胃酸，降低胃蛋白酶活性，缓解疼痛，促进溃疡愈合。此类药物曾是治疗溃疡主要药物之一，如碳酸氢钠、氢氧化铝等，目前常作为止痛的辅助用药。

（2）H_2 受体阻断药（H_2RA）：选择性竞争结合 H_2 受体，使胃酸分泌明显减少，促进溃疡愈合。已进入市场的品种有西咪替丁（cimetidine）、雷尼替丁（ranitidine）、法莫替丁（famotidine）。H_2RA 有良好的疗效，价格低廉，是治疗溃疡中应用广泛的药物。DU 治疗 4 周的愈合率为 75% ~95%，GU 治疗 8 周的愈合率为 80%。

（3）质子泵抑制药（PPI：明显减少任何通路引起的酸分泌。奥美拉唑（OME）是一种苯丙咪唑硫氧化物，需酸性环境才能被激活。血浆内 OME 进入壁细胞后，在分泌小管的酸间隙内质子化，转化为活性物质次磺酰胺，后者与质子泵管腔面上的 2 个巯乙胺共价结合，对 ATP 酶产生不可逆的抑制作用，从而阻断酸分泌的最后步骤。待新的 ATP 酶合成后，酸分泌才能恢复。80% OME 通过肾脏排泄。常用的 PPI 有奥美拉唑（治疗溃疡量 20mg/d）、兰索拉唑（30mg/d），泮托拉唑（40mg/d），雷贝拉唑（10mg/d）和埃索美拉唑（20mg/d）等。常规剂量下 PPI 可迅速控制症状和使溃疡愈合。DU 治疗 2 周的愈合率为 70%，4 周为 90%，6 ~8 周几乎全部愈合。

对长期应用 PPI 者血清胃泌素可以中度升高（达正常的 2 ~3 倍），但临床上尚无明显肠嗜铬细胞（ECL）增生和类癌者报道。长期抑酸可引起上腹饱胀、腹痛、便秘、恶心等消化不良表现，也可诱发胃肠道菌群过度繁殖。

2. 胃黏膜保护药　如下所述。

（1）铋剂：在酸性环境下铋与溃疡面的黏蛋白形成螯合剂，覆盖于胃黏膜上发挥治疗作用，促进胃上皮细胞分泌黏液，抑制胃蛋白酶活性，促进前列腺素的分泌，对胃黏膜起保护作用。能干扰 Hp 的代谢，可用于根除 Hp 的联合治疗。慢性肾功能不全者慎用，有舌苔、牙齿黑染、黑便等不良反应，为避免铋在体内过量积聚，引起脑病，不宜长期使用。

（2）硫糖铝：在酸性胃液中，凝聚成糊状黏稠物，附着黏膜表面，阻止胃酸、胃蛋白酶侵袭溃疡面，有利于黏膜上皮细胞的再生和阻止氢离子向黏膜内逆弥散，促进内源性前列腺素合成。不良反应轻微，主要为便秘。

（3）米索前列醇（Misoprostol）：能抑制胃酸分泌，增加胃十二指肠黏膜黏液/碳酸氢盐分泌，增加黏膜血流量，加速黏膜修复。主要用于 NSAIDs 溃疡的预防。不良反应主要是腹泻，孕妇慎用，能引起子宫收缩。

（4）其他：用于保护胃黏膜的药物还有铝碳酸镁、替普瑞酮、膜固思特等。

3. 胃肠动力药物　当部分患者出现恶心、呕吐和腹胀等症状，提示有胃潴留、排空迟缓、胆汁反流或胃食管反流者，可予促进胃动力药物，如甲氧氯普胺、多潘立酮、莫沙比利、伊托比利等。

（三）药物治疗的选择

1. 治疗 Hp 感染　对消化性溃疡 Hp 阳性者，无论是溃疡初发或复发，活动或静止，有无并发症都应行 Hp 感染的治疗已得到国际上的共识。

胃 pH 值较低的环境中大多数抗生素不能穿透黏液层到达细菌，因此对 Hp 感染不易根除，迄今为止，也尚无单一药物能有效根除 Hp 感染，因而根治 Hp 感染通常采用以 PPI 或铋剂为基础联合应用 2 个抗生素的三联疗法或四联疗法。

抗 Hp 感染治疗完成 4 周后应进行再次检测，了解是否达到根除 Hp，可选用呼气试验和粪 Hp 抗原检测进行复查，呼气试验复查前 1 周需停止使用抗酸药物，防止检测中出现假阴性。

2. 抑制胃酸治疗　H_2RA 和 PPI 是胃、十二指肠溃疡的抑酸首选一线药物，普遍认为 PPI 疗效优于 H_2RA，这是由于 PPI 使胃内 pH > 3 以上的时间每天长达 15 ~ 17 小时，而 H_2RA 仅为 8 ~ 12 小时。碱性制酸药由于溃疡愈合率低，仅作为加强止痛的辅助用药。

Hp 相关性溃疡根除 Hp 后，再予 2 ~ 4 周（DU）或 4 ~ 6 周（GU）抑酸分泌治疗；非 Hp 相关溃疡如 NSAIDs 溃疡，则常规抑酸治疗，DU 疗程为 4 ~ 6 周，GU 为 8 周。

3. NSAIDs 溃疡的治疗和预防　NSAIDs 相关性溃疡者应尽可能停用或减少 NSAIDS 用量。若病情需要长期服用 NSAIDs，宜选择 COX - 2 抑制药，减少胃肠道反应，提高患者耐受性和安全性。PPI、米索前列醇和大剂量 H_2RA 能促进溃疡的愈合。然而大剂量的米索前列醇可导致胃痉挛和腹泻，而小剂量治疗效果差，故预防性治疗应在个体化基础上选择用药。

Hp 感染和 NSAIDs 是引起溃疡的两个最重要并且相互独立的致病因素。已发生 NSAIDs 相关性溃疡者，停用 NSAIDs 同时应根除 Hp 治疗。

4. 难治性溃疡的治疗　首先需排除 Hp 感染、服用 NSAIDs 和胃泌素瘤的可能，排除其他病因如克罗恩病所致的良性溃疡及早期溃疡型恶性肿瘤等。对难治性溃疡去除病因后，如根除 Hp 感染、停服 NSAIDs，使用 PPI 或加倍剂量后大多数溃疡均可愈合。如果药物治疗失败宜考虑手术。

5. 溃疡复发的预防　抑酸分泌疗法治愈溃疡者 1 年内复发率约 30% ~ 50%。吸烟、胃酸分泌高、以前有过并发症、使用 NSAIDs 药、Hp 感染等是导致溃疡复发的重要危险因素，应尽可能地消除上述危险因素。对 Hp 感染阳性的溃疡者，根除 Hp 感染后，溃疡的复发率明显降低。溃疡的愈合不仅是缺损黏膜的修复，更需要黏膜下组织结构的修复与重建，从而具备完整的黏膜防御功能。溃疡高质量愈合者 1 年溃疡复发率明显低于低质量愈合者，因此应同时加强胃黏膜保护剂的应用。

维持抑酸治疗是预防溃疡复发的一种治疗方法，但维持治疗需长期服药，停药后溃疡仍会复发，而根除 Hp 后，大部分溃疡患者复发率明显降低。因此维持抑酸和根除 Hp 互补治疗能更有效预防溃疡复发和减少并发症。维持治疗的指征：有复发史的非 Hp、非 NSAIDs 溃疡者，根除 Hp 感染后溃疡仍复发者；Hp 相关性溃疡而 Hp 感染未能根除者；长期服用 NSAIDs 者；高龄或伴有并发症不能耐受者以及伴有严重疾病者都需使用药物维持治疗。维持治疗方法：每日 2 次或睡前 1 次服用 H_2RA，也可用标准 PPI 剂量，根据病情维持 3 ~ 6 个月，长者 1 ~ 2 年，3 个月后可减为半量维持，对于老年人治疗时间甚至更长。

（四）并发症治疗

1. 大量出血　①有休克者，密切观察生命体征，补充血容量，纠正酸中毒。②局部止血药的使用，用冰水或在冰盐水 150mL 中加入去甲肾上腺素 8mg 反复灌洗胃腔，观察胃液。也可口服。老年人慎用强烈血管收缩剂。③全身用药，H_2RA 和 PPI 抑制胃酸分泌，如奥美拉唑 40mg，每 12 小时 1 次，静滴或静推，必要时可增至剂量 80mg 或 8mg/h 静脉泵入，维持使用。PPI 止血效果显著优于 H_2RA。生长抑素可直接抑制胃酸和胃泌素分泌，促进前列腺素合成，减少胃黏膜血流量。④内镜下止血是快速而有效的手段。

2. 急性穿孔　禁食并放置胃管抽吸胃内容物，防止腹腔继发感染。饱食后发生穿孔，常伴有弥漫性腹膜炎，需在 6 ~ 12 小时内施行急诊手术。慢性穿孔进展较缓慢，穿孔毗邻脏器可引起粘连和瘘管形成，必须外科手术。

3. 输出道梗阻　幽门或十二指肠梗阻的初期，功能性或器质性梗阻治疗方法基本相同，包括：①静脉输液，纠正水、电解质代谢紊乱和代谢性碱中毒，补充能量；②放置胃管，以解除胃潴留；③口服或注射 H_2RA 和 PPI；④不全性梗阻可应用促进胃动力药，减少胃潴留。

（五）外科治疗

适应证：①急性溃疡穿孔；②穿透性溃疡；③大量或反复出血，内科治疗无效者；④器质性幽门梗阻；⑤胃溃疡癌变或癌变不能除外者；⑥顽固性或难治性溃疡，如幽门管溃疡、球后溃疡多属此类。

十、预后

由于对消化性溃疡发病机制的深入研究及抗酸药物的不断发展，内科治疗溃疡已取得良好的疗效，95%以上的消化性溃疡都可治愈。

（毛伯能）

第三节　胃排空障碍

胃排空指的是胃内容物进入到十二指肠的过程，是在中枢神经系统调控下自主神经系统、平滑肌细胞和肠神经元协调完成的，任何一方面的调控异常均会导致胃排空障碍（disorders of gastric emptying）。

胃排空障碍包括胃排空延迟和胃排空加速。没有机械性出口梗阻的餐后胃排空延迟称为胃轻瘫（gastroparesis），是一种胃动力性疾病，常发生于消化性溃疡迷走神经切断术后或全身性疾病如糖尿病、硬皮病、淀粉样变等。胃排空加速可发生在十二指肠溃疡、卓－艾综合征、胃大部切除术后和吸收不良患者，表现为不同程度的固体和（或）液体排空加快。胃排空的动力来源于胃的收缩活动，同时受十二指肠内压及幽门阻力的影响。胃蠕动的节律迟缓或失常也可引起胃内压降低，导致胃排空障碍。

一、病因

胃轻瘫的主要病因有特发性（36%）、糖尿病（29%）、腹部手术后（13%），还包括一些自身免疫性疾病、肿瘤、神经系统疾病。尿毒症、酸中毒、低钾血症、低钙血症、全身或腹腔内感染、剧烈疼痛、严重贫血以及抗精神病药物和抗胆碱能药物等也可致本病。急性胃轻瘫常常与电解质紊乱、酮症酸中毒、全身感染或者急性腹部外伤有关。胃轻瘫在一些慢性病中很常见，如糖尿病、硬皮病、淀粉样变性或慢性特发性假性肠梗阻等。在功能性消化不良患者中特发性胃轻瘫更为常见。

（一）特发性胃轻瘫

特发性胃轻瘫的发病机制不明，部分特发性胃轻瘫患者中存在严重的焦虑和抑郁，19%的患者存在前驱感染，如急性胃肠炎、食物中毒或者呼吸道感染。病毒感染后发生的胃轻瘫病程呈自限性，成人相关的病毒可能有EB病毒、Norwalk病毒、Hawaii病毒等，一般在18个月内恢复；轮状病毒感染可能是儿童胃轻瘫的病因之一，一般在24个月内恢复。罕见的胃轻瘫的病因包括药物、神经病变和结缔组织疾病。α_2肾上腺素激动药和三环类抗抑郁药可减慢胃肠运动，累及中枢神经系统的疾病如帕金森病、多发性硬化和淀粉样变性也可能导致胃轻瘫。

特发性胃轻瘫患者的胃底调节功能受损，对胃气囊扩张的敏感性增加。炎症因子可能参与了特发性胃轻瘫的发病过程。

（二）糖尿病胃轻瘫

5%～12%的糖尿病患者出现胃轻瘫的症状。长期糖尿病增加了糖尿病患者发生胃排空障碍的可能，久患1型糖尿病的患者27%～65%出现胃排空延迟，而在2型糖尿病患者中发生率可达30%，因消化道症状来就诊的糖尿病患者中有一半存在胃排空延迟。

糖尿病胃轻瘫的发病机制与多种因素有关，是神经肌肉病变的结果。糖尿病胃轻瘫患者局部胃功能受损，空腹和餐后胃窦收缩减少，直径增加，部分患者出现胃窦痉挛。而胃底感受阈值上升，对进餐的调节迟钝。胃外的因素也在糖尿病胃轻瘫的发生机制中发挥作用，研究发现，糖尿病患者迷走神经受损，自主神经病变严重程度与胃排空时间相关。线粒体DNA 3243突变促进2型糖尿病患者出现胃轻瘫。高血糖症使移行运动复合波停止，增加胃底的容受性，增加胃的敏感性，破坏正常的慢波活动，影响胃对促动力药物的反应。

（三）手术后胃轻瘫

手术后胃轻瘫常常发生在上腹部手术后，是由于迷走神经损伤导致的。依据手术范围和术式胃轻瘫的发生率不同。

胃大部切除术后残胃功能性排空障碍的发生率约8.5%，高危因素有糖尿病、腹膜炎、高龄、营养不良和消化道出血、胆-胰瘘、吻合口瘘等并发症，通常在4周内恢复，个别患者需要6周。

二、病理

糖尿病患者和特发性胃轻瘫患者的迷走神经出现不同程度的髓鞘变性，神经细胞胞体、神经节细胞和神经纤维减少，伴或不伴淋巴细胞浸润，结缔组织增多，伴有平滑肌纤维化，间质Cajal细胞数量减少，形态异常。特发性胃轻瘫患者的神经元NO合成酶显著降低。

三、临床表现

胃轻瘫可发生于任何年龄，女性多见。胃轻瘫的症状多样，常常没有特异性，通常表现为恶心、呕吐、腹胀、早饱、餐后持续性上腹饱满和上腹痛等。其中恶心、呕吐为本病的主要表现，日夜均可发生，每天1至数次。呕吐物可以为宿食，具有发酵的酸臭味，一般不含胆汁。腹痛可为钝痛、绞痛或烧灼痛。呕吐后症状可以暂时获得缓解。随着疾病进展，可以出现食管炎、贲门食管黏膜撕裂、消化性溃疡、胃石等相应表现。急性患者可致脱水和电解质代谢紊乱；慢性患者，病程往往较长，可有营养不良和体重减轻。严重或长期呕吐者，因胃酸和钾离子的大量丢失，可引起碱中毒，并致手足抽搐。

胃轻瘫主要症状指数（GCSI）用以评估2周以上3个方面（早饱、恶心/呕吐和腹胀）的9个症状，能够反映胃排空情况。

体格检查可见脱水表现，可有上腹部或者不确定部位的压痛，也可能没有阳性发现。另一些检查可能发现患者基础疾病相关的情况，如系统性硬化患者肢端雷诺现象、大关节的挛缩等。

四、辅助检查

可见不同程度的贫血、低白蛋白血症、电解质与酸碱平衡紊乱和肾前性氮质血症等。常规的实验室检查一般难以确诊胃轻瘫，但可以帮助排除其他疾病。如腹痛患者可以借助血淀粉酶、脂肪酶等与胰腺炎鉴别。X线钡餐检查可见钡剂胃排空减慢，未发现胃流出道有器质性梗阻病变。内镜能够排除上消化道器质性疾病，观察有无导致机械性梗阻的病变，如肿瘤、消化性溃疡。如果内镜没有发现异常，应该进一步检查评估患者的胃排空状态和测定胃内压。

胃排空检查是评价胃运动功能的重要方法，有助于胃轻瘫的诊断，但应该注意胃轻瘫的症状与胃排空状态可以不一致。能够定量测定胃排空的方法有插管法、吸收试验、X线、超声波、核素显像、胃阻抗图、胃磁图、呼气试验、MRI和无线动力胶囊等，其中，核素闪烁扫描技术准确性高、放射照射少，目前仍然是评估胃排空的金标准，但不适用于孕妇。

核素闪烁扫描技术是一种非侵入性的定量方法，在进食固体的标记餐后定时扫描胃容量来反应胃内残留的食物量。尽管用胃排空闪烁扫描法检测胃排空延迟已经有很多年，但因为缺乏标准餐、患者体位和扫描的频率及时间的规范使其应用受到限制。美国神经胃肠病学和动力学会以及核医学学会建议应用低脂含蛋白的标准餐，在进食后即刻、1小时、2小时和4小时的时候进行扫描。含^{99m}锝的标准餐包括2个鸡蛋、2片面包和1罐水。如果1小时胃残留超过90%，2小时超过60%，4小时超过10%，则认为胃排空延迟。4小时残留率超过10%是主要评价标准，如果患者在2小时的时候胃残留正常，建议完成4小时的扫描。

多种因素对胃排空闪烁扫描的结果产生影响，如药物、吸烟和高脂血症。抗胆碱能药物、三环类抗抑郁药物、麻醉剂、肾上腺素能药物减缓胃排空，而胃动力药物（甲氧氯普胺、多潘立酮、红霉素、莫沙必利等）则加速胃排空。因此，在检查前应该停用这些药物48小时以上。检查当天不能吸烟，如果血糖高于15mmol/L，需要注射胰岛素降低血糖或待血糖控制后进行检测。

五、诊断与鉴别诊断

需要除外其他引起恶心、呕吐、腹痛等症状的疾病才能诊断本病，包括食管炎、消化性溃疡、肿瘤、肠梗阻、克罗恩病和胰腺、胆管疾病等，还要与药物的不良反应和尿毒症进行鉴别。一般结合既往病史以及胃镜、钡餐检查可以鉴别。

胃排空过快或延迟均可以出现上腹饱胀、早饱、上腹痛、恶心等症状，但两者在治疗上有差异，因此鉴别诊断很重要，当出现不明原因的胃潴留、功能性消化不良患者出现严重胃排空延迟症状时，除了排除器质性病变还需要进行必要的胃动力检测，包括胃排空检查、胃压力测定等。

六、治疗

治疗原则包括：维持水电解质平衡，发现和治疗基础疾病，去除病因以及缓解症状。停用影响患者胃动力或者影响止吐药效果的药物，监测和控制糖尿病患者的血糖，治疗高脂血症。

对于轻症患者，建议调整饮食，并应用药物治疗，包括甲氧氯普胺、止吐药物（丙氯拉嗪、昂丹司琼、苯海拉明等）、促动力药物（多潘立酮 10mg 每日 3 次、莫沙必利 5mg 每日 3 次、依托必利 50mg 每日 3 次等），必要时禁食并行胃肠减压。对于脱水、顽固性呕吐等临床表现严重的患者，应住院治疗。

术后胃轻瘫患者可内镜治疗，经过长期内科治疗无效时，可选择空肠造瘘术、胃电起搏治疗。胃电起搏治疗能够有效缓解患者症状，并有持续的作用，其主要并发症是感染，大约 5% ~10% 的患者因此需要拆除该装置。此外，部分患者通过中药或者针灸治疗亦可取得一定疗效。有报道胃镜下幽门括约肌内注射肉毒杆菌可治疗胃轻瘫，但其远期治疗效果受到质疑。干细胞治疗使 Cajal 细胞得到再生并恢复功能或者减轻炎症，是胃轻瘫治疗的一个研究方向。

食管、幽门手术中加用气囊进行幽门扩张，减少胃排空阻力，可以预防术后胃轻瘫的发生。手术后应积极改善营养状态，控制糖尿病，引流腹腔、膈下残留脓肿，抗感染治疗。对无明确原因的胃排空障碍在等待 4 周同时加强支持疗法的情况下，如无改善，对少数患者可再次手术，术式选择以全胃切除为宜。对高危患者，术前要有出现胃排空障碍的心理准备，术中行预防性小肠造瘘、胃造瘘，为长期等待胃功能的恢复创造条件。

（吴凌东）

第四节　胃肿瘤

一、胃癌

胃癌（carcinoma of stomach）是起源于胃上皮的恶性肿瘤，是最常见的恶性肿瘤之一，居全球癌症死亡原因的前列。2008 年统计全球新发癌症患者，胃癌发病率在男性中居第 4 位，在女性中居第 6 位。病死率排位，胃癌在男性居第 2 位，在女性居第 6 位。东亚、南美、东欧为高发区，而北美，澳大利亚、新西兰为低发区。我国属胃癌较高发病区，男女人口调整死亡率（男性是女性的 1.9 倍）是欧美发达国家的 4 ~8 倍；40 ~60 岁多见，发病率农村是城市的 1.6 倍。近 30 年欧美国家以及我国部分地区胃癌发病率呈下降趋势，近端胃癌发病率升高。

（一）病因与发病机制

胃癌病因与发病机制尚未阐明，研究资料表明胃癌的发生是多因素综合作用的结果。目前认为下列因素与胃癌的发生有关：

1. 环境因素　不同国家与地区发病率有明显差别。胃癌高发区向低发区的第一代移民胃癌发生率与本土居民相似，第二代即有明显下降，第三代胃癌的发生率则与当地居民相似。提示胃癌的发病与环境因素有关，其中最主要的是饮食因素。

在人类，胃液中亚硝胺前体亚硝酸盐的含量与胃癌的患病率明显相关。如腌制食品中含有明显的硝酸盐、亚硝酸盐；萎缩性胃炎胃酸过低的情况下，硝酸盐容易还原为亚硝酸盐类物质。

高盐、低蛋白饮食、较少进食新鲜的蔬菜与水果则可能增加罹患胃癌的危险性。一些抗氧化的维生素如维生素 A、C、E 和 β－胡萝卜素及绿茶中的茶多酚有一定防癌作用。

吸烟者胃癌的发病危险性提高 1.5～3 倍，近端胃癌，特别是胃食管连接处的肿瘤可能与吸烟有关。饮酒与胃癌之间无明显相关性。

2. 感染因素　如下所述。

（1）幽门螺杆菌感染：幽门螺杆菌（Hp）感染，尤其是儿童期 Hp 感染与胃癌发病呈正相关，已被 WHO 列为Ⅰ类致癌物。Hp 感染的致癌机制复杂，多数学者认为：①Hp 感染主要作用于慢性活动性胃炎－慢性萎缩性胃炎－肠化生的癌变起始阶段；其中白介素－1β 在炎症反应中起了重要作用。②Hp 感染导致胃内低酸状态，削弱其清除亚硝酸盐、氧自由基的作用。

（2）EB 病毒感染：胃癌患者的癌细胞中，大约 10% 有 EB 病毒感染，报道在美国和德国发生率最高，在中国最低；它与未分化胃癌尤其是淋巴上皮样癌关系密切，淋巴结转移较少；在这些患者中，Hp 感染率较低。

3. 遗传因素　胃癌发病有家族聚集倾向，患者的一级亲属发病率升高 2～4 倍。较多学者认为某些遗传素质使易感者在同样的环境条件下更易致癌。25% 常染色体显性遗传性弥漫型胃癌易感家族存在上皮钙粘素（Ecadherin）突变，被称为遗传性弥漫型胃癌。此外遗传性非息肉性结直肠癌（Ⅱ型）容易伴发胃癌。

4. 分子标志物　随着细胞分子生物学的发展，发现了一批与胃癌的早期预警和早期诊断相关的分子标志物。癌基因活化、抑癌基因失活、端粒丢失、错配修复基因异常、APC 突变也参与胃癌发生的病理途径。癌基因甲基化水平越低，其胃癌分化程度往往越差。

5. 癌前期变化　癌前期变化指某些具有较强的恶变倾向的病变，包括癌前期状态（precancerous conditions）与癌前期病变（precancerous lesions）。前者系临床概念，后者为病理学概念。

（1）胃的癌前期状态：包括慢性萎缩性胃炎、胃息肉、手术后胃等。

1）慢性萎缩性胃炎：慢性萎缩性胃炎基础上可进一步发生肠上皮化生、上皮内瘤变而癌变。其病史长短和严重程度与胃癌的发生率有关，据报道胃癌的发生率为 2%～10%。

2）胃息肉：最常见的是炎性或增生性息肉，很少癌变。腺瘤型息肉癌变率为 15%～40%，直径 > 2cm 时癌变率更高，以绒毛状腺瘤恶变率最高。恶变后多为肠型胃癌。

3）手术后胃：远端胃手术 15～20 年后，残胃癌发生率上升 1.5～3 倍。BillrothⅡ式发生胃癌较 BillrothⅠ式为多。胃酸分泌减少致使亚硝胺等致癌物质产生增多；十二指肠内容物反流至残胃，胆酸浓度增高是促发癌变的重要因素。

4）巨大胃黏膜肥厚症：报道恶变率为 10%～13%。

5）肠化生：是指胃黏膜上出现类似肠腺上皮，有相对不成熟性及向肠和胃双向分化的特点。肠化生分为两型，小肠型（完全型）具有小肠黏膜的特征，分化较好；大肠型（不完全型）与大肠黏膜相似，其中Ⅱb 型肠化生分化不成熟，与胃癌发生（尤其是肠型胃癌）有一定关系。

（2）胃的癌前期病变：又称上皮内瘤变，是胃黏膜上皮出现明显的细胞异型和结构异常，具有较高的癌变倾向，但无间质侵犯，是非浸润性肿瘤性上皮病变。国际上通行的做法是分为低、高两级别，高级别不典型增生癌变率高。

（二）病理

1. 胃癌的发生部位　胃癌可发生于胃的任何部位，半数以上发生于胃窦部，大弯、小弯及前后壁均可受累，其次在贲门部，胃体部及累及全胃者相对较少。胃食管连接处腺癌占胃癌的 25%，与远端胃肿瘤不同，近几十年来的发病率一直升高，多发生在 Barrett 食管化生情况下，是食管腺癌的变型。

2. 大体形态　如下所述

（1）早期胃癌：是指病变仅限于黏膜及黏膜下层，不论范围大小和有无淋巴结转移。原位癌是指未突破固有膜的癌肿，也属早期胃癌。可分隆起型（息肉型，Ⅰ型）、表浅型（平坦型，Ⅱ型）和深凹陷型（溃疡型，Ⅲ型）。Ⅱ型中又分Ⅱa（隆起表浅型）、Ⅱb（平坦表浅型）及Ⅱc（凹陷表浅型）三个亚型。以上各型可有不同的组合。如Ⅱc＋Ⅱa，Ⅱc＋Ⅲ等。

（2）中晚期胃癌：也称进展型胃癌，胃癌一旦突破黏膜下层即为进展期胃癌。按 Borrmann 分型法，有以下几种类型：

1）Ⅰ型（息肉样癌）：癌肿呈息肉样明显突出于黏膜面，呈结节状、息肉状，表面可有糜烂或溃疡，与周围正常黏膜分界清楚。

2）Ⅱ型（溃疡型癌）：肿瘤呈盘状，中央坏死，常有较大而深的溃疡；边缘隆起呈堤状，与周围正常组织分界清楚。

3）Ⅲ型（溃疡浸润型癌）：肿瘤呈浸润性生长，常形成明显向周围及深部浸润的肿块，中央坏死形成溃疡，与周围正常黏膜分界不清。

4）Ⅳ型（弥漫浸润型癌）：又称皮革胃，癌组织在胃壁内广泛浸润，胃壁厚而僵硬，胃腔变小，浸润区和正常黏膜界限不清。

两种或两种以上病变同时并存者为混合型。其中以Ⅲ型、Ⅱ型多见。

3. 组织病理学　胃癌 90% ~95% 是腺癌，极少数是腺鳞癌、鳞癌、类癌等。按组织结构不同，腺癌包括管状腺癌、乳头状腺癌、黏液腺癌、印戒细胞癌等数种，根据其分化程度又可分为高分化、中分化与低分化 3 种。根据组织起源可分为肠型和弥散型。

4. 转移途径　如下所述。

（1）直接播散：浸润型胃癌可沿黏膜或浆膜直接向胃壁内、食管或十二指肠发展。肿瘤一旦侵及浆膜，即容易向周围邻近器官或组织如肝、胰、脾、横结肠、空肠、膈肌、大网膜及腹壁等浸润。癌细胞脱落时也可种植于腹腔、盆腔、卵巢与直肠膀胱陷窝等处。胃癌种植于卵巢称 Krukenberg 瘤。

（2）淋巴结转移：占胃癌转移的 70%，胃下部癌肿常转移至幽门下、胃下及腹腔动脉旁等淋巴结，而上部癌肿常转移至胰旁、贲门旁、胃上等淋巴结。晚期癌可能转移至主动脉周围及膈上淋巴结。由于腹腔淋巴结与胸导管直接交通，故可转移至左锁骨上淋巴结。也可以有跳跃式淋巴结转移。

（3）血行转移：最常受累的脏器是肝和肺，其次是胰腺、骨、肾上腺、脑、皮肤等处。

5. 临床病理分期　参照美国癌症联合委员会（AJCC）和国际抗癌联盟（UICC）颁布的第 7 版 TNM 分期标准（2010 版）。与既往的 TNM 分期相比，新版的分期系统对肿瘤浸润和淋巴结转移等判定进行了较大的调整。

（三）临床表现

1. 症状　早期胃癌 70% 以上无症状，病情发展到一定程度才出现自觉症状，如有上腹不适、反酸、嗳气、早饱等非特异性消化不良症状。

进展期胃癌常见症状如下：

（1）上腹疼痛：最常见。疼痛逐渐加重，与进食无明确关系或餐后加重，部分患者疼痛与消化性溃疡相似，进食或服抗酸药可有一定程度缓解。癌肿侵及胰腺或横结肠系膜时可呈持续性剧痛，向腰背部放射。极少数癌性溃疡穿孔时可出现腹膜刺激征。

（2）食欲缺乏和消瘦：多见，往往进行性加重，晚期呈恶病质状态。

（3）呕血和黑便：1/3 的胃癌患者经常有少量出血，10% ~15% 患者表现为呕血，可伴有贫血。

（4）胃癌：位于贲门附近可引起咽下困难，位于幽门附近可引起幽门梗阻。

（5）癌肿扩散转移引起的症状：如腹腔积液、黄疸及肝、肺、脑、卵巢、骨髓等转移引起的相应症状。

2. 体征　早期胃癌可无任何体征，中晚期癌的体征以上腹压痛最为常见。1/3 患者可扪及上腹部肿块，质坚而不规则。其他体征如肝脏肿大、黄疸、腹腔积液、左锁骨上淋巴结肿大、直肠前隐窝肿块常提示远处转移。

3. 并发症　胃癌可发生出血、穿孔、梗阻、胃肠瘘管、胃周围粘连及脓肿形成等。

4. 伴癌综合征　有些胃癌可以分泌某些特殊激素或具有某些生物活性的物质而引起某些特殊的临床表现称伴癌综合征。①皮肤表现：Leser - Trelat 综合征，突然出现并迅速加重的脂溢性角化病、黑棘皮病等；②神经综合征：多发性神经炎、小脑变性等；③血栓 - 栓塞综合征；④血液病综合征：微血管病性贫血等；⑤膜性肾病等。

（四）辅助检查

1. 内镜　内镜检查和活检，是诊断胃癌最重要、最可靠的方法。目前内镜诊断的先进水平应体现在早期胃癌的诊断率上。

（1）胃镜：是诊断胃癌最重要、最可靠的方法。

（2）色素内镜（可选）：常规内镜检查完成后，建议对临床疑诊早期胃癌、高危人群、年龄 >40 岁的受检者常规行靛胭脂染色，以提高早期胃癌的检出率。

（3）放大内镜（可选）：放大内镜直接观察胃黏膜表面形态，根据胃小凹形状及表面血管形态可准确鉴别良恶性病变；与染色剂配合使用效果更好，有助于提高小癌灶、微小癌灶及异型增生的检出率。

（4）超声内镜检查（EUS）：提高对病变性质和累及深度的判断能力。诊断浸润深度的准确性为 65% ~92%，淋巴结转移的准确性为 50% ~90%。是局部切除包括内镜黏膜切除（EMR）和内镜黏膜下层切除（ESD）的必要检查。

2. 影像学检查　如下所述。

（1）X 线检查：上消化道气钡双重对比造影是诊断胃癌的重要方法。特别适宜用于高度怀疑而胃镜检查阴性的浸润性胃癌（皮革胃），可见黏膜紊乱、胃腔缩小、胃壁僵硬、无蠕动波。

（2）CT 检查：CT 扫描已常规应用于胃癌患者术前分期，对肿瘤分期的准确性达到 43% ~82%。

（3）正电子发射计算机断层扫描仪（PET/CT）：在术前分期方面 PET/CT 的精确度高于 CT（PET/CT 为 68%，CT 为 53%）。但约 36% 的腹膜小转移灶患者在 PET 检测中不显像。

3. 组织学诊断　组织病理学是胃癌的确诊依据。在治疗开始前，应尽可能获得病理学诊断。

4. 肿瘤标志物　癌胚抗原（CEA）在 40% ~50% 的胃癌病例中升高，在随访而非普查和诊断中有一定意义。其他肿瘤标志物（CA19 -9、CA125、CA724 等）均有可能在部分胃癌病例中出现不同程度的升高，但均无筛查或诊断价值。

5. 其他　有非消化道症状且无法除外其他脏器如脑、骨转移者，应通过相应检查手段除外远处转移，女性患者需行盆腔相关检查。

（五）诊断与鉴别诊断

凡有下列情况者，应高度警惕，并及时进行胃肠钡餐 X 线检查、胃镜和活组织病理检查，以明确诊断：①40 岁以后出现中上腹不适或疼痛，无明显节律性并伴明显食欲缺乏和消瘦者；②胃溃疡患者，经严格内科治疗而症状仍无好转者；③慢性萎缩性胃炎伴有肠上皮化生及不典型增生，经内科治疗无效者；④X 线检查显示胃息肉 >2cm 者；⑤中年以上患者，出现不明原因贫血、消瘦和粪便隐血持续阳性者。

胃癌需与胃溃疡、胃息肉、胃平滑肌瘤、胃巨大皱襞症、肥厚性胃窦炎、疣状胃炎、胃黏膜脱垂等良性病变相鉴别。还需与原发性恶性淋巴瘤、胃肉瘤等胃部其他恶性肿瘤相鉴别。与其他如胃类癌、胃底静脉瘤、假性淋巴瘤、异物肉芽肿等病变相鉴别。当上腹部摸到肿块时尚须与横结肠或胰腺肿块相区别，有肝转移者与原发性肝癌者相区别。

（六）治疗

胃癌的治疗原则：①早期治疗：早期发现、早期诊断、早期治疗是提高胃癌疗效的关键；②手术为主的综合治疗：以手术为中心，开展化疗、放疗、靶向治疗、中医中药等疗法，是改善胃癌预后的重要手段。

胃癌的治疗方案的选择：①Ⅰ期胃癌可视为早癌，以根治性手术切除为主。一般不主张辅助治疗；②Ⅱ期胃癌可视为中期，根治性手术切除为主，术后常规辅以化疗、免疫治疗。③Ⅲ期胃癌已属进展期，手术以扩大根治性切除为主，术后更应强调放化疗、靶向治疗等综合性疗法；④Ⅳ期胃癌属晚期，以非手术治疗为主。

1. 手术治疗　手术切除是胃癌的主要治疗手段，也是目前能治愈胃癌的唯一方法。胃癌手术分为根治性手术和姑息性手术，应力争根治性切除。对于Tis（原位癌）和T_{1a}期患者，无论身体状况评估如何，有经验的中心均可行内镜下黏膜切除术（EMR）和内镜下黏膜下剥离术（ESD）。T_{1b}～T_3应切除足够的胃，保证显微镜下切缘阴性（一般是距离肿瘤5cm）。T_4期肿瘤应将累及组织整块切除。无法切除的肿瘤除非存在症状，否则不应行姑息性胃切除，可行胃空肠吻合术或胃造瘘术缓解症状。

此外通过内镜应用电灼、激光、微波、注射无水乙醇（酒精）等方法亦可取得一定效果。对于出血和梗阻的患者，内镜下金属支架置入术和经皮胃镜内造瘘术的治疗方案已经占据了和传统外科手术同等重要的位置。

腹腔镜探查作用受到重视，NCCN指南建议对T_3或淋巴结阳性的患者考虑腹腔镜探查确定分期，并进行腹腔冲洗。腹腔冲洗液脱落细胞学检查阳性，是提示根治术后高复发风险的独立预测因素。

2. 非手术治疗　如下所述。

（1）化学疗法：主要用于3个方面：术前新辅助化疗，通过缩小原发灶，降低分期，增大根治性切除可能性；术后辅助化疗，旨在根治性切除术后，清除隐匿性微转移灶，防止复发；而对肿瘤播散者，则希望通过化疗可以控制症状，延长生存。

5－FU是胃癌治疗的基础药物，衍生物通过改善剂型而增效。优氟啶（UFD）是FT 207和尿嘧啶1：4混合物，后者在细胞内抑制5－FU降解而增效；S－1是新一代UFT类药物的代表，配方中CDHP可抑制5－FU降解。去氧氟尿苷（5′－DFUR）疗效指数大于5－FU的7～10倍。卡培他滨经酶作用后生成活性5－FU，在肿瘤中浓度是正常组织的3～10倍，副作用较5′－DFUR少。

新一代药物：紫杉类：紫杉醇（Paclitaxel）和多西紫杉醇（Docetaxel）。

第三代铂类：奥沙利铂（Oxaliplatin）。

拓扑异构酶Ⅰ抑制剂：伊立替康（CPT－11）。

新型口服氟尿嘧啶类：卡培他滨（Capecitabine）和S－1。

挽救治疗（姑息化疗）：晚期胃癌是不能治愈的。与最佳支持治疗相比较，化疗能明显改善患者生存率。在生存率方面，联合化疗疗效优于5－FU单药。联合化疗中，5－FU和DDP联合加或不加蒽环类药物，以加蒽环类药物疗效较好。卡培他滨和奥沙利铂代替FU和DDP作为Ⅰ类证据获得NCCN推荐。

而三药联合方案并未显示出较两药方案明显的优势。改良的多西他赛联合FU和DDP方案减少了毒性，可使身体状况好的患者获益。

2012NCCN推荐DCF及其改良方案、ECF及其改良方案、5－FU为基础的化疗方案、紫杉醇为基础的化疗方案为一线治疗方案；指南还增加了二线治疗推荐，包括伊立替康单药或联合DDP、多西他赛单药或联合紫杉醇＋伊立替康方案。

临床常用方案如下：

A. ELF

CF	300mg/m^2	静脉滴注（10min inf）	第1～3天
VP－16	120mg/m^2	静脉滴注（50min inf）	第1～3天
5－FU	500mg/m^2	静脉滴注（50min inf）	第1～3天

每3～4周重复，适合治疗65岁以上的老年胃癌患者。

B. ECF

EPI－ADM	50mg/m^2	静脉滴注	第1天
DDP	60mg/m^2	静脉滴注	第1天
5－FU	200mg/m^2	持续静脉滴注	第1～21天

每4周重复

目前欧洲许多学者将ECF作为胃癌的标准方案，并在许多临床研究中作为对照方案。

C. FOLFOX

FOLFOX4

	Oxaliplatin 85mg/m²	静脉滴注（2小时）	第1天
CF	200mg/m²	静脉滴注（2小时）	第1、2天
5－FU	400mg/m²	静脉滴注	第1、2天
5－FU	600mg/m²	持续静脉滴注（22小时）	第1、2天

FOLFOX6

Oxaliplatin	100mg/m²	静脉滴注（2小时）	第1天
CF	400mg/m²	静脉滴注（2小时）	第1、2天
5－FU	400mg/m²	静脉滴注	第1天
5－FU	2 400～3 000mg/m²	持续静脉滴注（46小时）	

FOLFOX方案 每2周重复

D. EOX

EPI－ADM	50mg/m²	静脉滴注	第1天
Oxaliplatin	130mg/m²	静脉滴注（2小时）	第1天
Capecitabine	1 000mg/m²	每日2次口服	第1～14天

每3周重复

E. DCF

Docetaxel	75mg/m²	静脉滴注	第1天
DDP	60～75mg/m²	静脉滴注	第1天
5－FU	700mg/m²·d	持续静脉滴注	第1～5天

每4周重复

DCF方案不良反应较严重，在>65岁的患者中治疗获益/风险比稍差，不宜用于老年胃癌患者。目前尚有多种改良DCF方案。

F. S1单药或联合治疗

S1单药：体表面积<1.25m² 40mg每日2次口服；1.25m²≤体表面积<1.5m² 50mg每日2次口服；体表面积≥1.5m² 60mg每日2次口服，4周，停2周。可用于年老体弱、体力状况较差的患者。

S1联合DDP：S1 40～60mg，每日2次，3周，休息2周，DDP 60mg/m²第8天静脉滴注。

G. FOLFIRI方案

CPT－11	180mg/m²	静脉滴注（90分钟）	第1天
CF	200mg/m²	静脉滴注（2小时）	第1、2天
5－FU	400mg/m²	静脉注射（推注）	第1、2天
5－FU	600mg/m²	静脉滴注（22小时）	第1、2天

每2周重复，28天为1周期

目前仍不能确定晚期胃癌的规范标准化疗方案。临床上化疗方案的选择需依患者的一般状况、治疗的耐受性和肿瘤内科专家的个人经验而决定。

（2）辅助治疗

1）术前化疗（新辅助化疗）：术前化疗用于估计根治手术切除有困难或不可能，且有远处转移倾向的局部晚期胃癌。术前辅助化疗的多个临床试验有了肯定的结果，大多新辅助化疗采用术前3个疗程化疗，MAGIC试验提示ECF方案在新辅助化疗中的合理性。（见挽救治疗）

2）术后辅助化疗：早期胃癌根治性手术，其中T_1N_0和T_2N_0中无不良预后因素的患者只需要随访；但T_2N_0中有不良预后因素的患者（肿瘤细胞分化差、分级高、淋巴管血管有侵犯，年龄<50岁）和中晚期胃癌接受根治性或姑息性手术后都需接受辅助治疗。NCCN指南推荐进展期胃癌（T_2以上或N＋），术后可行紫杉醇联合放疗的治疗方案（Ⅰ级证据）；术前新辅助治疗的患者，建议术后可用ECF或改良方案进行治疗（Ⅰ级证据）。最近随访数据显示，S1单药辅助化疗可提高胃癌患者术后5年生存率。

对于局部晚期的胃癌患者需术后辅助化疗，在大多学者已达成共识，但化疗方案、辅助化疗持续的时间尚无规范。术后辅助化疗多以静脉全身化疗为主，也有同时进行术后早期腹腔内化疗。

建议化疗方案：

a. FOLFOX：见“挽救治疗”。

b. ECF 方案：见“挽救治疗”。

腹腔内化疗对清除腹腔内转移或复发的肿瘤有较好疗效，一般提倡大容量（2L 左右）、大剂量（如 5－FU、MMC、DDP）给药，化疗药物灌注液加温至 42℃左右可提高疗效，低渗液在短时间内也有杀灭癌细胞的作用。

抗癌药物的毒性作用主要为消化道反应，心脏、造血系统、肝肾功能损害、脱发与皮肤反应。用药期间应定期检查。此外，某些抗癌药已制成多相脂质体，可增加其对肿瘤细胞的亲和性，增加疗效，减少不良反应。

3. 放射治疗　放射治疗主要用于胃癌术后辅助治疗，不可手术的局部晚期胃癌的综合治疗，以及晚期胃癌的姑息治疗，可使用常规放疗技术。T_2N_0 期患者可随访或采取放化疗联合［氟尿嘧啶（FU）或紫杉类为基础联合放疗增敏］治疗。

4. 靶向治疗　其高效低毒特性越来越引起临床医师的重视。

（1）HER2 检查：NCCN 指南建议，对不能手术的局部进展期胃癌、复发或转移的胃或胃食管结合部癌，治疗前应采用免疫组化（IHC）或荧光原位杂交（FISH）检测人表皮生长因子受体 2（HER2）过表达情况。HER2 强阳性患者可应用曲妥珠单抗联合化学治疗。首次 8mg/kg 静脉给药，以后每 3 周按 6mg/kg 给药。

（2）表皮生长因子受体（EGFR）抑制药：EGFR 属酪氨酸激酶受体，在进展期胃癌高度表达。EGFR 抑制药包括胞外单抗（mABs）如西妥昔单抗等；胞内抑制药（TKIs），如吉非替尼、拉帕替尼等。上述药物与标准化疗方案联合的多项Ⅲ期研究正在进行中。

（3）血管生成抑制剂：肿瘤血管生成与肿瘤生长、转移有关。血管内皮生长因子（VEGF）在胃癌组织中的表达与胃癌复发、预后有关。贝伐单抗（阿瓦斯汀）是重组人源化抗 VEGF 单抗，其与顺铂、依立替康联合治疗晚期胃癌的Ⅰ期临床研究已完成。

5. 中药治疗　可作为对晚期胃癌的一种辅助治疗。

6. 营养支持、其他症状的控制　合理补充营养或人工营养支持。如果患者不能口服进食，应考虑肠内管饲营养。积极缓解疼痛、食欲缺乏、恶病质、贫血、出血等症状，改善患者生活质量。

（七）随访

所有接受治疗的患者都应进行随访。一般为治疗后 1～3 年内每 3～6 个月 1 次，治疗后 3～5 年每 6 个月 1 次，5 年后每年 1 次。

（八）预后

胃癌的预后取决于肿瘤的部位与范围、组织类型、浸润胃壁的深度、转移情况、宿主反应、手术方式等。女性较男性预后要好；远端胃癌较近端胃癌的预后好。5 年存活率：Ⅰ期胃癌术后可达 90% 以上，Ⅱ期胃癌为 70% 左右，Ⅲ期胃癌为 25%～50%，Ⅳ期胃癌 <10%。

（九）预防

注意饮食卫生、避免或减少摄入可能的致癌物质，多进食含维生素 C 丰富的蔬菜、水果等。对癌前期病变，要密切随访，以便早期发现，及时治疗。对遗传性弥漫性胃癌家族史并携带 CDH1 种系突变的年轻患者，推荐进行遗传咨询，可考虑实施预防性胃切除术。

二、其他胃恶性肿瘤

（一）原发性胃淋巴瘤（primary lymphoma of stomach）

是原发于胃、起源于黏膜下层淋巴组织的恶性肿瘤，是胃癌以外胃内发病率最高的恶性肿瘤，约占所有胃恶性肿瘤的 3%～11%。发病年龄以 50～59 岁最常见，儿童罕见，男性发病率高。

病变多好发于胃窦部及幽门前区，病理组织学上绝大部分是B细胞淋巴瘤，呈低度恶性，并具有局限化趋势，即黏膜相关淋巴组织淋巴瘤（mucosa associated lymphoid tissue lymphoma，MALT）。

病因与发病机制尚未完全阐明。但研究发现胃MALT淋巴瘤的Hp检出率可高达80%以上；有效抗Hp治疗可引起了胃MALT淋巴瘤的消退。认为在Hp感染情况下，胃黏膜由淋巴细胞性胃炎不断发展为MALT淋巴瘤。染色体移位t（11；18）（q21；q21）影响对Hp根除的反应，并容易复发。

本病的临床症状缺乏特异性。早期症状不明显，最常见的是上腹痛，食欲缺乏或厌食，消瘦等。消化道出血、穿孔、幽门梗阻发生率较低。

X线钡餐表现黏膜粗大、紊乱，广泛浸润可形如皮革胃；也可表现为腔内多发不规则龛影或菜花样充盈缺损。如“鹅卵石样”改变，易误诊为胃癌、胃溃疡。

胃镜表现为：①胃内多发结节状隆起或扁平型肿块；②单发或多发不规则呈地图状溃疡，底平边缘增厚，胃壁无明显僵硬感；③异常粗大的黏膜皱襞。由于胃恶性淋巴瘤病变常位于黏膜下层，应于适当深度、多部位取材，提高诊断阳性率。

疾病主要采用Musshoff改良的Ann Arbor分期系统。CT和超声内镜能提供大多数胃淋巴瘤的分期，某种程度上EUS更优于CT。

应与胃癌、假性淋巴瘤、慢性胃炎淋巴组织反应性增生相鉴别。

Hp阳性的MALT淋巴瘤首选抗Hp治疗，大多数病例可发现肿瘤消退，尤其当病变分期为ⅠE和Ⅱ1E者。对HP根除无效，分期为IE～Ⅱ1E的胃MALT可考虑放射治疗。化疗和靶向治疗可用于各期的胃MALT淋巴瘤。而外科手术往往限于治疗穿孔、内科治疗无效的出血等并发症。

预后与肿瘤大小、浸润范围、肿瘤组织类型、治疗方式有关。

（二）胃类癌（gastric carcinoid tumors）

少见，占类癌的3%。Ⅰ型主要表现为慢性萎缩性胃炎、恶性贫血；预后较好；Ⅱ型常与Zollinger－Ellison综合征相关，Ⅲ型散发、少见，恶性程度最高。

内镜下常见小息肉样、圆形黏膜下肿块，表面常呈黄色。一般可在内镜下切除肿瘤，并定期随访；对大的无蒂病变和恶性病变应外科手术切除。术后定期随访。

（三）胃转移性癌（metastatic carcinoma）

少见，发病率0.2%～5.4%。X线下表现为“牛眼征”；内镜下为单发或多发黏膜下病灶，多位于胃体上部，可突出于胃腔伴坏死出血。治疗与原发性肿瘤相似，以放化疗为主。

三、胃良性肿瘤

胃良性肿瘤占胃肿瘤的1%～5%，可分为上皮性肿瘤和非上皮性肿瘤（来源于胃壁间叶组织）。

（一）胃息肉（gastric polyps）

组织学分类主要为：肿瘤性即腺瘤性息肉；非肿瘤性包括增生性息肉、炎性息肉、错构瘤性息肉等。也可以是胃肠道息肉病的表现之一。

腺瘤性息肉多见于40岁以上男性，常位于胃窦部。病理分为管状、绒毛状腺瘤。常单发，基底宽，多平整，后者表面呈乳头状。早期无症状，当息肉增大或有并发症时，可有上腹隐痛、出血、梗阻。腺瘤癌变率为30%～40%，管状腺瘤的癌变率为10%，与组织学异常增生程度正相关；绒毛状腺瘤的癌变率为40%～60%，与大小呈正相关。

增生性息肉约占胃良性息肉的90%，以胃窦部居多，常单发，小而无蒂，表面光滑。增生性息肉不是癌前期病变，但发生息肉的黏膜可能伴有萎缩、肠化、不典型增生，应予重视。

胃黏膜炎症可呈结节状改变，表现为炎性假息肉或炎性纤维息肉。

内镜检查是确诊息肉及其性质的最常用、可靠的方法；活检应选取息肉高低不平、颜色改变、糜烂溃疡处，并包括其顶部和基底部。

内镜下息肉切除术是首选方法，定期内镜随访。对可能发生并发症、内镜下不能切除的广基息肉应手术切除。如发现恶变组织，则按胃癌处理。

（二）胃黏膜下肿瘤（gastric submucosal tumor）

较少见。表面有正常黏膜覆盖，大多数是非上皮源性的，除异位胰腺外，均来自胃壁的间叶组织，主要有间质瘤、神经组织肿瘤、纤维瘤、脂肪瘤、血管瘤等。以间质瘤最常见。

内镜特征有：①呈丘状、半球形或球形隆起；②基底多宽大，境界不太明显；③表面黏膜紧张光滑，色泽与周围黏膜相同，顶部可出现坏死溃疡；④可见到桥形皱襞。

（吴凌东）

第五节　胃部手术后的远期并发症

无论因良性或恶性疾病所进行的胃大部或全胃切除术，术后皆有发生并发症的可能。这些并发症依其发生的时间，大致可分为两类。一类称近期并发症，多在术后2周内发生，如十二指肠残端漏、胃肠道出血、急性输入袢或输出袢梗阻、胰腺炎和胃排空障碍等，此类疾病多由外科医师处理。另一类是在术后远期发生的，称为胃部手术后的远期并发症（long - term complications post gastric operation）。本章叙述的包括：倾倒综合征、盲袢综合征、残窦综合征、溃疡复发、碱性反流性胃炎、残胃癌及胃切除后的营养不良。

一、倾倒综合征

倾倒综合征（dumping syndrome）包括早期倾倒综合征与晚期倾倒综合征，后者又称为餐后低血糖综合征。

（一）早期倾倒综合征

早期倾倒综合征系指胃部手术后，由于失去幽门及胃的正常生理功能，胃内食糜突然进入十二指肠或空肠而引起的一系列症状。

任何类型的胃手术后皆可并发倾倒综合征。据报道毕氏Ⅱ式比毕氏Ⅰ式术后发病率更高，多达15% ~45%的患者术后6个月内发生此综合征。胃切除越多、吻合口越大，发病率越高，切除胃2/3者发病率40%左右，切除3/4者则约为50%。甚至有人认为胃手术后几乎所有的病例都或多或少地有倾倒综合征的表现，但大多随着时间的推移而减轻。主要是因为患者逐步习惯于自我饮食调节而减轻了症状。

1. 病因与发病机制　倾倒综合征的发病机制较为复杂，为多因素综合作用的结果，可能与下列因素有关。

（1）血容量下降：胃切除术后，患者失去了幽门的调节功能，残胃容积缩小，以及迷走神经切除后影响了餐后胃的舒张，以致进食后大量高渗性食糜骤然倾入十二指肠与空肠，引起大量细胞外液迅速转运至肠腔内，导致血容量下降、血糖明显升高，在短时间内，可有多达1/4循环血容量的液体渗入肠腔，致使血液发生浓缩，电解质紊乱，引起脉速、虚脱等症状。而多达上千毫升的液体积聚于肠道内将使肠管膨胀、蠕动亢进和排空加速，引起腹痛、腹泻。

（2）消化道激素的作用：由于小肠膨胀和肠腔渗透压的剧变，可以刺激多种消化道激素的释放，如缓激肽、血管活性肠肽、肠高血糖素、5 - 羟色胺、神经降压素、胃抑肽、胰多肽、胃动素、P物质、慢反应素、胰岛素和血管紧张素等，皆曾被认为与本征的发生有关，但目前尚无定论。

（3）神经精神因素：神经精神因素可致幽门调节功能障碍而致胃排空加快。此外，肠管的快速膨胀和下垂可同时刺激腹腔神经丛，引起神经反射作用。

神经内分泌的共同作用可导致一系列血管舒缩功能和胃肠道功能的紊乱，具体机制尚不清楚。

2. 临床表现　如下所述。

（1）消化道症状：常在餐后20 ~30分钟时发作，患者感上腹饱胀不适、恶心、呕吐、嗳气、肠鸣音频繁，阵发性脐周绞痛，继而大量腹泻。

（2）循环系统症状：包括乏力、头昏、眩晕、极度软弱、颤抖、大汗淋漓，面色潮红或苍白，心动过速，烦躁不安甚至虚脱、昏厥。

倾倒综合征多发生于胃切除后 1 ~ 3 周患者开始饮食时，在摄入大量含糖液体和淀粉类食物后最易发生，一般经 60 ~ 90 分钟可自行缓解。瘦弱无力、神经质者较易发生。年轻女性多见。十二指肠溃疡术后较胃溃疡术后多见。毕氏Ⅰ式术后多发生循环系统症状，而毕氏Ⅱ式术后易发生消化道症状，且症状多较重。

3. 诊断　如下所述。

根据病史和典型症状即可作出诊断。不典型者可作下列检查：

（1）倾倒激发试验：空腹口服 75g 葡萄糖（50% 葡萄糖 150mL），或经导管注射 50g 葡萄糖（20% 葡萄糖 250mL）于十二指肠降部或空肠上部，出现有关症状者为阳性。

（2）血液检查：发病时血细胞比容增高，血钠、血氯升高而血钾降低。血糖迅速增高，血浆胰岛素含量升高，后期则血糖降低，可有助于诊断。

（3）其他检查：X 线腹部平片可见胃肠吻合口远端肠管扩张，有液体潴留。胃排空检查如属正常或减缓则可排除本症。胃镜和钡餐检查可帮助确定解剖和功能变化。

4. 治疗　如下所述。

（1）饮食调理：大多数轻、中度患者经调整饮食后，症状能逐步缓解消失。包括少量多餐，进低糖、高蛋白、高纤维素的干食；餐后平卧 20 ~ 30 分钟可减轻症状的发作。

（2）药物治疗：可考虑在餐前 20 ~ 30 分钟时服用抗胆碱能药物，以阻止过度的胃肠蠕动。口服甲苯磺丁脲（D860）0.5 ~ 1.0g，可以缩短高血糖症的持续时间而减轻症状。α - 糖苷水解酶抑制剂能抑制双糖和多糖的水解，减慢肠道的吸收并降低渗透压，可使血糖、胰岛素及血容量的变化减轻而减缓症状。果胶可增加食物的黏稠性，延缓碳水化合物的吸收。生长抑素对各种消化道激素有抑制作用，并能抑制胃肠和胆管的运动，减少胃酸和胰液的分泌；用量为奥曲肽 50 ~ 100μ/g，每日 3 次，餐前皮下注射，能有效地缓解倾倒综合征的症状。

（3）手术：内科治疗无效者可行胃空肠 Roux - en - Y 吻合术；或在残胃与十二指肠残端间插入一段约 10cm 逆蠕动型空肠，称为“倒置空肠间置术”，有效率在 80% 左右；也可考虑行空肠代胃术。

（二）晚期倾倒综合征

亦称为餐后血糖过低症，是指于餐后 1 ~ 2 小时内发生的低血糖症。发生率较低，约占全部餐后综合征的 25%。

1. 病因与发病机制　胃切除术后残胃排空过速，葡萄糖迅速被肠黏膜吸收，而使血糖骤然增高，过度刺激胰岛素分泌引起本症。当血糖浓度过低时，引起内源性肾上腺素释放，可出现肾上腺素增多的症状。

2. 临床表现　如下所述。

（1）低血糖症状：软弱、头晕、颤抖、出冷汗。严重者可出现意识障碍。

（2）肾上腺素增多症状：心悸、心动过速等。

3. 诊断　根据病史与症状诊断不难，发病时作血糖测定更可确诊。需检测血中胰岛素水平，排除胰岛素瘤。

4. 治疗　以饮食调节为主，少量多餐，减少淀粉类食物，增加蛋白质、脂肪类食物；低血糖症状出现时，稍进糖食即可缓解症状。症状严重者可在餐前应用胰岛素或甲苯磺丁脲，以预防血糖突然增高而过度刺激胰岛素的分泌而诱发本症。发作时，采用奥曲肽治疗亦甚有效。

二、盲襻综合征

盲襻综合征（blind loop syndrome）是指小肠内容物在肠腔内停滞和细菌过度繁殖引起的腹泻、贫血、吸收不良和体重减轻的综合征。盲襻综合征可由炎症性肠病、硬皮病及神经功能失调等引起，但主要见于胃切除、胃肠吻合术后导致盲襻或盲袋（即肠襻）的形成并发生淤滞而引起。

（一）病因与发病机制

正常人小肠上段仅存在少量细菌，如细菌过度繁殖可引起本病。原因有：①胃部手术后，进入小肠的细菌数超量；②输入襻淤滞、术后盲襻、空肠旁路、肠侧侧吻合术等引起肠腔内细菌清除延缓。

小肠内细菌的过度繁殖可损伤小肠黏膜，影响肠道对营养物质的吸收。同时大量的维生素 B_{12} 被细菌消耗，可造成维生素 B_{12} 缺乏。此外，大量的细菌可将结合性胆盐分解为非结合性胆盐，影响脂肪微粒的形成，从而影响脂肪物质的吸收。非结合胆盐还能刺激肠蠕动，导致脂肪泻和水泻。

（二）临床表现

1. 胃肠道症状　腹泻是每个病例皆有的表现，包括脂肪泻和水泻。常有腹胀、腹痛，可有恶心、呕吐，粪便多恶臭。偶有因肠襻黏膜糜烂或溃疡形成而引起消化道出血、穿孔。

2. 消化吸收不良的症状　由于维生素 B_{12} 吸收不良和被消耗，常引起高色素性大细胞贫血，亦可因铁吸收障碍而有低色素性小细胞贫血。可因各种维生素吸收障碍引起夜盲症、口角炎、舌炎、糙皮病、低钙性搐搦及骨质软化等。由于消化吸收的障碍，低蛋白血症及体重减轻十分常见。

3. 神经系统症状　少数患者可出现深部感觉受损、步态不稳、共济失调、肌张力异常等神经系统症状。

（三）诊断

根据病史和腹泻等典型症状诊断不难。不典型的病例可作下列检查以辅助诊断：

1. 小肠抽吸液检查　用插管法取得小肠液作细菌培养，如细菌总数超过 $10^5/mm^3$，即提示小肠细菌过度生长。亦可测定小肠液中非结合性胆汁酸，本征为阳性。

2. 尿排泄物测定　尿兰母和酚是蛋白质在肠内被细菌分解的产物，患者尿中排泄量明显增加。

3. 呼吸试验　由于在盲襻内繁殖的细菌能把 ^{14}C 标记的甘氨酸由胆盐分解出来而被吸收，经过代谢变为 $^{14}CO_2$，运送到血液，经肺呼出。本征 $^{14}CO_2$ 的排出可较正常人高 10 倍。

4. X 线造影或 CT 检查　可显示出盲襻、狭窄、瘘管等小肠病变，有助于诊断的确立。

本综合征需与短肠综合征、胃手术后内因子缺乏及原发性吸收不良等进行鉴别。小肠细菌过度生长为鉴别之要点。

（四）治疗

1. 手术　对小肠解剖结构上的异常，应尽可能通过手术予以纠正。如切除盲襻或狭窄部位，或将毕氏Ⅱ式手术改为毕氏Ⅰ式手术。

2. 抗感染及支持治疗　可根据药敏试验，调节抗菌药物以避免耐药菌株的形成。营养支持治疗极为重要，必要时需由肠外途径给予补充。除糖、脂肪、蛋白质外，各种维生素、铁剂、钙剂等皆应补充。

三、残窦综合征

残窦综合征（residual antral syndrome）是指毕氏Ⅱ式手术胃窦切除不全，残留胃窦黏膜受到反流的十二指肠液刺激而产生大量胃泌素，作用于壁细胞，使胃酸浓度过高而引起的综合征。

（一）病因与发病机制

毕氏Ⅱ式手术时，如胃远端切除不尽，残留胃窦黏膜受到反流的碱性十二指肠液刺激而产生大量的胃泌素，并刺激胃的壁细胞，促使胃酸分泌过多，导致约 40% 的病例术后发生吻合口溃疡。

（二）临床表现

典型表现是胃液分泌过多、胃酸过高和吻合口溃疡所致的一系列临床症状。主要为发作性上腹痛、夜间腹痛，少数可有出血、穿孔或梗阻等表现。

（三）诊断

本综合征术前确诊不易。多在手术探查十二指肠残端时始获确诊。

需与胃泌素瘤鉴别。一般认为如果胃大部切除术后基础胃酸排出量＞5mmol/L，基础胃酸排出量与增量组胺试验后最大胃酸排出量之比＜0.6，静脉注射胰泌素后血清胃泌素浓度明显上升（正常值20～100pmol/L）者多为胃泌素瘤。^{99}Tc 胃窦扫描对确定是否有残窦存在或在胰腺部位有无胃泌素瘤存在亦有价值。胃镜和上消化道钡餐造影对确诊残余胃窦均不满意。

（四）治疗

宜采取手术治疗，彻底切除包括幽门括约肌在内的全部残留胃窦，并恢复顺行的、生理的十二指肠通道。对不能手术治疗者，H_2 受体阻断药、质子泵抑制药等治疗亦有效果。

四、复发性消化性溃疡

消化性溃疡经胃切除术后再次发生的溃疡称为复发性溃疡（recurrent ulcer），其中尤以吻合口或吻合口附近空肠黏膜上的溃疡最为多见。

吻合口溃疡男性多于女性，以术后2～3年最为多见。平均发病率为1%～10%，其中95%见于十二指肠溃疡术后。十二指肠溃疡术后吻合口溃疡的发生率为3%～10%，胃溃疡术后则为2%。单纯胃肠吻合术后吻合口溃疡发病率高达34%，毕氏Ⅰ式术后为3.7%～28%；毕氏Ⅱ式为2.5%～13.4%；迷走神经干切断加幽门成形术后为3.1%～9.0%；迷走神经干切断加幽门窦部切除术后为0.3%～5.0%。

（一）病因与发病机制

1. 手术方法不适当　如下所述。

（1）胃切除量不足：是造成溃疡复发的主要原因。胃切除越少，吻合口溃疡的发生率越高。据报道，十二指肠溃疡患者胃切除30%～50%者，复发率为1/3左右；胃切除50%～70%者，复发率仅1/10左右；胃切除75%则能有效地预防溃疡的复发。

（2）胃窦残留：胃窦切除不足，形成残窦综合征，引起吻合口溃疡。

（3）毕Ⅱ式吻合术时，空肠输入襻过长，或错误地做了胃回肠或胃结肠吻合，均可因回、结肠黏膜对酸性物质的耐受性较低而导致吻合口溃疡。

（4）迷走神经切断不完全或术后神经再生，是迷走神经切断术吻合口溃疡发生的主要原因。

（5）幽门成形术或胃肠吻合术后，胃窦引流不良，可致胃滞留及（或）肠内容物反流而刺激胃酸分泌，引起吻合口溃疡。

2. 胃酸分泌过多　胃泌素瘤（Zollinger Ellison 综合征Ⅱ型）、胃窦 G 细胞增生（Zollinger Ellison 综合征Ⅰ型）、多发性内分泌腺瘤病等皆可使胃酸分泌增加。

3. 药物　长期服用非甾体类消炎药、肾上腺皮质激素及利血平等药物，常可诱发消化性溃疡的复发。

4. 其他　甲状旁腺功能亢进症、门腔分流术后及吸烟等。残胃内细菌过度生长、特别是幽门螺杆菌感染亦是吻合口溃疡发生的原因。

（二）临床表现

1. 症状　80%～90%的患者有腹痛，多呈阵发性中上腹或左上腹部痛，可有节律性，夜间痛常见，可放射至背部，进食或服用抗酸药物可缓解。食欲缺乏、恶心、呕吐和体重减轻者约占40%；发生梗阻者约占20%；穿孔者1%～9%；消化道出血者约占50%，多为粪隐血阳性。大量或长期出血者可致贫血。少数病例出血可为其唯一的临床表现。

2. 体征　腹部压痛位置常与腹痛部位相符，多位于左中上腹，可有肌紧张。病程较长者，在脐上方或其偏左处可扪及边缘不清的肿块，可能是吻合口溃疡的炎性反应累及浆膜层而形成的渗出粘连。

（三）诊断

胃切除术后再发生中上腹痛，进食和抑酸剂可缓解者，提示有吻合口溃疡的可能。如有上消化道出血者，则吻合口溃疡的可能更大。粪隐血持续阳性者在排除其他原因的情况下，亦应考虑吻合口溃疡。

1. 上消化道钡餐　是诊断消化性溃疡的重要方法之一。除可见溃疡征象外，还可观察胃排空情况，排除梗阻性病变，但对毕Ⅱ式术后复发的吻合口溃疡漏诊率可高达50%。在X线检查时如发现下列征象中的两项，即可考虑本病的诊断：①吻合口处有持久性压痛；②吻合口有明显畸形；③吻合口狭窄；④吻合口有钡剂残留；⑤胃排空延缓；⑥邻近吻合口的输出襻畸形，出现壁龛。

2. 胃镜检查　是确诊溃疡复发最有价值的方法，可确定溃疡的形态、大小、数目及部位，并能取活组织检查。

3. 胃液分析　如基础酸分泌量 >2mmol/h，组胺刺激后最大酸分泌量 >6mmol/h，提示溃疡复发。目前已很少应用。

4. 血清胃泌素测定　胃泌素 >500pg/mL，应考虑胃泌素瘤或胃窦组织残留。

（四）治疗

1. 药物　治疗药物主要为质子泵抑制剂，但停药后易复发，故多主张 给予较长期的维持治疗。并发幽门螺杆菌感染者，应予抗幽门螺杆菌治疗。

2. 手术　若有大出血、穿孔、梗阻等并发症，或药物治疗无效、疑为恶性溃疡或胃泌素瘤者应作手术治疗。

五、碱性反流性胃炎

碱性反流性胃炎（alkaline reflux gastritis）是指胃切除术后，由于幽门功能不全，过量的十二指肠液反流导致胃黏膜损伤。毕Ⅱ式术后的发病率高于毕Ⅰ式者，而迷走神经切断术者最低，发病随年龄增大有增多的趋势。

（一）病因与发病机制

胃手术切除了幽门或迷走神经干的切断使幽门失去神经支配，十二指肠液反流入胃的机会明显增多。其中的胆汁和胰液可破坏胃黏膜屏障，致使 H^+ 逆向弥散进入胃黏膜，导致胃黏膜炎症、出血、糜烂及溃疡形成，胰蛋白酶反流入胃可能是最主要的原因。此外，胃手术尤其是毕氏Ⅱ式术后，抵抗 H^+ 逆向弥散作用的胃泌素分泌减少，使胃黏膜屏障功能削弱，也是反流性胃炎的病因之一。

（二）临床表现

1. 腹痛　中上腹持续性烧灼痛最为常见，80% ~90%。晨起明显，餐后加重，服抑酸药物无效。

2. 恶心及呕吐　胆汁性呕吐为其特征性表现，发病率15% ~25%，呕吐后症状不能缓解，呕吐常可于半夜发生，呕吐物中可含有食物残渣。

3. 其他　可有贫血、消瘦、舌炎和腹泻等慢性萎缩性胃炎的表现。

（三）诊断

胃切除术后，持续性中上腹烧灼痛并伴有胆汁性呕吐者，应考虑碱性反流性胃炎的可能。应与慢性梗阻综合征、吻合口炎等鉴别。

1. X线钡餐检查　吻合口、输入襻和输出襻均通畅，可排除机械性梗阻。

2. 胃镜　残胃黏膜不同程度的炎症，或有多发性糜烂及溃疡，有胆汁反流入胃者，可确诊。

3. 胃排空检查　了解残胃排空功能，若有排空延迟，手术效果常不理想。

4. 激发试验　胃内注入0.1mol氢氧化钠溶液20mL，患者出现上述症状为阳性。

5. 胃液分析　禁食状态下胆酸含量升高有助于诊断。

（四）治疗

1. 药物　多潘立酮，可促进胃排空，减少胃食管反流；考来烯胺（消胆胺）可与胃中胆盐结合，并加速其排除，但长期使用者应补充脂溶性维生素；H_2 受体阻断药可减少氢离子分泌，促进胆酸溶解；质子泵抑制药也有一定作用。

2. 手术　对症状较重且持久，严重影响工作和生活的患者，应手术治疗。手术方法首选 Roux－en－Y 手术；毕氏Ⅱ式改为毕氏Ⅰ式吻合术或输入襻与输出襻之间作侧侧吻合术，Henley 空肠襻替换术，今已少用。

六、残胃癌

残胃癌（cancer of gastric remnant）亦称胃手术后胃癌。通常是指因各种良性病变行胃部分切除术后的残胃内的原发癌。若因恶性病变而做手术者则一般指手术后 20 年以上发生的胃癌。残胃癌发生率一般认为在 1%～5%，男性多见，平均年龄为 65 岁。

从胃手术至残胃癌发生的间隔时间文献报道不一，平均为 13～19 年，最长间隔为 40 年。胃与十二指肠溃疡术后残胃癌的发生率大致相仿。毕氏Ⅱ式和单纯胃空肠吻合术者比毕氏Ⅰ式者更易发生残胃癌。残胃癌的好发部位是吻合口，但亦可发生于整个残胃。

（一）病因与发病机制

胃大部切除或迷走神经切断后，胃呈低酸或无酸状态，加以胃泌素分泌下降使保护性黏液减少，胃黏膜逐步萎缩。而胃手术后的胆汁、胰液和肠液的反流更损害胃黏膜，形成慢性萎缩性胃炎、肠上皮化生和不典型增生，乃是残胃癌发生的重要原因。

胃手术后胃酸减少，有利于细菌在胃内的生长繁殖，细菌毒素及胆汁被细菌分解的代谢产物，可有促癌作用。而含硝酸盐还原酶的细菌更能促进致癌物亚硝胺的形成。胃手术后的瘢痕甚至不吸收缝线的刺激，亦可能是残胃癌发生的因素之一。

总之，胃手术改变了胃的正常解剖和生理功能，使胃更多地暴露于致癌、促癌物的作用之下，当机体免疫功能低下时，残胃癌即可发生。

（二）临床表现

与一般胃癌大致相仿。胃切除术后 10 年以上发生胃纳减退、体重减轻、粪便隐血试验阳性，以及中上腹持续性疼痛且不能被制酸解痉药物缓解等症状，需警惕残胃癌可能。

（三）诊断

由于手术改变了胃的正常解剖和生理功能，X 线钡餐造影常可遗漏较小的病灶，故确诊率只约 50% 左右。胃镜检查及活检，是诊断本病的主要方法，其确诊率在 90% 以上。腹部 CT 有利于评估残胃癌的浸润程度。

（四）治疗

一旦确诊应即手术，尽可能争取作根治性切除术。残胃癌行残胃次全胃切除术或残胃全胃切除术后的 5 年生存率和一般胃癌相仿。

（五）预防

从严掌握胃手术的指征。因溃疡病而必须做手术者应尽可能作毕氏Ⅰ式手术或选择性迷走神经切除术。

七、胃切除后营养不良

胃切除术后可引起胃肠的解剖生理改变和营养吸收障碍，而产生腹泻、消瘦、贫血和维生素缺乏等一系列临床表现，称为胃切除后营养不良（postgastrectomy malnutrition）。

（一）病因与发病机制

（1）由于迷走神经切断术使胰腺的迷走神经支配受损，引起胰腺的外分泌功能障碍。

（2）在胃内未经充分混合及稀释的高渗性食糜过多过快地进入小肠，促使小肠分泌过多和肠蠕动过快，使食糜通过小肠的时间过短而影响消化吸收。

(3) 食物经捷径进入小肠，以致胆汁、胰液和肠液不能协调地分泌和有效地促进消化和吸收，维生素 D 及钙吸收障碍。

(4) 毕氏Ⅱ式术后的输入襻可发生排空不良和淤滞，以致细菌繁殖过多，发生盲襻综合征和脂肪泻。

(5) 胃切除术后胃容量减小，或患者因餐后综合征而惧食，因而进食减少。

(6) 由于胃酸过低、胃排空过快或胃空肠吻合术后含铁食物绕过铁质吸收的主要场所十二指肠，可致铁吸收不良。

(7) 由于胃切除术致内因子缺乏，可引起维生素 B_{12} 和叶酸的吸收不良。

(二) 临床表现

胃切除后营养不良主要表现为吸收不良综合征、贫血和代谢性骨病。

吸收不良综合征表现为体重减轻、腹泻及维生素缺乏等。体重减轻在胃手术后颇为常见。估计约 1/3 患者术后体重减轻，尤以毕氏Ⅱ式术后为甚。腹泻多发生于清晨或餐后，一般不伴腹痛，脂肪泻亦常见。维生素吸收障碍常表现为以 B 族维生素缺乏所致的周围神经炎、口角炎等。

贫血主要为缺铁性贫血，亦可有因维生素 B_{12} 和叶酸缺乏所致的巨幼细胞性贫血。贫血的发生率为 1/3 ~ 1/2。

代谢性骨病由维生素 D 及钙的摄入和吸收障碍而引起，表现为腰背痛、多发性骨关节痛。严重者可致骨骼畸形、跛行、病理性骨折特别是脊椎骨折等。

(三) 诊断

根据病史和症状，吸收不良综合征不难诊断。血清铁、维生素 B_{12} 与叶酸的测定对胃切除后的贫血有诊断价值。血清钙、磷的降低，尿钙排出量的减少，血清碱性磷酸酶增高结合骨骼 X 线片见骨质疏松、骨皮质变薄等，代谢性骨病可确诊。不典型病例可作生化检查以助诊断。此类患者多表现为血清碱性磷酸酶增高，血钙、血磷降低，25 - 羟基维生素 D 降低，1，25 - 二羟基维生素 D 升高等。

(四) 治疗

应给予高热量、易消化的营养物质，并注意补充 B 族维生素。若有倾倒综合征应予相应治疗。鼓励患者进食，必要时可予肠内营养及胃肠外营养支持。酌用抗生素以控制肠腔内细菌的生长，应用抗胆碱能药物可减慢小肠蠕动，皆有利于吸收不良综合征的改善。缺铁与缺乏维生素 B_{12} 或叶酸引起的贫血应通过胃肠外途径补充。代谢性骨病在给予维生素 D 与钙剂的同时应予蛋白同化激素以促进蛋白质的合成。

（吴凌东）

第六节 十二指肠壅积症

十二指肠壅积症（duodenal stasis）是指各种原因引起的十二指肠阻塞，以致近端十二指肠食糜滞留及肠管代偿性扩张而产生的临床综合征。

一、病因

引起本症原因很多，以肠系膜上动脉压迫十二指肠形成壅积者居多（约占 50% 以上），称为肠系膜上动脉综合征（superior mesenteric artery syndrome）。其他原因有：①先天性十二指肠畸形：如先天性腹膜束带压迫牵拉而阻断十二指肠；十二指肠远端先天性狭窄或闭塞；环状胰腺压迫十二指肠降段；十二指肠发育不良产生的巨十二指肠以及十二指肠因先天性变异而严重下垂，可折拗十二指肠空肠角而使之关闭，从而产生壅积症。②十二指肠肠内外占位压迫：十二指肠良、恶性肿瘤；腹膜后肿瘤如肾脏肿瘤、胰腺癌、淋巴瘤；十二指肠的转移癌，邻近肿大的淋巴结（癌转移）、肠系膜囊肿或腹主动脉瘤压迫十二指肠。③十二指肠远端或近端空肠浸润性疾病和炎症：如进行性系统性硬化症、Crohn 病以及憩室炎性粘连或压迫引起缩窄等。④粘连缩窄：胆囊和胃手术后发生粘连牵拉十二指肠；胃空肠吻合术后粘连、溃疡、狭窄或输入襻综合征。

二、发病机制

十二指肠水平部位于腹膜后，从右至左横跨第 3 腰椎和腹主动脉，其前方被肠系膜根部内的肠系膜上血管神经束所横跨（图 3－1）。若两者之间的角度过小，可使十二指肠受压。肠系膜上动脉一般在第 1 腰椎水平处分出，与主动脉呈 30°～42°。此外，下列 5 个因素也是引起机械性梗阻的原因：①肠系膜上动脉过长、过短；②肠系膜上动脉变异，从腹主动脉分出的部位过低或分出时角度狭窄；③异常粗大的静脉横压在十二指肠前方；④脊柱前凸畸形使十二指肠占有的空隙减少；⑤瘦长型或内脏下垂者肠管重量牵引肠系膜根部。

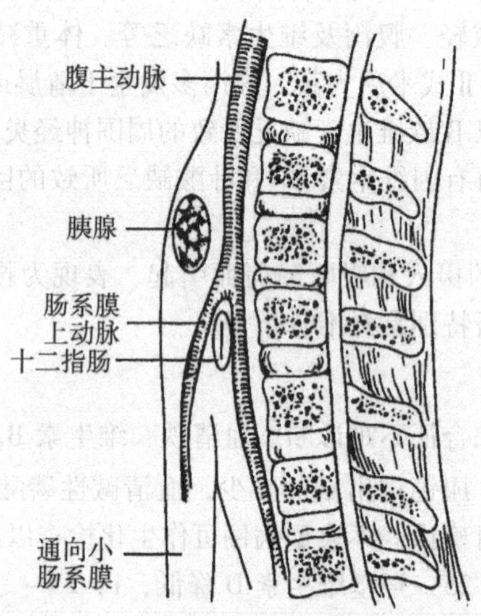

图 3－1　肠系膜血管的解剖位置示意

三、临床表现

急性发作常发生于躯干被石膏固定或牵引而引起，主要临床表现为急性胃扩张。慢性梗阻是临床上最常见的类型，典型的临床表现为餐后上腹部胀痛或绞痛，有时疼痛可位于右上腹、脐上甚至后背部，俯卧位或胸膝位可以减轻疼痛，部分患者可表现出与十二指肠溃疡类似的疼痛。其他常见的临床症状有呃逆、恶心及呕吐，多在饭后出现，呕吐物含有胆汁。如不能缓解，长期发作，可导致消瘦、脱水和全身营养不良。

四、诊断

典型的症状是诊断的重要依据。X 线钡餐检查特征：十二指肠水平部见钡柱中断（突然垂直切断）；受阻近段肠管强有力的顺向蠕动及逆蠕动构成的钟摆运动；俯卧位时钡剂顺利通过，逆蠕动消失。必要时作选择性肠系膜上动脉造影，侧位像结合 X 线钡餐检查可显示血管与十二指肠在解剖角度上的关系。螺旋 CT 血管造影并三维重建技术，适用于体质虚弱或不能行血管造影的患者。

五、鉴别诊断

消化不良症状需与消化性溃疡鉴别，有时两者也可并存，胃镜可明确诊断。B 超、CT 等影像学检查有助于诊断十二指肠肠外病变如胰头癌或巨大胰腺囊肿压迫而引起十二指肠淤积。必要时小肠镜排除高位小肠肿瘤引起的梗阻。本病也需与十二指肠内的结石、蛔虫团、异物所致十二指肠梗阻相区别。

六、治疗

无明显症状者可不必处理。急性发作期给予静脉营养，胃管减压和抗痉挛药物治疗急性胃扩张。平时宜少量多矮，餐后作膝胸位半小时，加强腹肌锻炼。如内科保守治疗无效，可采用手术治疗。手术方式可选用：①十二指肠空肠吻合术；②胃－空肠吻合术；③十二指肠复位术；④韧带松解术；⑤腹腔镜手术等。

（吴凌东）

第七节　裂孔疝

裂孔疝（hiatus hernia），又名食管裂孔疝，是指腹腔内脏器（主要是胃）通过膈食管裂孔进入胸腔所致的疾病。食管裂孔疝是膈疝中最常见者，达90%以上。

一、病因与发病机制

本病病因知之甚少，一般认为，与某些先天性和后天性因素有关，归纳如下：

（1）食管发育不全的先天因素。

（2）食管裂孔部位的结构异常：如肌肉有萎缩或肌肉张力减弱。

（3）长期腹腔压力增高的后天因素：如妊娠、腹腔积液、慢性咳嗽、习惯性便秘等可使胃体疝入膈肌之上而形成食管裂孔疝。

（4）手术后裂孔疝：如胃上部或贲门部手术，破坏了正常的结构亦可引起疝。

（5）创伤性裂孔疝。

二、临床分型与病理

一般按解剖学特征可分为以下4类：

1. 滑动型裂孔疝　是食管的膈下段及胃底的一部分经过食管裂孔突入胸腔所造成。滑动型裂孔疝占整个食管裂孔疝的90%左右，一般疝囊比较小，且可复原，故半数以上患者可无任何临床症状。部分患者可出现胃食管反流病，长期的胃食管反流病可致食管瘢痕收缩而出现短食管状态。

2. 食管旁疝　又称滚动型裂孔疝。食管旁疝是由于膈食管裂孔的左前缘薄弱或缺损，胃底的一部分（主要是大弯侧）从食管的左前方突入胸腔，随着病程进展，缺损也可加重，而导致全胃通过缺损部位疝入胸腔，形成巨大裂孔疝。食管旁疝较少见，也极少发生胃食管反流，但约1/3的巨大裂孔疝易发生嵌顿，故临床上有重要意义。

3. 混合型裂孔疝　指滑动型和食管旁疝同时存在的裂孔疝，此型最少见，其发生与膈食管裂孔过大有关，兼有滑动型和食管旁疝的特点。

4. 先天性短食管性裂孔疝　此型疝少见，可为长期胃食管反流病致食管纤维化，或为手术后，或为先天性原因致食管缩短。此型患者无论卧位还是立位，其贲门总是固定于膈上。患者伴不同程度的胃食管反流，加上局部循环障碍，易发生胃食管反流病或食管溃疡，有时疝入胸腔的胃会出现嵌顿或扭转而坏死。

三、临床表现

裂孔疝患者可以无症状或症状轻微，症状轻重与疝囊大小、食管炎症的严重程度无关。滑动型裂孔疝患者常常没有症状；若有症状，往往是由于胃食管反流造成的，小部分是由于疝的机械性压迫所致。食管旁裂孔疝的临床表现主要由于机械性影响，患者可以耐受多年；混合型裂孔疝在两个方面都可以发生症状。裂孔疝症状归纳起来具体如下：

1. 胃食管反流症状　表现为胸骨后或剑突下烧灼感、胃内容物上反感、上腹饱胀、嗳气、疼痛等。

疼痛性质多为烧灼感或针刺样痛，可放射至背部、肩部、颈部等处。平卧、进食甜食、酸性食物，均可能诱发并可加重症状。此症状尤以滑动型裂孔疝多见。

2. 并发症症状　如下所述。

(1) 出血：裂孔疝有时可出血，主要是食管炎和疝囊炎所致，多为慢性少量渗血，可致贫血。

(2) 食管狭窄：在有反流症状患者中，少数发生器质性狭窄，以致出现吞咽困难、吞咽疼痛、食后呕吐等症状。在此类患者要警惕食管炎并发 Barret 食管以及食管癌的可能。

(3) 疝囊嵌顿：一般见于食管旁疝。裂孔疝患者如突然剧烈上腹痛伴呕吐，完全不能吞咽或同时发生大出血，提示发生急性嵌顿。

3. 疝囊压迫症状　当疝囊较大压迫心肺、纵隔，可以产生气急、心悸、咳嗽、发绀等症状。压迫食管时可感觉在胸骨后有食管停滞或吞咽困难。

四、诊断与检查

根据患者的临床表现结合适当的辅助检查，本病的诊断不难。对于有胃食管反流症状、年龄较大、肥胖且症状与体位明显相关的可疑患者应行以下辅助检查：

1. X 线检查　是目前诊断食管裂孔疝的主要方法。对于可复性裂孔疝（特别是轻度者），一次检查阴性也不能排除本病，临床上高度可疑者应重复检查，并取特殊体位如仰卧头低足高位等，其钡餐造影可显示直接征象及间接征象。

直接征象包括：①膈上疝囊；②食管下括约肌环（A 环）升高和收缩；③疝囊内有粗大迂曲的胃黏膜皱襞影；④食管胃环（B 环）的出现；⑤食管旁裂孔疝可见食管一侧有疝囊（胃囊），而食管 - 胃连接部仍在横膈裂孔下；⑥混合型可有巨大疝囊或胃轴扭转。

间接征象包括：①横膈食管裂孔增宽（>4cm）；②钡剂反流入膈上疝囊；③横膈上至少 3cm 外有凹环，食管缩短。

2. 内镜检查　对食管裂孔疝的诊断率较前提高，可与 X 线检查相互补充，协助诊断。镜下可有如下表现：①食管下段齿状线升高；②食管腔内有潴留液；③贲门口扩大和（或）松弛；④His 角变钝；⑤胃底变浅；⑥膈食管裂孔宽大而松弛。

3. 食管测压　食管测压可出现异常图形，有助于诊断。主要有以下表现：①食管下括约肌（LES）测压时出现双压力带；②食管下括约肌压力（LESP）下降，低于正常值。

五、鉴别诊断

裂孔疝并发症所引起的临床症状需与以下疾病进行鉴别：

1. 心绞痛　食管裂孔疝的发病年龄也是冠心病的好发年龄，伴有胃食管反流病患者的胸痛可与心绞痛相似，可放射至左肩和左臂，含服硝酸甘油亦可缓解症状。此时心电图改变对两者的诊断最有帮助。

2. 下食管和贲门癌　易发生于老年人。癌组织浸润食管下端可破坏 LES 引起胃食管反流和吞咽困难，应警惕此病。

3. 慢性胃炎　可有上腹不适、反酸、胃灼热等症状，内镜及上消化道钡餐检查有助于鉴别。

4. 消化性溃疡　抑酸治疗效果明显，与有症状的食管裂孔疝治疗后反应相似，上腹不适、反酸、胃灼热等症状通常于空腹时发生，与体位变化无关。内镜检查可明确诊断。

5. 胆管疾病　除上腹不适外，一般可有炎症性疾病的表现，如发热、血白细胞增高、胆管结石伴胆管炎的患者多有黄疸，体检右上腹可有局限性压痛，生化检查转氨酶和胆系酶可有不同程度的增高，B 超及 CT 扫描有助于诊断。

六、治疗

无症状、无并发症的滑动型裂孔疝患者无须治疗，大多数有症状的裂孔疝患者仅内科治疗就可控制；有严重并发症的滑动型裂孔疝患者和食管旁疝患者均应考虑手术治疗。

（一）内科治疗

主要目的是降低腹腔压力，防止或减少反流，缓解症状，减少并发症。治疗原则是消除疝形成的因素，控制胃食管反流，促进食管排空以及减少胃酸的分泌。具体治疗方法同胃食管反流病。

（二）外科治疗

2%～4%的患者需要手术。手术指征：症状明显、经内科长期治疗无效；有重度胃食管反流病、食管狭窄、上消化道大出血、食管癌等严重并发症；长期消化道出血并发贫血；裂孔疝发生急性嵌顿或绞窄；食管旁疝，尤其是疝囊较大。

手术方法：主要是疝修补术及抗反流手术。常用的术式有：①贲门前固定术；②后方胃固定术（Hill 修复法）；③经腹胃底折叠术（Nissen 手术）；④Belsey 四点手术（或可称 MarkⅣ）。同时近年来由于微创手术的迅速发展，上述部分手术可通过胸腔镜或腹腔镜完成。文献报道术后早期症状完全缓解率可高达 80%～90%，少数为 47%，仅 5% 完全失败，10% 复发反流。

（吴凌东）

第四章

肝脏疾病

第一节　慢性乙型肝炎

一、自然史

人感染 HBV 后，病毒持续6个月仍未被清除者称为慢性 HBV 感染。感染时的年龄是影响慢性化的最主要因素。

在围生期和婴幼儿期感染 HBV 者中分别有90%和25%～30%将发展成慢性感染。其 HBV 感染的自然史一般可分为3个期，即免疫耐受期、免疫清除期和非活动或低（非）复制期。免疫耐受期的特点是 HBV 复制活跃，血清 HBsAg 和 HBeAg 阳性，HBV DNA 滴度较高（$>10^5$ 拷贝/mL），血清 ALT 水平正常，肝组织学无明显异常。免疫清除期表现为血清 HBV DNA 滴度$>10^5$ 拷贝/mL，但一般低于免疫耐受期，ALT/AST 持续或间歇升高，肝组织学有坏死炎症等表现。非活动或低（非）复制期表现为 HBeAg 阴性，抗－HBe 阳性，HBV DNA 检测不到（PCR 法）或低于检测下限，ALT/AST 水平正常，肝组织学无明显炎症。

在青少年和成人期感染 HBV 者中仅5%～10%发展成慢性，一般无免疫耐受期。早期即为免疫清除期，表现为活动性慢性乙肝；后期可为非活动或低（非）复制期，肝脏疾病缓解。

无论是围生期和婴幼儿期，还是青少年和成人期，部分感染 HBV 者在非活动或低（非）复制期时又可再活动，出现 HBeAg 阳转；或发生前 C 或 C 区启动子变异，HBV 再度活动，但 HBeAg 阴性，两者均表现为活动性慢性乙肝。

儿童和成人 HBeAg 阳性慢性乙肝患者5年和10年后发展为非活动或低（非）复制期的比例分别为50%和70%。在我国和亚太地区对非活动或低（非）复制期慢性 HBV 感染者自然史的研究尚不充分，但有资料表明，这些患者可有肝炎反复发作。对一项684例慢性乙肝患者的前瞻性研究表明，慢性乙肝患者发展为肝硬化的年发生率为2.1%。另一项对 HBeAg 阴性慢性乙肝患者进行平均9年（1～18.4年）随访，进展为肝硬化和 HCC 的发生率分别为23%和4.4%。发生肝硬化的高危因素包括病毒载量高、HBeAg 持续阳性、ALT 水平高或反复波动、嗜酒，以及合并 HCV、HDV 或 HIV 感染等。HBeAg 阳性患者的肝硬化发生率高于 HBeAg 阴性者。

慢性乙肝患者肝硬化失代偿的年发生率约3%，5年累计发生率16%。慢性乙肝、代偿期和失代偿期肝硬化的5年病死率分别为0～2%、14%～20%和70%～86%。其影响因素包括年龄、人血清蛋白和胆红素水平、血小板计数和脾大等。自发性或经抗病毒治疗后 HBeAg 血清学转换，且 HBV DNA 持续转阴和 ALT 持续正常者的生存率较高。

HBV 感染是 HCC 的重要相关因素，HBsAg 和 HBeAg 均阳性者的 HCC 发生率显著高于单纯 HBsAg 阳性者。肝硬化患者发生 HCC 的高危因素包括男性、年龄、嗜酒、黄曲霉素、合并 HCV 或 HDV 感染、持续肝脏炎症、持续 HBeAg 阳性及 HBVDNA 持续高水平（$\geq 10^5$ 拷贝/mL）等。在6岁以前受感染的人群中，25%在成年时将发展成肝硬化和 HCC。但有少部分与 HBV 感染相关的 HCC 患者无肝硬化证据。HCC 家族史也是相关因素，但在同样的遗传背景下，HBV 载量更为重要。

二、辅助检查

（一）实验室检查

1. 生化检查

（1）ALT 和 AST：血清 ALT 和 AST 水平一般可反映肝细胞损伤程度，最为常用。

（2）胆红素：通常血清胆红素水平与肝细胞坏死程度有关，但需与肝内和肝外胆汁淤积所引起的胆红素升高鉴别。肝功能衰竭患者血清胆红素常较高，且呈进行性升高，每日上升≥1 倍正常值上限（ULN），可≥10×ULN；也可出现胆红素与 ALT、AST 分离现象。

（3）凝血酶原时间（PT）及凝血酶原活动度（PTA）：PT 是反映肝脏凝血因子合成功能的重要指标。PTA 是 PT 测定值的常用表示方法，对判断疾病进展及预后有较大价值。近期内 PTA 进行性降至 40% 以下为肝功能衰竭的重要诊断标准之一，<20% 者提示预后不良。亦有用国际标准化比值（INR）来表示此项指标者，INR 值的升高同 PTA 值的下降有同样意义。

（4）胆碱酯酶：可反映肝脏合成功能，对了解病情轻重和监测肝病发展有参考价值。

（5）人血清蛋白：反映肝脏合成功能。慢性乙肝、肝硬化和肝衰竭患者的人血清蛋白下降或球蛋白升高，表现为人血清蛋白/球蛋白比值降低。

（6）甲胎蛋白（AFP）：明显升高往往提示 HCC，可用于监测 HCC 的发生。AFP 升高也可提示大量肝细胞坏死后的肝细胞再生，可能有助于判断预后。但应注意 AFP 升高的幅度、持续时间、动态变化及其与 ALT、AST 的关系，并结合患者的临床表现和 B 超等影像学检查结果进行综合分析。

2. HBV 血清学检测　HBV 血清学标志包括 HBsAg、抗 - HBs、HBeAg、抗 - HBe、抗 - HBc 和抗 - HBc IgM，目前常采用酶免疫法（EIA）、放射免疫法（RIA）、微粒子酶免分析法（MEIA）或化学发光法等检测。

HBsAg 阳性表示 HBV 感染；抗 - HBs 为保护性抗体，其阳性表示对 HBV 有免疫力，见于乙肝康复及接种乙肝疫苗者；HBeAg 阳性可作为 HBV 复制和传染性高的指标；抗 - HBe 阳性表示 HBV 复制水平低（但有前 C 区突变者例外）；抗 - HBc IgM 阳性提示 HBV 复制，多见于乙肝急性期；抗 - HBc 总抗体主要是抗 - HBc IgG，只要感染过 HBV，无论病毒是否被清除，此抗体均为阳性。

为了解有无 HBV 与丁型肝炎病毒（HDV）同时或重叠感染，可测定 HDAg、抗 - HDV、抗 - HDV IgM 和 HDV RNA。

3. HBV DNA、基因型和变异检测

（1）HBV DNA 定性和定量检测：反映病毒复制情况或水平，主要用于慢性 HBV 感染的诊断、血清 HBV DNA 及其水平的监测，以及了解抗病毒疗效。

（2）HBV 基因分型常用方法：①基因型特异性引物 PCR 法。②限制性片段长度多态性分析法（RFLP）。③线性探针反向杂交法（INNO - LiPA）。④PCR 微量板核酸杂交酶联免疫法。⑤基因序列测定法等。但目前国内尚无经国家食品药品监督管理局（SFDA）正式批准的 HBV 基因分型试剂盒。

（3）HBV 耐药突变株检测：常用方法有：①HBV 聚合酶区基因序列分析法。②限制性片段长度多态性分析法（RFLP）。③荧光实时 PCR 法。④线性探针反向杂交法等。

（二）影像学诊断

可对肝脏、胆囊、脾脏进行 B 超、CT 和 MRI 等检查。影像学检查的主要目的是鉴别诊断、监测慢性乙肝的病情进展及发现肝脏的占位性病变如 HCC 等。

（三）病理学诊断

肝组织病理学特点是：明显的汇管区炎症，浸润的炎症细胞主要为淋巴细胞，少数为浆细胞和巨噬细胞；炎症细胞聚集常引起汇管区扩大，并可破坏界板引起碎屑样坏死，又称界面肝炎（interface hepatitis）。汇管区炎症及其界面肝炎是慢性乙肝病变活动及进展的特征性病变。小叶内肝细胞变性、坏死，包括融合性坏死和桥接坏死等随病变加重而日趋显著。肝细胞炎症坏死、汇管区及界面肝炎可导致肝内胶原过度沉积，肝纤维化及纤维间隔形成。如进一步加重，可引起肝小叶结构紊乱，形成假小叶并进展为肝硬化。

免疫组织化学法检测可显示肝细胞中有无 HBsAg 和 HBcAg 表达。HBsAg 胞质弥漫型、胞膜型表达和 HBcAg 胞质型、胞膜型表达提示 HBV 复制活跃；HBsAg 包涵体型、周边型表达及 HBcAg 核型表达则提示肝细胞内存在 HBV。

慢性乙肝肝组织炎症坏死的分级（G）、纤维化程度分期（S）可参照2001 年《病毒性肝炎防治方案》。目前国际上常用 Knodell HAI 评分系统，亦可采用 Ishak、Scheuer 和 Chevallier 等评分系统或半定量计分方案，了解肝脏炎症坏死和纤维化程度，以及评价药物疗效。

三、诊断

已有乙肝或 HBsAg 阳性史 >6 个月，现 HBsAg 和（或）HBV DNA 仍为阳性者，可诊断为慢性 HBV 感染。根据 HBV 感染者的血清学、病毒学、生化学试验及其他临床和辅助检查结果，可将慢性 HBV 感染分为：

（一）慢性乙肝

1. HBeAg 阳性慢性乙肝　血清 HBsAg、HBV DNA 和 HBeAg 阳性，抗 - HBe 阴性，血清 ALT 持续或反复升高，或肝组织学检查有肝炎病变。

2. HBeAg 阴性慢性乙肝　血清 HBsAg 和 HBV DNA 阳性，HBeAg 持续阴性，抗 - HBe 阳性或阴性，血清 ALT 持续或反复异常，或肝组织学检查有肝炎病变。

根据生化学试验及其他临床和辅助检查结果，上述两型慢性乙肝也可进一步分为轻度、中度和重度。

（二）乙肝肝硬化

乙肝肝硬化是慢性乙肝发展的结果，肝组织学表现为弥漫性纤维化及假小叶形成，两者必须同时具备才能作出肝硬化病理诊断。

1. 代偿期肝硬化　一般属 Child - Pugh A 级。可有轻度乏力、食欲减退或腹胀症状，ALT 和 AST 可异常，但尚无明显肝功能失代偿表现。可有门静脉高压症，如脾亢及轻度食管胃底静脉曲张，但无食管胃底静脉曲张破裂出血，无腹腔积液和肝性脑病等。

2. 失代偿期肝硬化　一般属 Child - Pugh B、C 级。患者常发生食管胃底静脉曲张破裂出血、肝性脑病、腹腔积液等严重并发症。多有明显的肝功能失代偿，如人血清蛋白 <35g/L，胆红素 >35μmol/L，ALT 和 AST 不同程度升高，凝血酶原活动度（PTA）<40%，亦可将代偿期和失代偿期肝硬化再分为活动期或静止期。

（三）携带者

1. 慢性 HBV 携带者　血清 HBsAg 和 HBV DNA 阳性，HBeAg 或抗 - HBe 阳性，但 1 年内连续随访 3 次以上，血清 ALT 和 AST 均在正常范围，肝组织学检查一般无明显异常。对血清 HBV DNA 阳性者，应动员其做肝穿刺检查，以便进一步确诊和进行相应治疗。

2. 非活动性 HBsAg 携带者　血清 HBsAg 阳性、HBeAg 阴性、抗 - HBe 阳性或阴性，HBV DNA 检测不到（PCR 法）或低于最低检测限，1 年内连续随访 3 次以上，ALT 均在正常范围。肝组织学检查显示：Knodell 肝炎活动指数（HAI）<4 或其他的半定量计分系统病变轻微。

（四）隐匿性慢性乙肝

血清 HBsAg 阴性，但血清和（或）肝组织中 HBV DNA 阳性，并有慢性乙肝的临床表现。患者可伴有血清抗 - HBs、抗 - HBe 和（或）抗 - HBc 阳性。另约 20% 隐匿性慢性乙肝患者除 HBV DNA 阳性外，其余 HBV 血清学标志均为阴性。诊断需排除其他病毒及非病毒因素引起的肝损伤。

四、治疗

治疗的总体目标是最大限度地长期抑制或消除 HBV，减轻肝细胞炎症、坏死及肝纤维化，延缓和阻止疾病进展，减少和防止肝脏失代偿、肝硬化、HCC 及其并发症的发生，从而改善生活质量和延长存活时间。

慢性乙肝治疗主要包括抗病毒、免疫调节、抗炎保肝、抗纤维化和对症治疗，其中抗病毒治疗是关键，只要有适应证，且条件允许，就应进行规范的抗病毒治疗。

（一）抗病毒治疗

1. 抗病毒治疗的时机　慢性乙肝抗病毒治疗是否越早越好，其抗病毒的时机至今未能完全统一。“赞成者”认为，全世界有超过 3.5 亿人存在慢性乙肝，他们是通过垂直或幼时水平感染的。他们的生活质量受到影响，且预期寿命缩短的机会是相当大的。处于病毒复制频繁的患者易于导致纤维化及 HCC 等并发症。纤维化的控制是昂贵的，因而会导致卫生保健资金的流失。有效的治疗可以改变这种不良预后。许多潜在的更为有效和安全的治疗方法正在试验中。我们必须及时利用这些治疗的作用。而“反对者”认为乙肝治疗的目标是防止不良临床后果。目前我们只能通过对患者持续治疗来保持一定治疗反应，而这种方法只有在治疗是安全且无长期治疗的不良反应时才可施行。因此，由于目前治疗方法取得的长期利益并不能抵消长期的消耗、不良反应以及药物耐受，所以在免疫耐受期的乙肝患者中并不推荐治疗。当免疫耐受被打破且 HBeAg 保持阳性及 ALT 升高 >6 个月的患者可推荐治疗。在此阶段的治疗将更有效，并且患者可因为缩短了活动性肝脏损害期而获益。总之，处于免疫耐受期的乙肝患者是理想的治疗候选者，对这些“免疫耐受”患者应该检测相关免疫耐受被打破的依据，待治疗时机成熟时予以切实有效的治疗。

2. 抗病毒治疗的一般适应证　包括：①HBV DNA $\geqslant 10^5$ 拷贝/mL（HBeAg 阴性者为 $\geqslant 10^4$ 拷贝/mL）。②ALT $\geqslant 2\times$ ULN；如用干扰素治疗，ALT 应 $\leqslant 10\times$ ULN，血总胆红素水平应 $<2\times$ ULN。③如 ALT $<2\times$ ULN，但肝组织学显示 Knodell HAI≥4，或≥G2 炎症坏死。

具有①并有②或③的患者应进行抗病毒治疗；对达不到上述治疗标准者，应监测病情变化，如持续 HBV DNA 阳性，且 ALT 异常，也应考虑抗病毒治疗。

应注意排除由药物、酒精和其他因素所致的 ALT 升高，也应排除因应用降酶药物后 ALT 暂时性正常。在一些特殊病例如肝硬化，其 AST 水平可高于 ALT，对此种患者可参考 AST 水平。

3. 抗病毒治疗应答

（1）评价目标：对于慢性乙肝抗病毒治疗过程中的评价目标，过去一直很重视 ALT 等肝脏生化、肝功能的变化，认为肝功能正常是一个重要的标记。目前认为 HBV DNA 载量较 ALT 等肝脏生化指标更显得重要，HBV DNA 载量是慢性乙肝患者发生 HCC 的独立危险因素，长期低水平 HBV DNA 载量有利于减慢乙肝的慢性化进程、降低 HCC 的发生率。为此，引发了对 ALT 正常的高 HBV DNA 载量的慢性 HBV 感染者是否需要治疗的讨论，比较一致地认为，长期保持 HBV DNA 低水平是一个重要的治疗目标。

（2）治疗应答分类：治疗应答包含多项内容，有多种分类方法。如按照应答内容可分为：单项应答，如病毒学应答、血清学应答、生化学应答、组织学应答；联合应答，如完全应答、部分应答、无应答。按应答时间可分为初始或早期应答、治疗结束时应答、持久应答、维持应答等。在治疗过程中尚可出现反弹、复发等临床情况。

4. 干扰素治疗　至今抗乙肝病毒治疗的药物依然只是干扰素和核苷（酸）类似物两类。

干扰素可分为普通干扰素和长效干扰素两类，在临床应用中各有特点。

荟萃分析表明，HBeAg 阳性患者经普通 α 干扰素（IFN-α）治疗 4~6 个月后，治疗组和未治疗组 HBV DNA 转阴率（杂交法）分别为 37% 和 17%，HBeAg 转阴率分别为 33% 和 12%，HBsAg 转阴率分别为 7.8% 和 1.8%，其疗效与基线血清 ALT 水平、肝组织学病变程度呈正相关。有关 HBeAg 阴性患者的 4 次随机对照试验表明，治疗结束时应答率为 38%~90%，但持久应答率仅为 10%~47%（平均

24%）。有人报道，普通 IFN - α 疗程至少 1 年才能获得较好疗效。普通 IFN - α（5MU 皮下注射，每日 1 次）治疗慢性乙肝患者，其中部分患者可出现 ALT 升高，少数患者甚至出现黄疸。治疗代偿期乙肝肝硬化患者时，肝功能失代偿的发生率 <1%。

国际多中心随机对照临床试验显示，用聚乙二醇化 IFN - α2a（PegIFN - α2a，40kDa）治疗 HBeAg 阳性慢性乙肝患者（87% 为亚洲人）48 周并停药随访 24 周，HBeAg 血清学转换率为 32%；HBeAg 阴性患者（60% 为亚洲人）治疗 48 周后随访 24 周，HBV DNA <2×10^4 拷贝/mL 的患者为 43%，随访 48 周时为 42%。亚太地区一项Ⅱ期临床研究显示，每周 1 次 PegIFN - α2a（40kDa）治疗 24 周，随访 24 周时的 HBeAg 血清学转换率高于普通 IFN - α（32% vs. 25%，$P<0.05$）。单用 PegIFN - α2b（12kDa）或与拉米夫定联合应用治疗 HBeAg 阳性慢性乙肝患者 52 周，停药后随访 26 周，两组 HBeAg 血清学转换率均为 29%。PegIFN - α2a（40kDa）在我国已被批准用于治疗慢性乙肝。

对普通 IFN - α 治疗后复发的患者再用普通 IFN - α 治疗仍可获得疗效，亦可换用其他普通 IFN - α 亚型、PegIFN - α2a 或核苷（酸）类似物治疗。

（1）干扰素抗病毒疗效的预测因素：有下列因素者常可取得较好的疗效：①治疗前高 ALT 水平。②HBV DNA <2×10^8 拷贝/mL。③女性。④病程短。⑤非母婴传播。⑥肝脏纤维化程度轻。⑦对治疗的依从性好。⑧无 HCV、HDV 或 HIV 合并感染者。其中治疗前 HBV DNA、ALT 水平及患者的性别是预测疗效的主要因素。治疗 12 周时的早期病毒学应答对预测疗效也很重要。

（2）干扰素治疗的监测和随访：治疗前应检查：①生化学指标，包括 ALT、AST、胆红素、清蛋白及肾功能。②血常规、甲状腺功能、血糖及尿常规。③病毒学标志，包括 HBsAg、HBeAg、抗 - HBe 和 HBV DNA 的基线状态或水平。④对于中年以上患者，应做心电图检查和测血压。⑤排除自身免疫病。⑥尿人绒毛膜促性腺激素（HCG）检测以排除妊娠。

治疗过程中应检查：①开始治疗后第 1 个月，应每 1～2 周检查 1 次血常规，以后每月检查 1 次，直至治疗结束。②生化学指标，包括 ALT、AST 等，治疗开始后每月 1 次，连续 3 次，以后随病情改善可每 3 个月 1 次。③病毒学标志，治疗开始后每 3 个月检测 1 次 HBsAg、HBeAg、抗 - HBe 和 HBVDNA。④其他，每 3 个月检测 1 次甲状腺功能、血糖和尿常规等指标。如治疗前就已存在甲状腺功能异常，最好先用药物控制甲状腺功能异常，然后再开始干扰素治疗，同时应每月检查甲状腺功能。治疗前已患糖尿病者，也应先用药物控制糖尿病，然后再开始干扰素治疗。⑤应定期评估精神状态，尤其是对出现明显抑郁症和有自杀倾向的患者，应立即停药并密切监护。

（3）干扰素的不良反应及其处理

1）流感样综合征表现为发热、寒战、头痛、肌肉酸痛和乏力等，可在睡前注射 IFN - α，或在注射干扰素同时服用解热镇痛药，以减轻流感样症状。随疗程进展，此类症状可逐渐减轻或消失。

2）一过性骨髓抑制：主要表现为外周血白细胞（中性粒细胞）和血小板减少。如中性粒细胞绝对计数≤1.0×10^9/L，血小板 <50×10^9/L，应降低 IFN - α 剂量；1～2 周后复查，如恢复，则逐渐增加至原量。如中性粒细胞绝对计数≤0.75×10^9/L，血小板 <30×10^9/L，则应停药。对中性粒细胞明显降低者，可试用 G - CSF 或 GM - CSF 治疗。

3）精神异常：可表现为抑郁、妄想、重度焦虑等精神病症状。因此，使用干扰素前应评估患者的精神状况，治疗过程中也应密切观察。抗抑郁药可缓解此类不良反应，但对症状严重者应及时停用IFN - α。

4）干扰素可诱导产生自身抗体和自身免疫病：包括抗甲状腺抗体、抗核抗体和抗胰岛素抗体。多数情况下无明显临床表现，部分患者可出现甲状腺疾病（甲减或甲亢）、糖尿病、血小板减少、银屑病、白斑、类风湿关节炎和系统性红斑狼疮样综合征等，严重者应停药。

5）其他少见的不良反应：包括肾脏损害（间质性肾炎、肾病综合征和急性肾衰竭等）、心血管并发症（心律失常、缺血性心脏病和心肌病等）、视网膜病变、听力下降和间质性肺炎等。发生上述反应时，应停止干扰素治疗。

（4）干扰素治疗的禁忌证

1）绝对禁忌证：包括妊娠、精神病史（如严重抑郁症）、未能控制的癫痫、未戒断的酗酒/吸毒者、未经控制的自身免疫病、失代偿期肝硬化、有症状的心脏病、治疗前中性粒细胞计数 $<1.0\times10^9/L$ 和治疗前血小板计数 $<50\times10^9/L$。

2）相对禁忌证：包括甲状腺疾病、视网膜病、银屑病、既往抑郁症史、未控制的糖尿病、未控制的高血压、总胆红素 >51μmol/L（特别是以间接胆红素为主者）。

5. 核苷（酸）类似物治疗

（1）拉米夫定：国内外随机对照临床试验表明，每日口服拉米夫定100mg可明显抑制HBV DNA水平，HBeAg血清学转换率随治疗时间延长而提高，治疗1年、2年、3年、4年、5年后HBeAg血清转换率分别为16%、17%、23%、28%、35%；治疗前ALT水平较高者，一般HBeAg血清学转换率也较高。长期治疗可以减轻炎症，降低肝纤维化和肝硬化的发生率。随机对照临床试验表明，本药可降低肝功能失代偿和HCC发生率。在失代偿期肝硬化患者也能改善肝功能，延长生存期。国外研究结果显示，拉米夫定治疗儿童慢性乙肝的疗效与成人相似，安全性良好。

对乙肝肝移植患者，移植前用拉米夫定，移植后拉米夫定与HBIG联用，可明显降低肝移植后HBV再感染，并可减少HBIG剂量。

随用药时间的延长，患者发生病毒耐药变异的比例增高（第1年、2年、3年、4年分别为14%、38%、49%、66%），从而限制其长期应用。部分患者在发生病毒耐药变异后会出现病情加重，少数甚至发生肝功能失代偿。另外，部分患者在停用本药后会出现HBV DNA和ALT水平升高，个别患者甚至可发生肝功能失代偿。我国SFDA已批准拉米夫定用于肝功能代偿的成年慢性乙肝患者。

（2）阿德福韦酯：目前临床应用的阿德福韦酯是阿德福韦的前体，在体内水解为阿德福韦，发挥抗病毒作用。阿德福韦酯是5′-单磷酸脱氧阿糖腺苷的无环类似物。随机双盲安慰剂对照的临床试验表明，在HBeAg阳性慢性乙肝患者，口服阿德福韦酯可明显抑制HBV DNA复制，应用1年、2年、3年时的HBV DNA转阴率（<1 000拷贝/mL）分别为28%、45%、56%，HBeAg血清学转换率分别为12%、29%、43%；其耐药发生率分别为0、1.6%、3.1%；治疗HBeAg阴性者1年、2年、3年的耐药发生率分别为0、3.0%和5.9%～11%。本药对拉米夫定耐药变异的代偿期和失代偿期肝硬化患者均有效。在较大剂量时有一定肾毒性，主要表现为血清肌酐升高和血磷下降，但每日10mg剂量对肾功能影响较小。每日10mg，治疗48～96周，有2%～3%患者血清肌酐较基线值上升 >44.2μmol/L（0.5mg/dl）。因此，对应用阿德福韦酯治疗者，应定期监测血清肌酐和血磷。

阿德福韦酯已获我国SFDA批准用于治疗慢性乙肝，其适应证为肝功能代偿的成年慢性乙肝患者。本药尤其适合于需长期用药或已发生拉米夫定耐药者。

（3）恩替卡韦：为环戊酰鸟苷类似物，广泛应用于临床时间不长。Ⅱ/Ⅲ期临床研究表明，成人每日口服0.5mg能有效抑制HBV DNA复制，疗效优于拉米夫定；Ⅲ期临床研究表明，对发生YMDD变异者将剂量提高至每日1mg能有效抑制HBV DNA复制。对初治患者治疗1年时的耐药发生率为0，但对已发生YMDD变异患者治疗1年时的耐药发生率为5.8%。恩替卡韦也已获我国SFDA批准用于治疗慢性乙肝，其适应证为肝功能代偿的成年慢性乙肝，包括拉米夫定失效者。

（4）替比夫定：替比夫定是特异的HBV聚合酶的抑制剂，临床研究显示替比夫定具有较强的抗HBV效果和良好的安全性，已被我国SFDA批准用于慢性乙肝的治疗。

（5）应用核苷（酸）类似物治疗时的监测和随访

1）治疗前检查：①生化学指标，包括ALT、AST、胆红素、清蛋白等。②病毒学标志，包括HBeAg、抗-HBe和HBV DNA的基线状态或水平。③根据病情需要，检测血常规、磷酸肌酸激酶和血清肌酐等。另外，有条件的单位治疗前后可行肝组织学检查。

2）治疗过程中应对相关指标定期监测和随访，以评价疗效和提高依从性：①生化学指标在治疗开始后每月检查1次，连续3次，以后随病情改善可每3个月检查1次。②病毒学标志治疗开始后每3个月检测1次HBsAg、HBeAg、抗-HBe、HBV DNA。③根据病情需要，检测血常规、血清磷酸肌酸激酶和肌酐等指标。

无论治疗前 HBeAg 阳性或阴性患者，于治疗 1 年时仍可检测到 HBV DNA，或 HBV DNA 下降 < 2log10 者，应改用其他抗病毒药治疗（可先重叠用药 1 ~ 3 个月）。但对肝硬化或肝功能失代偿患者不可轻易停药。

6. 免疫调节治疗　免疫调节治疗是慢性乙肝治疗的重要手段之一，但目前尚缺乏乙肝特异性免疫治疗方法。胸腺素 α_1 可增强非特异性免疫功能，不良反应小，使用安全，对于有抗病毒适应证，但不能耐受或不愿接受干扰素和核苷（酸）类似物治疗的患者，有条件时可用胸腺素 α_1 1.6mg，每周 2 次皮下注射，疗程 6 个月。

7. 其他抗病毒药物及中药治疗　苦参素（氧化苦参碱）系我国学者从中药苦豆子中提取，已制成静注、肌内注射及口服制剂。我国临床研究表明，本药具有改善肝脏生化学指标及一定的抗 HBV 作用。但其抗 HBV 的确切疗效尚需进一步扩大病例数，进行严格的多中心随机对照临床试验加以验证。中医中药治疗慢性乙肝在我国应用广泛，但多数药物缺乏严格随机对照研究，其抗病毒疗效尚需进一步验证。

8. 关于联合治疗　有研究报道，拉米夫定和胸腺素 α_1 的联合治疗可提高持久应答率，但尚需进一步证实。干扰素或拉米夫定与其他药物（包括中草药）联合治疗慢性乙肝的疗效也需进一步证实。目前不推荐干扰素联合拉米夫定治疗 HBeAg 阳性或阴性慢性乙肝。对 IFN－α、拉米夫定序贯治疗的效果尚需进一步研究。也不推荐拉米夫定联合阿德福韦酯用于初治或未发生拉米夫定耐药突变的慢性乙肝患者。

9. 抗病毒治疗的推荐意见

（1）慢性 HBV 携带者和非活动性 HBsAg 携带者：对慢性 HBV 携带者应动员其做肝组织学检查，如肝组织学显示 Knodell HAI≥4 或≥G2 炎症坏死者，需进行抗病毒治疗。如肝炎病变不明显或未做肝组织学检查者，建议暂不进行治疗。非活动性 HBsAg 携带者一般不需治疗。上述两类携带者均应每 3 ~ 6 个月进行生化学、病毒学、甲胎蛋白和影像学检查，一旦出现 ALT≥2 × ULN，且同时 HBV DNA 阳性，可用 IFN－α 或核苷（酸）类似物治疗。

（2）HBeAg 阳性慢性乙肝患者：对于 HBV DNA 定量≥1×10^5 拷贝/mL，ALT 水平≥2 × ULN，或 ALT < 2 × ULN，但肝组织学显示 Knodell HAI≥4，或≥G2 炎症坏死者，应进行抗病毒治疗。可根据具体情况和患者的意愿，选用 IFN－α（ALT 水平应 < 10 × ULN）或核苷（酸）类似物治疗。对 HBV DNA 阳性但 < 1×10^5 拷贝/mL 者经监测病情 3 个月，HBV DNA 仍未转阴，且 ALT 异常，则应抗病毒治疗。

1）普通 IFN－α 5MU（可根据患者的耐受情况适当调整剂量），每周 3 次或隔日 1 次，皮下或肌内注射，一般疗程为 6 个月。如有应答，为提高疗效，亦可延长疗程至 1 年或更长。应注意剂量及疗程的个体化。如治疗 6 个月无应答者，可改用其他抗病毒药物。

2）PegIFN－α2a 50 ~ 180μg，每周 1 次皮下注射，疗程 1 年。剂量应根据患者耐受性等因素决定。

3）拉米夫定 100mg，每日 1 次日服。治疗 1 年时，如 HBV DNA 检测不到（PCR 法）或低于检测下限，ALT 复常，HBeAg 转阴但未出现抗－HBe 者，建议继续用药，直至 HBeAg 血清学转换，经监测 2 次（每次至少间隔 6 个月）仍保持不变者可以停药，但停药后需密切监测肝脏生化学和病毒学指标。

4）阿德福韦酯 10mg，每日 1 次口服。疗程可参照拉米夫定。

5）恩替卡韦 0.5mg（对拉米夫定耐药患者为 1mg），每日 1 次口服。疗程可参照拉米夫定。

6）替比夫定 600mg，每日 1 次口服。疗程可参照拉米夫定。

（3）HBeAg 阴性慢性乙肝患者：HBV DNA 定量≥1×10^4 拷贝/mL，ALT 水平≥2 × ULN，或 ALT < 2ULN，但肝组织学检查显示 Knodell HAI≥4，或 G2 炎症坏死者，应进行抗病毒治疗。由于难以确定治疗终点，因此应治疗至检测不出 HBV DNA（PCR 法），ALT 复常。此类患者复发率高，疗程宜长，至少为 1 年。因需要较长期治疗，最好选用 IFN－α（ALT 水平应 < 10 × ULN），或阿德福韦酯或恩替卡韦等耐药发生率低的核苷（酸）类似物治疗。对达不到上述推荐治疗标准，则应监测病情变化，如持续 HBV DNA 阳性且 ALT 异常，也应考虑抗病毒治疗。

1）普通 IFN－α 5MU，每周 3 次或隔日 1 次皮下或肌内注射，疗程至少 1 年。

2）PegIFN－α2a 50～180μg，每周 1 次皮下注射，疗程至少 1 年。

3）阿德福韦酯 10mg，每日 1 次口服，疗程至少 1 年。当监测 3 次（每次至少间隔 6 个月）HBV DNA 检测不到（PCR 法）或低于检测下限和 ALT 正常时可以停药。

4）拉米夫定 100mg，每日 1 次口服，疗程至少 1 年。治疗终点同阿德福韦酯。

5）恩替卡韦 0.5mg（对拉米夫定耐药患者为 1mg），每日 1 次口服。疗程可参照阿德福韦酯。

（4）代偿期乙肝肝硬化患者：HBeAg 阳性者的治疗指征为 HBV DNA≥10^5 拷贝/mL，HBeAg 阴性者为 HBV DNA≥10^4 拷贝/mL，ALT 正常或升高。治疗目标是延缓、降低肝功能失代偿和 HCC 的发生。

1）拉米夫定 100mg，每日 1 次口服。无固定疗程，需长期应用。

2）阿德福韦酯 10mg，每日 1 次口服。无固定疗程，需长期应用。

3）干扰素因其有导致肝功能失代偿等并发症的可能，应用应十分慎重。如认为有必要，宜从小剂量开始，根据患者的耐受情况逐渐增加到预定的治疗剂量。

（5）失代偿期乙肝肝硬化患者：治疗指征为 HBV DNA 阳性，ALT 正常或升高。治疗目标是通过抑制病毒复制，改善肝功能，以延缓或减少肝移植的需求。抗病毒治疗只能延缓疾病进展，但本身不能改变终末期肝硬化的最终结局。干扰素治疗可导致肝功能衰竭，属禁忌证。

对于病毒复制活跃和炎症活动的失代偿期肝硬化患者，在其知情同意的基础上可给予拉米夫定治疗，以改善肝功能，但不可随意停药。一旦发生耐药变异，应及时加用其他已批准的能治疗耐药变异的核苷（酸）类似物。

（6）应用化疗和免疫抑制剂治疗的患者：对于因其他疾病而接受化疗、免疫抑制剂（特别是肾上腺糖皮质激素）治疗的 HBsAg 阳性者，即使 HBV DNA 阴性和 ALT 正常，也应在治疗前 1 周开始服用拉米夫定，每日 100mg，化疗和免疫抑制剂治疗停止后应根据患者病情决定拉米夫定停药时间。对拉米夫定耐药者，可改用其他已批准的能治疗耐药变异的核苷（酸）类似物。核苷（酸）类似物停用后可出现复发甚至病情恶化，应十分注意。

（7）肝移植患者：对于拟接受肝移植手术的 HBV 感染相关疾病患者，应于肝移植术前 1～3 个月开始服用拉米夫定，每日 100mg 口服，术中无肝期加用 HBIG，术后长期使用拉米夫定和小剂量 HBIG（第 1 周每日 800U，以后每周 800U），并根据抗－HBs 水平调整 HBIG 剂量和用药间隔（一般抗－HBs 谷值浓度至少在 100～150mU/mL 以上，术后半年内最好 >500mU/mL），但理想的疗程有待进一步确定。对于发生拉米夫定耐药者，可选用其他已批准的能治疗耐药变异的核苷（酸）类似物。

（8）其他特殊情况的处理

1）普通 IFN－α 治疗无应答患者：经过规范的普通 IFN－α 治疗无应答患者，再次应用普通 IFN 治疗的疗效很低。可试用 PegIFN－α2a 或核苷（酸）类似物治疗。

2）强化治疗：指在治疗初始阶段每日应用普通 IFN－α，连续 2～3 周后改为隔日或每周 3 次的治疗。目前对此疗法意见不一，因此不予推荐。

3）应用核苷（酸）类似物发生耐药突变后的治疗：拉米夫定治疗期间可发生耐药突变，出现“反弹”，建议加用其他已批准的能治疗耐药变异的核苷（酸）类似物并重叠 1～3 个月，或根据 HBV DNA 检测阴性后撤换拉米夫定；也可使用 IFN－α（建议重叠用药 1～3 个月）。

4）停用核苷（酸）类似物后复发者的治疗：如停药前无拉米夫定耐药，可再用拉米夫定治疗或其他核苷（酸）类似物治疗。如无禁忌证，亦可用 IFN－α 治疗。

（9）儿童患者：12 岁以上慢性乙肝患儿，其普通 IFN－α 治疗的适应证、疗效及安全性与成人相似，剂量为 3～6MU/m^2，最大剂量不超过 10MU/m^2。在知情同意的基础上，也可按成人的剂量和疗程用拉米夫定治疗。

（二）抗炎保肝治疗

肝脏炎症坏死及其所致的肝纤维化是疾病进展的主要病理学基础，因而如能有效抑制肝组织炎症，有可能减少肝细胞破坏和延缓肝纤维化的发展。甘草酸制剂、水飞蓟宾类等制剂活性成分比较明确，有不同程度的抗感染、抗氧化、保护肝细胞膜及细胞器等作用，临床应用这些制剂可改善肝脏生化学指标。联苯双酯和双环醇等也可降低血清转氨酶特别是 ALT 水平。

抗炎保肝治疗只是综合治疗的一部分，并不能取代抗病毒治疗。对于 ALT 明显升高或肝组织学明显炎症坏死者，在抗病毒治疗的基础上可适当选用抗炎和保肝药物。不宜同时应用多种抗炎保肝药物，以免加重肝脏负担及因药物间相互作用而引起不良效应。

（三）抗纤维化治疗

有研究表明，经 IFN－α 或核苷（酸）类似物抗病毒治疗后，肝组织病理学可见纤维化甚至肝硬化有所减轻，因此抗病毒治疗是抗纤维化治疗的基础。

根据中医学理论和临床经验，肝纤维化和肝硬化属正虚血瘀证范畴，因此对慢性乙肝肝纤维化及早期肝硬化的治疗多以益气养阴、活血化瘀为主，兼以养血柔肝或滋补肝肾。据报道，国内多家单位所拟定的多个抗肝纤维化中药方剂均有一定疗效。今后应根据循证医学原理，按照新药临床研究管理规范（GCP）进行大样本、随机、双盲临床试验，并重视肝组织学检查结果，以进一步验证各种中药方剂的抗肝纤维化疗效。

（四）患者随访

治疗结束后，不论有无治疗应答，停药后半年内至少每 2 个月检测 1 次 ALT、AST、血清胆红素（必要时）、HBV 血清学标志和 HBV DNA，以后每 3～6 个月检测 1 次，至少随访 12 个月。随访中如有病情变化，应缩短随访间隔。

对于持续 ALT 正常且 HBV DNA 阴性者，建议每 6 个月进行 HBV DNA、ALT、AFP 和 B 超检查。对于 ALT 正常但 HBV DNA 阳性者，建议每 3 个月检测 1 次 HBV DNA 和 ALT，每 6 个月进行 AFP 和 B 超检查；如有可能，应做肝穿刺检查。

对于慢性乙肝、肝硬化患者，特别是 HCC 高危患者（＞40 岁、男性、嗜酒、肝功能不全或已有 AFP 增高），应每 3～6 个月检测 AFP 和腹部 B 超（必要时做 CT 或 MRI），以早期发现 HCC。

对肝硬化患者还应每 1～2 年进行胃镜检查或上消化道 X 线造影，以观察有无食管胃底静脉曲张及其进展情况。

（吴凌东）

第二节　慢性丙型肝炎

一、自然史

暴露于 HCV 后 1～3 周，在外周血中可检测到 HCV RNA。但在急性 HCV 感染者出现临床症状时，仅 50%～70% 患者抗－HCV 阳性，3 个月后约 90% 患者抗－HCV 阳转。

感染 HCV 后，病毒血症持续 6 个月仍未清除者为慢性感染。丙肝慢性化率为 50%～85%。感染后 20 年，儿童和年轻女性肝硬化发生率为 2%～4%；中年时期因输血感染者为 20%～30%；一般人群为 10%～15%。40 岁以下人群及女性感染 HCV 后自发清除病毒率较高；感染 HCV 时年龄在 40 岁以上、男性及合并感染 HIV 并导致免疫功能低下者可促进疾病进展。

HCV 相关 HCC 发生率在感染 30 年后为 1%～3%，主要见于肝硬化和进展性肝纤维化患者；一旦发展成为肝硬化，HCC 的年发生率为 1%～7%。以上促进丙肝进展的因素以及糖尿病等均可促进 HCC 的发生。输血后丙肝患者的 HCC 发生率相对较高。发生肝硬化和 HCC 患者的生活质量均有所下降。

肝硬化和 HCC 是慢性丙肝患者的主要死因，其中失代偿期肝硬化最为重要。有报道，一旦发生肝硬化，10 年存活率约为 80%，如出现失代偿，10 年存活率仅为 25%。α 干扰素（IFN－α）治疗后完全应答者（包括完全应答后复发者）的 HCC 发生率较低，而无应答者较高。

影响丙肝自然史的因素很多，除上述相关因素外，尚有合并 HBV 感染、嗜酒（50g/d 以上）、非酒精性脂肪肝（NASH）、感染源、感染途径、肝脏高铁载量、合并血吸虫感染、肝毒性药物、环境污染所致的有毒物质、精神障碍、糖尿病和胰岛素抵抗、种族、咖啡因和大麻等。

二、辅助检查

（一）实验室检查

1. 血清生化学检测　ALT、AST 水平变化可反映肝细胞损害程度，但 ALT、AST 水平与 HCV 感染引起的肝组织炎症分度和病情的严重程度不一定平行；急性丙肝患者 ALT 和 AST 水平一般较低，但也有较高者。急性丙肝患者人血清蛋白、凝血酶原活动度和胆碱酯酶活性降低较少，但在病程较长的慢性肝炎、肝硬化或重型肝炎时可明显降低，其降低程度与疾病的严重程度成正比。

慢性丙肝患者中约 30% ALT 水平正常，约 40% ALT 水平低于 2 倍正常值上限。虽然大多数此类患者只有轻度肝损伤，但有部分患者可发展为肝硬化。ALT 水平下降是抗病毒治疗中出现应答的重要指标之一。凝血酶原时间可作为慢性丙肝患者病情进展的监测指标，但迄今尚无一个或一组血清学标志可对肝纤维化进行准确分期。

2. 抗 - HCV 检测　抗 - HCV 酶免疫法（EIA）适用于高危人群筛查，也可用于 HCV 感染者的初筛。但抗 - HCV 阴转与否不能作为抗病毒疗效的考核指标。用第三代 EIA 法检测丙肝患者，其敏感度和特异度可达 99%，因此不需要用重组免疫印迹法（RIBA）验证。但一些血透析、免疫功能缺陷和自身免疫病患者可出现抗 - HCV 假阳性，因此 HCV RNA 检测有助于确诊这些患者是否合并感染 HCV。

3. HCV RNA 检测　在 HCV 急性感染期，在血浆或血清中的病毒基因组水平可达到$10^5 \sim 10^7$ 拷贝/mL。在 HCV 慢性感染者中，HCV RNA 水平在不同个体之间存在很大差异，变化范围在 $5 \times 10^4 \sim 5 \times 10^6$ 拷贝/mL 之间，但同一名患者的血液中 HCV RNA 水平相对稳定。

（1）HCV RNA 定性检测：对抗 - HCV 阳性的 HCV 持续感染者，需要通过 HCV RNA 定性试验确证。HCV RNA 定性检测的特异度在 98% 以上，只要一次病毒定性检测为阳性，即可确证 HCV 感染，但一次检测阴性并不能完全排除 HCV 感染，应重复检查。

（2）HCV RNA 定量检测：定量聚合酶链反应（qPCR）、分支 DNA（bDNA）、实时荧光定量 PCR 法均可检测 HCV RNA 病毒载量。国外 HCV RNA 定量检测试剂盒有 PCR 扩增的 Cobas V2.0、Super-Quant、LCx HCV RNA 定量分析法等，但 bDNA 的 Versant HCV RNA 2.0 和 3.0 定量分析法应用较为广泛。国内的实时荧光定量 PCR 法已获得 SFDA 的正式批准。不同 HCV RNA 定量检测法可用拷贝/mL 和 U/mL 两种表示方法，两者之间进行换算时应采用不同检测方法的换算公式，如罗氏公司 Cobas V2.0 的 U/mL 与美国国立遗传学研究所的 SuperQuant 的拷贝数/mL 换算公式是：U/mL = 0.854 × 拷贝数/mL + 0.538。

HCV 载量的高低与疾病严重程度、疾病进展并无绝对相关性，但可作为抗病毒疗效评估的观察指标。在 HCV RNA 检测中应注意可能存在假阳性和假阴性结果。

4. HCV 基因分型　HCV RNA 基因分型方法较多，国内外在抗病毒疗效考核研究中应用 Simmonds 等 1 ~ 6 型分型法最为广泛。HCV RNA 基因分型结果有助于判定治疗的难易程度及制订抗病毒治疗的个体化方案。

（二）病理学检查

病理组织学检查对丙肝的诊断、衡量炎症和纤维化程度、评估药物疗效以及预后判断等方面至关重要。急性丙肝可有与甲型、乙型肝炎相似的小叶内炎症及汇管区各种病变，但也可观察到其他的一些组织学特征，如：①单核细胞增多症样病变，即单个核细胞浸润于肝窦中，形成串珠状。②肝细胞大泡性脂肪变性。③胆管损伤伴汇管区大量淋巴细胞浸润，甚至有淋巴滤泡形成。胆管细胞损毁，叶间胆管数量减少，类似于自身免疫性肝炎。④常见界面性炎症。

慢性丙肝肝组织中常可观察到汇管区淋巴滤泡形成、胆管损伤、小叶内肝细胞脂肪变性、小叶内 Kupffer 细胞或淋巴细胞聚集，这些较为特征性的组织学表现对于慢性丙肝的诊断有一定参考价值。

肝组织炎症程度的分级、纤维化程度的分期诊断可参照“病毒性肝炎防治方案”中病理学诊断标准。对于科研或评估治疗药物的疗效，可根据不同需求，选用国内外各种半定量计分方法。

三、诊断

（一）急性丙肝的诊断

1. 流行病学史　有输血史、应用血液制品史或明确的 HCV 暴露史。输血后急性丙肝的潜伏期为 2～16 周（平均 7 周），散发性急性丙肝的潜伏期尚待研究。

2. 临床表现　全身乏力、食欲减退、恶心和右季肋部疼痛等，少数伴低热、轻度肝大，部分患者可出现脾大，少数患者可出现黄疸。部分患者无明显症状，表现为隐匿性感染。

3. 实验室检查　ALT 多呈轻度和中度升高，抗 - HCV 和 HCV RNA 阳性。HCV RNA 常在 ALT 恢复正常前转阴，但也有 ALT 恢复正常而 HCV RNA 持续阴性者。

有上述 1 +2 +3 或 2 +3 者可诊断。

（二）慢性丙肝的诊断

1. 诊断依据　HCV 感染 >6 个月，或发病日期不明、无肝炎史，但肝脏组织病理学检查符合慢性肝炎，或根据症状、体征、实验室及影像学检查结果综合分析，亦可诊断。

2. 病变程度判定　病变程度判断可参考中华医学会传染病与寄生虫病学分会、肝病学分会联合修订的“病毒性肝炎防治方案”中关于肝脏炎症和纤维化分级、分期的诊断标准。HCV 单独感染极少引起重型肝炎，HCV 重叠 HIV、HBV 等病毒感染或过量饮酒或应用肝毒性药物时，可发展为重型肝炎。HCV 感染所致重型肝炎的临床表现与其他嗜肝病毒所致重型肝炎基本相同，可表现为急性、亚急性和慢性经过。

3. 慢性丙肝肝外表现　肝外临床表现或综合征可能是机体异常免疫反应所致，包括类风湿关节炎、干燥性结膜角膜炎、扁平苔藓、肾小球肾炎、混合型冷球蛋白血症、B 细胞淋巴瘤和迟发性皮肤卟啉症等。

4. 肝硬化与 HCC　慢性 HCV 感染的最严重结果是进行性肝纤维化所致的肝硬化和 HCC。

5. 混合感染　HCV 与其他病毒的重叠、合并感染统称为混合感染。我国 HCV 与 HBV 或 HIV 混合感染较为多见。

6. 肝脏移植后 HCV 感染的复发　丙肝常在肝移植后复发，且其病程的进展速度明显快于免疫功能正常的丙肝患者。一旦移植的肝脏发生肝硬化，出现并发症的危险性将高于免疫功能正常的肝硬化患者。肝移植后丙肝复发与移植时 HCV RNA 水平及移植后免疫抑制程度有关。

四、治疗

（一）抗病毒治疗

1. 抗病毒治疗的目的　抗病毒治疗的目的是清除或持续抑制体内的 HCV，以改善或减轻肝损害，阻止进展为肝硬化、肝衰竭或 HCC，并提高患者的生活质量。

2. 抗病毒治疗的有效药物　IFN - α 是抗 HCV 的有效药物，包括普通 IFN - α、复合 IFN 和 PegIFN - α。后者是在 IFN - α 分子上交联无活性、无毒性的 PEG 分子，延缓 IFN - α 注射后的吸收和体内清除过程，其半减期较长，每周 1 次给药即可维持有效血药浓度。复合 IFN 9μg 相当于普通 IFN - α 3MU。PegIFN - α 与利巴韦林联合应用是目前最有效的抗病毒治疗方案，其次是普通 IFN - α 或复合 IFN、利巴韦林联合疗法，均优于单用 IFN - α。国外最新临床试验结果显示，PegIFN - α2a（180μg）或PegIFN - α2b（1.5μg/kg）每周 1 次皮下注射联合利巴韦林口服治疗 48 周的疗效相似，持续病毒学应答（SVR）率可达 54% ~56%；普通 IFN - α（3MU）肌内注射每周 3 次联合利巴韦林治疗 48 周的 SVR 率稍低，为 44% ~47%；单用 PegIFN - α2a 或普通 IFN - α 治疗 48 周的 SVR 率分别仅为 25% ~39% 和 12% ~19%。我国临床试验结果表明，PegIFN - α2a（180μg）24 周单药治疗慢性丙肝的总 SVR

率为41.5%，其中基因1型患者为35.4%，非1型患者为66.7%。因此，如无利巴韦林的禁忌证，均应采用联合疗法。

（二）抗病毒治疗的适应证

只有确诊为血清HCV RNA阳性的丙肝患者才需要抗病毒治疗。

1. 一般丙肝患者的治疗

（1）急性丙肝：IFN-α治疗能显著降低急性丙肝的慢性化率，因此如检测到HCV RNA阳性，即应开始抗病毒治疗。目前对急性丙肝治疗尚无统一方案，建议给予普通IFN-α 3MU，隔日1次肌内注射或皮下注射，疗程为24周，应同时服用利巴韦林800~1 000mg/d。

（2）慢性丙肝

1）ALT或AST持续或反复升高，或肝组织学有明显炎症坏死（G≥2）或中度以上纤维化（S≥2）者，易进展为肝硬化，应给予积极治疗。

2）ALT持续正常者大多数肝脏病变较轻，应根据肝活检病理学结果决定是否治疗。对已有明显纤维化（S2、S3）者，无论炎症坏死程度如何，均应给予抗病毒治疗；对轻微炎症坏死且无明显纤维化（S0、S1）者，可暂不治疗，但每隔3~6个月应检测肝功能。

3）ALT水平并不是预测患者对IFN-α应答的重要指标。既往曾报道，用普通IFN-α治疗ALT正常的丙肝患者无明显效果，因而不主张应用IFN-α治疗。但最近有研究发现，用PegIFN-α2a与利巴韦林联合治疗ALT正常的丙肝患者，其病毒学应答率与ALT升高的丙肝患者相似。因此，对于ALT正常或轻度升高的丙肝患者，只要HCV RNA阳性，也可进行治疗，但尚需积累更多患者做进一步临床研究。

（3）丙肝肝硬化

1）代偿期肝硬化（Child-Pugh A级）患者，尽管对治疗的耐受性和效果有所降低，但为使病情稳定、延缓或阻止肝衰竭和HCC等并发症的发生，建议在严密观察下给予抗病毒治疗。

2）失代偿期肝硬化患者，多难以耐受IFN-α治疗的不良反应，有条件者应行肝脏移植术。

（4）肝移植后丙肝复发：HCV相关的肝硬化或HCC患者经肝移植后，HCV感染复发率很高。IFN-α治疗对此类患者有一定效果，但有促进对移植肝排斥反应的可能，可在有经验的专科医生指导和严密观察下进行抗病毒治疗。

2. 特殊丙肝患者的治疗

（1）儿童和老年人有关儿童慢性丙肝的治疗经验尚不充分：初步临床研究结果显示，IFN-α单一治疗的SVR率似高于成人，对药物的耐受性也较好。65岁或70岁以上的老年患者原则上也应进行抗病毒治疗，但一般对治疗的耐受性较差。因此，应根据患者的年龄、对药物的耐受性、并发症（如高血压、冠心病等）及患者的意愿等因素全面衡量，以决定是否给予抗病毒治疗。

（2）酗酒及吸毒者：慢性酒精中毒及吸毒可能促进HCV复制，加剧肝损害，从而加速发展为肝硬化甚至HCC的进程。由于酗酒及吸毒患者对于抗病毒治疗的依从性、耐受性和SVR率均较低，因此治疗丙肝必须同时戒酒及戒毒。

（3）合并HBV或HIV感染者：合并HBV感染会加速慢性丙肝向肝硬化或HCC的进展。对于HCV RNA阳性/HBV DNA阴性者，先给予抗HCV治疗；对于两种病毒均呈活动性复制者，建议首先以IFN-α加利巴韦林清除HCV，对于治疗后HBV DNA仍持续阳性者可再给予抗HBV治疗。对此类患者的治疗尚需进行深入研究，以确定最佳治疗方案。

合并HIV感染也可加速慢性丙肝的进展，抗HCV治疗主要取决于患者的CD_4^+细胞计数和肝组织的纤维化分期。免疫功能正常、尚无即刻进行高活性抗反转录病毒治疗（HAART）指征者，应首先治疗HCV感染；正在接受HAART治疗、肝纤维化呈S2或S3的患者，需同时给予抗HCV治疗；但要特别注意观察利巴韦林与抗HIV核苷类似物相互作用的可能性，包括乳酸性酸中毒等。对于严重免疫抑制者（CD_4^+阳性淋巴细胞$<2\times10^8$/L），应首先给抗HIV治疗，待免疫功能重建后再考虑抗HCV治疗。

（4）慢性肾衰竭：对于慢性丙肝伴肾衰竭且未接受透析者，不应进行抗病毒治疗。已接受透析且组织病理学上尚无肝硬化的患者（特别是准备行肾移植的患者），可单用 IFN－α 治疗（应注意在透析后给药）。由于肾功能不全的患者可发生严重溶血，因此一般不应用利巴韦林联合治疗。

（三）抗病毒治疗的禁忌证

1. IFN－α

（1）绝对禁忌证：妊娠、精神病史（如严重抑郁症）、未能控制的癫痫、未戒掉的酗酒/吸毒者、未经控制的自身免疫病、失代偿期肝硬化、有症状的心脏病、治疗前粒细胞 $<1.0\times10^9$/L；治疗前血小板 $<50\times10^9$/L、器官移植者急性期（肝移植除外）。

（2）相对禁忌证：甲状腺疾病、视网膜病、银屑病、既往抑郁症史、未控制的糖尿病、未控制的高血压。

2. 利巴韦林

（1）绝对禁忌证：妊娠、严重心脏病、肾功能不全、血红蛋白病、血红蛋白 <80g/L。

（2）相对禁忌证：未控制的高血压、未控制的冠心病、血红蛋白 <100g/L。

（四）抗病毒治疗应答的类型及影响因素

1. 抗病毒治疗应答的类型　依据所观察的指标不同，可分为生化学应答、病毒学应答及组织学应答。

（1）生化学应答：ALT 和 AST 恢复正常。

（2）病毒学应答

1）早期病毒学应答（EVR）：指治疗 12 周时血清 HCVRNA 定性检测阴性（或定量检测小于最低检测限），或定量检测降低 2 个对数级（log）以上。有早期 EVR 者易获得 SVR，无 EVR 者不易获得 SVR，因此 EVR 可作为预测 SVR 的指标。

2）治疗结束时病毒学应答（ETVR）：即治疗结束时定性检测 HCV RNA 为阴性（或定量检测小于最低检测限）。

3）SVR：即治疗结束至少随访 24 周时，定性检测 HCVRNA 阴性（或定量检测小于最低检测限）。

4）无应答（NR）：指从未获得 EVR、ETVR 及 SVR 者。

5）复发：指治疗结束时为定性检测 HCV RNA 为阴性（或定量检测小于最低检测限），但停药后 HCV RNA 又变为阳性。

6）治疗中反弹：治疗期间曾有 HCV RNA 载量降低或阴转，但尚未停药即出现 HCV RNA 载量上升或阳转。

（3）组织学应答：指肝组织病理学炎症坏死和纤维化的改善情况，可采用国内外通用的肝组织分级（炎症坏死程度）、分期（纤维化程度）或半定量计分系统来评价。

2. 抗病毒治疗应答的影响因素　慢性丙肝抗病毒疗效应答受多种因素的影响。下列因素有利于取得 SVR：①HCV 基因型 2、3 型。②病毒水平 $<2\times10^6$ 拷贝/mL。③年龄 <40 岁。④女性。⑤感染 HCV 时间短。⑥肝脏纤维化程度轻。⑦对治疗的依从性好。⑧无明显肥胖者。⑨无合并 HBV 及 HIV 感染者。⑩治疗方法以 PegIFN－α 与利巴韦林联合治疗为最佳。

（五）治疗方案

治疗前应进行 HCV RNA 基因分型（1 型和非 1 型）和血中 HCV RNA 定量，以决定抗病毒治疗的疗程和利巴韦林的剂量。

1. HCV RNA 基因　为 1 型，或（和）HCV RNA 定量 $\geqslant 2\times10^6$ 拷贝/mL 者，可选用下列方案之一。

（1）PegIFN－α 联合利巴韦林治疗方案：PegIFN－α2a 180μg，每周 1 次皮下注射，联合口服利巴韦林 1 000mg/d，至 12 周时检测 HCV RNA。如 HCV RNA 下降幅度 <2 个对数级，则考虑停药；如 HCV RNA 定性检测为阴转，或低于定量法的最低检测限，继续治疗至 48 周；如 HCV RNA 未转阴，但下降 $\geqslant 2$ 个对数级，则继续治疗到 24 周。如 24 周时 HCV RNA 转阴，可继续治疗到 48 周；如果 24 周时仍未转阴，则停药观察。

（2）普通 IFN－α 联合利巴韦林治疗方案：IFN－α 3～5MU，隔日 1 次肌内注射或皮下注射，联合口服利巴韦林 1 000mg/d，建议治疗 48 周。

（3）不能耐受利巴韦林不良反应者治疗方案：可单用普通 IFN－α、复合 IFN 或 PegIFN，方法同前。

2. HCV RNA 基因　为非 1 型，或（和）HCV RNA 定量 $<2\times10^6$ 拷贝/mL 者，可采用以下治疗方案之一。

（1）PegIFN－α 联合利巴韦林治疗方案：PegIFN－α2a 180μg，每周 1 次皮下注射，联合应用利巴韦林 800mg/d，治疗 24 周。

（2）普通 IFN－α 联合利巴韦林治疗方案：IFN－α 3MU，每周 3 次肌内注射或皮下注射，联合应用利巴韦林 800～1 000mg/d，治疗 24～48 周。

（3）不能耐受利巴韦林不良反应者治疗方案：可单用普通 IFN－α 或 PegIFN－α。

国外文献报道，PegIFN－α2b（1.0～1.5μg/kg）与 PegIFN－α2a（180μg）每周 1 次皮下注射，联合利巴韦林口服 48 周，两法治疗丙肝的 SVR 率相似。在采用普通 IFN－α 治疗时，有人采用所谓“诱导疗法”，即每日肌内注射 IFN－α 3～5MU，连用 15～30d，然后改为每周 3 次。国外研究表明，患者对这一方案的耐受性降低，且能否提高疗效尚不肯定，所以现不推荐使用此方法。利巴韦林用量参考：体重 >85kg 者，1 200mg/d；65～85kg 者 1 000mg/d；<65kg 者，800mg/d。但也有文献报道，利巴韦林的有效剂量为 >10.6mg/kg。

（六）对于治疗后复发或无应答患者的治疗

对于初次单用 IFN－α 治疗后复发的患者，采用 PegIFN－α2a 或普通 IFN－α 联合利巴韦林再次治疗，可获得较高 SVR 率（分别为 47% 和 60%）；对于初次单用 IFN－α 无应答的患者，采用普通 IFN－α 或 PegIFN－α2a 联合利巴韦林再次治疗，其 SVR 率较低（分别为 12%～15% 和 34%～40%）。对于初次应用普通 IFN－α 和利巴韦林联合疗法无应答或复发的患者，可试用 PegIFN－α2a 与利巴韦林联合疗法。

（七）抗病毒治疗的不良反应及处理方法

1. IFN－α 的主要不良反应　见乙肝治疗部分。

2. 利巴韦林的主要不良反应　利巴韦林的主要不良反应为溶血和致畸作用。

（1）及时发现溶血性贫血：需定期做血液学检测，包括血红蛋白、红细胞计数和网织红细胞计数。在肾功能不全者可引起严重溶血，应禁用利巴韦林。当血红蛋白降至≤100g/L 时应减量；血红蛋白≤80g/L 时应停药。

（2）致畸性：男女患者在治疗期间及停药后 6 个月内均应采取避孕措施。

（3）其他不良反应：利巴韦林还可引起恶心、皮肤干燥、瘙痒、咳嗽和高尿酸血症等。

（八）丙肝患者的监测和随访

1. 对接受抗病毒治疗患者的随访监测

（1）治疗前监测项目：治疗前应检测肝/肾功能、血常规、甲状腺功能、血糖及尿常规。开始治疗后第 1 个月应每周检查 1 次血常规，以后每个月检查 1 次直至 6 个月，然后每 3 个月检查 1 次。

（2）生化学检测：治疗期间每个月检查 ALT，治疗结束后 6 个月内每 2 个月检测 1 次。即使患者 HCV 未能清除，也应定期复查 ALT。

（3）病毒学检查：治疗 3 个月时测定 HCV RNA；在治疗结束时及结束后 6 个月也应检测 HCV RNA。

（4）不良反应的监测：所有患者要在治疗过程中每 6 个月、治疗结束后每 3～6 个月检测甲状腺功能；如治疗前就已存在甲状腺功能异常，则应每月检查甲状腺功能。对于老年患者，治疗前应做心电图检查和心功能判断。应定期评估精神状态，尤其是对表现有明显抑郁症和有自杀倾向的患者，应给予停药并密切防护。

2. 对于无治疗指征或存在禁忌证及不愿接受抗病毒治疗的患者的随访

（1）肝脏活检：显示无或仅为轻微损害者，肝病进展的可能性小，但仍应每 24 周进行 1 次体检并检测 ALT。必要时可再做肝活检检查。

（2）生化学检查：对 ALT 持续正常且未进行肝活检者，每 24 周进行 1 次体检并检测 ALT。

（3）肝硬化患者的随访：如已发展为肝硬化，应每 3～6 个月检测甲胎蛋白（AFP）和腹部 B 超（必要时 CT 或 MRI），以早期发现 HCC。对于 HCC 高危患者（>50 岁，男性，嗜酒，肝功能不全或已有 AFP 增高），更应加强随访。另外，对肝硬化患者还应每 1～2 年行上消化道内镜或食管 X 线造影检查，以观察有无食管胃底静脉曲张。

（九）提高丙肝患者对治疗的依从性

患者的依从性是影响疗效的一个重要因素。医生应在治疗开始前向患者详细解释本病的自然病程，并说明抗病毒治疗的必要性、现有抗病毒治疗的疗程、疗效及所需的费用等。还应向患者详细介绍药物的不良反应及其预防和减轻的方法，以及定期来医院检查的重要性，并多给患者关心、安慰和鼓励，以取得患者的积极配合，从而提高疗效。

（吴凌东）

第三节　自身免疫性肝炎

自身免疫性肝炎（auto immune hepatitis，AIH）是由于自身免疫所引起的一组慢性肝炎综合征，呈慢性活动性肝炎表现，检查可见高球蛋白血症和肝脏相关自身抗体出现，可以发展为肝硬化。该病是一类以自身免疫反应为基础，以高丙种球蛋白血症、高血清自身抗体为特征的肝脏炎症性病变。汇管区大量浆细胞浸润并向周围肝实质侵入形成界板炎症是其典型病理组织学特征。此病最早于 1950 年由 Waldenstren 提出，由于本病与系统性红斑狼疮存在某些相似的临床表现和自身抗体，最初被称为“狼疮样肝炎”。以后发现本病与系统性红斑狼疮患者在临床表现和自身抗体上有明显差别。1992 年，国际会议将“自身免疫性肝病”和“自身免疫性慢性活动性肝炎”统称为“自身免疫性肝炎”，并取消了病程 6 个月以上的限制，确定本病为非病毒感染性的自身免疫性疾病。

自身免疫性肝炎分 3 型：Ⅰ型（经典自身免疫性肝炎）以女性多见，有抗核抗体及抗平滑肌抗体（抗肌动蛋白）；Ⅱ型则以儿童多见，以存在抗肝、肾微粒体型抗原的抗体为特征；Ⅲ型以存在抗肝脏可溶性抗原的抗体为特征。Ⅱ、Ⅲ型较少见。

AIH 的流行率为 170/10 万，本病女性多见，男性与女性比例为 1 ： 3.6。年龄一般在 15～40 岁，青少年期是发病高峰期，女性绝经期为另一小高峰。该病有明显的种族倾向和遗传背景，在北欧、英格兰、爱尔兰和犹太等白种民族中发病率高，而在亚洲黄种民族中相对少见。该病任何年龄均可发病。如不治疗易发展为肝硬化，AIH 的病死率很高，超过 50% 的严重 AIH 患者 5 年左右死亡，自行缓解比例很低。

一、病因和发病机制

本病为遗传倾向疾病，具备易患基因的人群可在环境、药物、感染等因素激发下起病。患者由于免疫调控功能缺陷，导致机体对自身肝细胞抗原产生反应，表现为以细胞介导的细胞毒性作用和肝细胞表面特异性抗原与自身抗体结合而产生的免疫反应，并以后者为主。自身免疫性肝炎反映了诱发因素、自身抗原、基因易感性和免疫调节网络之间的综合作用结果。

AIH 的病因和发病机制至今尚未完全清楚，可能涉及遗传、病毒感染、药物和毒素、免疫等多种因素。

（一）病毒感染

所有主要的嗜肝病毒都可能引起 AIH，包括麻疹病毒、甲型肝炎病毒（HAV）、乙型肝炎病毒

(HBV)、丙型肝炎病毒（HCV）、丁型肝炎病毒（HDV）、单纯疱疹病毒 1 型和 EB 病毒。一些观察提示，甲型肝炎后可能发展为 AIH ，也有报道乙型肝炎有类似现象。HCV 感染不引起 AIH，但常伴有 AIH 时可见的自身免疫标记阳性。HDV 感染也可伴有大量的自身免疫反应，特别是出现一些自身抗体，然而，尚无证据说明 HDV 感染可以引起 AIH。AIH 患者中有 9% ~15% 的根据血清学检查可见庚型肝炎病毒 RNA（HGV RNA），但此比例也见于隐源性慢性肝炎，并低于其他肝脏疾病，如慢性病毒性肝炎。

（二）遗传学机制

抗原必须由抗原呈递细胞（APC）呈递给 T 细胞。在此过程中，抗原首先与表达在 APC 表面的 MHC Ⅱ类分子的抗原结合区结合，形成抗原复合物，APC 再将此复合物呈递给 CD_4^+T 辅助细胞。MHC Ⅱ类分子的抗原结合区由 DRβ 链构成，该区域内的氨基酸种类、空间结构影响 APC 呈递抗原的能力。β 链的序列有多态性，这种多态性影响了抗原的结合、影响了 CD_4^+T 细胞的激活。人类的 MHC 分子（即 HLA），目前已基本明确 HLA－DRB130301， －DRB130401 是北欧白人Ⅰ型 AIH 的易感基因。上述等位基因 β 链的 67272 短肽氨基酸组成相同，均为 LLEQKR，其中 DRβ71 位的赖氨酸（K）是影响抗原结合和呈递的关键氨基酸残基。赖氨酸位于 HLA Ⅱ类分子抗原结合区边缘上，能够影响 HLA Ⅱ类分子－抗原复合物的空间构型，从而影响免疫细胞的激活。日本、阿根廷、比利时及墨西哥人Ⅰ型 AIH 的易感基因与北欧白人不同（－DRB130404， －DRB130405），原因是不同人种 HLA Ⅱ类分子结合区内的氨基酸序列略有差异。日本和墨西哥人的 HLA－DRβ71 位赖氨酸由精氨酸（R）替代。由于赖氨酸与精氨酸均为极性氨基酸，因而这种多态性对 APC 的抗原结合和呈递功能影响不大。但是如果 DRβ71 位被一个中性氨基酸取代，将大大降低其抗原结合和呈递能力，因而北欧白种人 HLA－DRB131501 等位基因是抗Ⅰ型 AIH 的基因。HLA－DRB130301 及 30401 位点还与疾病的严重程度相关。其影响机制尚未阐明，推测可能在 HLA－DR3 或 DR4 区内还存在另一个影响病情的相关基因和/或在 HLA2DR 分子中存在其他的决定免疫反应的关键氨基酸。

（三）免疫学机制

目前有关机体对自身抗原免疫耐受丧失的机制尚未阐明，相关的假设、理论较多，其中最令人感兴趣的机制是分子模拟机制，即病原体感染机体后，由于病原体上的某些抗原表位与人体组织蛋白的抗原表位相同或相似，导致病原体刺激机体产生的激活淋巴细胞或抗体与组织抗原发生交叉反应，导致组织器官的损伤。如病毒（HCV、麻疹病毒等）和药物（酚酊、呋喃妥因、苯妥英钠、肼苯达嗪等）等通过分子模拟机制导致肝脏自身免疫性损伤。

其他辅助因素女性激素和环境因子，它们可以上调或下调免疫系统的介质或成分，甚或自身抗原。环境因素，例如尼古丁、乙醇和营养，可以上调或下调药物代谢酶而后变成自身抗原。

二、临床表现

AIH 约有 30% 的患者的表现是急性的。AIH 也可以表现为暴发性肝衰竭。其余的患者发病隐匿，直到疾病进展到肝脏严重受损时才被确诊。相当比例的患者会出现黄疸、食欲缺乏、乏力，女性患者月经紊乱常见。10% ~40% 的患者由于肝脏胀痛而引起腹痛，超过 20% 的患者有发热，大多数患者有肝脏肿大，半数患者可触及脾脏，患者常出现蜘蛛痣，30% ~80% 的患者在发病时已出现肝硬化，10% ~20% 的患者已经出现失代偿性肝硬化，伴有腹腔积液、甚至肝性脑病。20% 的患者出现食管静脉曲张。

AIH 的肝外表现很常见，63% 的患者至少有肝脏以外的一个脏器疾病证据。6% ~36% 的患者有关节病变和关节肿胀，影响到双侧的大、小关节，这些通常是短暂的，但可反映病变活动，偶尔也会发生侵蚀性关节炎。20% 的患者出现皮疹，表现为多形性、丘疹样或痤疮样皮疹，常见过敏性毛细血管炎、扁平苔癣和下肢溃疡。

AIH 还可伴有其他疾病，特别是溃疡性结肠炎，甚至严重的原发性硬化性胆管炎。特别是儿童，原发性硬化性胆管炎最初可表现为慢性肝炎。AIH 患者也有其他自身免疫性疾病和其他疾病发病率的增高，包括自身免疫性甲状腺炎、干燥综合征、肾小管性酸中毒、纤维化性齿槽炎、周围神经炎和肾小球肾炎。

自身免疫性肝炎大多数隐匿或缓慢起病，起先可有关节酸痛、低热、乏力、皮疹、闭经等。易被误诊为关节炎、结缔组织病或月经不调，直到出现黄疸时才被诊断是自身免疫性肝炎。20%～25%患者的起病类似急性病毒性肝炎，常表现为乏力、恶心、食欲缺乏、腹胀、黄疸、肝脾大、皮肤瘙痒和体重下降不明显等症状，体格检查时常发现患者肝脏呈进行性肿大，有肝掌、黄疸、脾大，面、颈、前胸可见蜘蛛痣。病情发展至肝硬化后，可出现腹腔积液、肝性脑病、食管静脉曲张出血。血清 ALT 和 AST 增高，伴 AKP 和 γ－GT 正常或轻度增高。有些患者表现为轻度的肝功异常，有些表现为严重的肝功异常。

自身免疫性肝炎的肝外表现：

（1）对称性、游走性关节炎，多侵犯大关节，可反复发作，伴疼痛及僵直，无关节畸形。

（2）低热、皮疹、皮肤血管炎和皮下出血。

（3）内分泌失调，有类柯氏面容，紫纹，痤疮，多毛，女性闭经；男性乳房发育，桥本甲状腺炎，甲状腺功能亢进，糖尿病等。

（4）肾小管酸性中毒，肾小球肾炎（常为轻型），肾活检示肾小管有结节状免疫球蛋白淤积。

（5）胸膜炎，间质性肺炎、肺不张、纤维性肺泡炎和肺间质纤维化。偶有肺动－静脉瘘形成、肺动脉高压症。

（6）血液学改变有轻度贫血，白细胞和血小板减少，后两者由于脾功能亢进或免疫性自身抗白细胞或抗血小板抗体所致。

（7）偶见溃疡性结肠炎，干燥综合征可见于半数病例。

三、实验室检查

（1）肝功能试验：转氨酶持续或反复增高，常为正常的 3～5 倍以上，一般为 ALT > AST，有时 AST > ALT；γ－GT 和腺苷脱氨酶常增高，清蛋白多正常，γ－球蛋白增高更为突出，以 IgG 增高最明显，其次为 IgM 和 IgA，血清胆红素常明显升高。

（2）免疫血清学检查：多种自身抗体阳性为本病特征。

1）抗核抗体阳性，见 60%～80%患者，滴度一般低于 1 ∶ 160。

2）平滑肌抗体，约 30%病例阳性，且为高滴度。

3）线粒体抗体，约 30%病例阳性，一般为低或中等滴度。

4）肝细胞膜抗体（LSP 抗体和 LMA），对诊断本病有相对特异性，但亦可见于其他肝病。

四、诊断与分型

（一）AIH 的临床诊断

AIH 患者可能表现为与肝炎、慢性肝病和暴发性肝衰竭（偶然情况下）等有关的非特异性症状。其生化特点为慢性肝酶水平升高，而缺乏诸如乙型肝炎、丙型肝炎、血色病、酒精性肝炎、药物性肝炎、脂肪肝、肝豆状核变性以及 α_2 胰蛋白酶缺乏性肝病等的证据。

对 AIH 的诊断而言，排除包括丙型肝炎等在内的常见病毒性肝炎是十分重要的。对非典型肝病或具有 HCV 感染危险因素的患者而言，为排除可能相伴的 HCV 感染，有必要应用聚合酶链反应（PCR）进行有关 HCV RNA 的检测。另外，应用干扰素 2α 进行治疗的 HCV 感染者和具有 HCV 感染的原发性胆汁性肝硬化（PBC）也可能具有 AIH 的某些特点。

（二）分型和亚型的血清学诊断

AIH 的分型主要依靠自身抗体的检测来进行。随着血清学试验研究的进展，一些新的自身抗体得到证实，AIH 分型取得发展。

经典（Ⅰ型）AIH 的诊断包括血清免疫球蛋白水平升高，ANA 或抗平滑肌抗体（SMA）阳性以及肝活检显示门脉区内浆细胞浸润。针对细胞色素 P450－D6 的抗肝肾微粒体（LKM）抗体的发现可以确诊Ⅱ型 AIH。当存在高滴度 LKM 抗体而不伴有病毒性肝病时，则可诊断为Ⅱa 型 AIH。慢性 HCV 感染也可能产生低滴度 LKM 抗体，此谓之Ⅱb 型 AIH，但此类 AIH 不应视为典型的 AIH，其一线治疗应为抗病毒治疗；丁型肝炎也可能产生 LKM 抗体；LKM 阳性的其他罕见疾病包括苯妥英钠、肼苯达嗪等引起的慢性肝病。

可溶性肝抗原（SLA）抗体阳性为Ⅲ型 AIH。其他较新发现的自身抗体还有肝膜脂蛋白抗体、抗中性粒细胞胞浆蛋白抗体（ANCA）、无唾液酸糖蛋白受体抗体和肝胰抗体等。虽然这些自身抗体在 AIH 分型中的意义尚不清楚，但其存在（一种或多种）有助于判断预后。当 SMA 和 ANA 阴性而肝活检强烈提示 AIH 时，上述自身抗体进行检测甚至有助于 AIH 的诊断。由于大约三分之二的Ⅰ型 AIH 和原发性硬化性胆管炎（PSC）患者 ANCA 可能阳性，部分 PBC 患者也可能阳性，因而其对 AIH 不具特异性。

AIH 主要发生于青年女性，常导致严重的肝炎表现，并可快速进展至肝硬化。血清转氨酶水平升高、界面性肝炎伴或不伴小叶性肝炎或中央－汇管区桥接样坏死以及存在自身抗体是主要的诊断依据。

任何年轻的肝病患者，尤其是没有酒精、药物、病毒病原学的变化的危险因素的患者，都应考虑是否是自身免疫性肝炎。血清蛋白电泳和自身抗体的检测对自身免疫性肝炎的诊断是非常重要的。一部分自身免疫性肝炎的患者血清丙种球蛋白是正常值的两倍，且有抗核抗体或抗平滑肌（抗肌动蛋白）抗体。

交界性肝炎和门脉浆细胞浸润是本病的组织学特征，然而，上述组织学发现并非 AIH 必须具备的，没有门脉浆细胞浸润并不能除外 AIH 的诊断。所有拟诊 AIH 的患者必须彻底除外遗传性疾病（wilson 病、α_1 胰蛋白酶缺乏症和遗传性血色病）、感染性疾病（甲型肝炎、乙型肝炎及丙型肝炎等）和药物性肝脏损害（米诺霉素、呋喃妥因、异烟肼、丙硫氧嘧啶和 α 甲基多巴等所致）。这些疾病中有些会伴有自身免疫现象，最易与 AIH 相混淆，如 Wilson 病、药物性肝脏损害和慢性病毒性肝炎特别是慢性丙型肝炎，自身免疫性肝炎的病毒性肝炎血清学标志阴性，而有多种自身抗体存在。肝活检能够较好地予以确诊。

五、治疗

自身免疫性肝炎的治疗原则主要是抑制异常的自身免疫反应，治疗指征主要根据炎症活动程度，而非肝功能受损程度。

（一）一般治疗

活动期要求卧床休息，限制体力活动，禁酒，进食富含维生素饮食。寻找和去除感染灶，忌用对肝脏有损害的药物。

（二）药物治疗

一般治疗同慢性肝炎，肾上腺皮质激素、硫唑嘌呤可使病情缓解，但这些免疫抑制剂长期服用不良反应大，常常影响治疗能否进行下去，如若患者出现症状明显，病情进展快或 γ 球蛋白≥正常值的 2 倍，以及谷草转氨酶≥正常值 5 倍、谷丙转氨酶≥正常值 10 倍等情况时，可考虑使用皮质类固醇治疗。经使用免疫抑制剂治疗后，65% 的患者可获得临床、生化和组织学缓解。有肝硬化和无肝硬化患者 10 年生存率分别为 89% 和 90%，因此，有必要严格规范用药。其他新药疗法包括环孢霉素、FK506，也取得一定成效。中医中药辨证施治也有一定疗效。

1. 免疫抑制剂　AIH 的首选治疗方法是免疫抑制剂。标准的治疗方法是单用强的松龙或合用硫唑嘌呤，两种疗法均可起到缓解症状的作用。单用泼尼松龙适用于儿童和有白细胞减少、恶病质、妊娠、准备妊娠的年轻妇女，以及硫唑嘌呤不能耐受者。如果没有应用硫唑嘌呤的禁忌证，成年人均应合用硫唑嘌呤，绝经妇女、骨痛、肥胖、脆性糖尿病、不稳定性高血压、情绪不稳和痤疮患者，应该使用强的松龙和硫唑嘌呤联合治疗。联合治疗比单用泼尼松龙的药物相关性不良反应要少得多。泼尼松和泼尼松龙均可使用，但强的松在体内要经肝脏转化为泼尼松龙，肝脏功能损害严重的患者不应使用。标准的治疗剂量已在全世界广泛应用多年，免疫抑制剂能够提高严重 AIH 患者的存活率。轻到中度炎症活动的患者无须治疗，临床缓解在生化和组织学缓解后出现。大概有 65% 的患者可在治疗后有 18 个月的临床、生化和组织学缓解，从治疗开始到缓解的时间约为 22 个月（6 个月 ~4 年）。20 年存活率超过 80%，预期寿命与年龄、性别无关。如果治疗 24 个月未得完全缓解，继续治疗似无必要。超过 80% 的治疗有反应者会在 2 年治疗期结束后复发，如果这样，长程、小剂量的免疫抑制剂维持治疗直到缓解。

超过 10% 的 AIH 患者经用常规免疫抑制剂治疗失败，这些患者再用大剂量的泼尼松并不能导致组织学缓解，反而会引起严重的药物不良反应。

2. 其他免疫抑制剂 如单用泼尼松龙或联合应用硫唑嘌呤治疗失败，则可试用其他免疫抑制剂，包括环孢素 A、FK506、霉酚酸和环磷酰胺，然而，这些对泼尼松龙和/或硫唑嘌呤无效的患者仅有一小部分对此治疗有较好反应。

3. 局部类固醇治疗 丁地去炎松是一种具有糖皮质激素受体的高效亲和力的第二代皮质类固醇药物（比泼尼松龙强 15 倍），代谢产物无糖皮质激素活性，药物在被代谢前到达相应的淋巴细胞。肝脏代谢可出现严重的不良反应，如骨病等。丁地去炎松可以降低 AIH 患者的 ALT 水平至正常。

4. 辅助性治疗 患 AIH 的中年妇女，维生素 D（50 000U/d）和钙制剂（1 000mg/d）应与免疫抑制剂联合应用以预防或治疗骨病。

5. 肝移植 肝移植被确定作为伴有肝硬化的终末期 AIH 的非常有效的治疗方法。虽经长程免疫抑制剂治疗获得完全的生化指标缓解，AIH 患者仍会进展到肝硬化。AIH 是肝移植最好的适应证之一，5 年长期存活率比例超过 90%。有报道肝移植后 AIH 会复发，因此，肝移植后立即应用免疫抑制剂既可以预防排异，又能预防或治疗 AIH 的复发。

6. 中医药治疗 自身免疫性肝炎属中医学黄疸范畴。黄疸的发病，主要是湿浊之邪为患。故《金匮要略·黄疸病脉证并治》有“黄疸所得，从湿得之”的论断。外表湿浊，湿热疫毒等时邪自口而入，蕴结中焦，脾胃运化失常，湿热熏蒸于脾胃，累及肝胆，以致肝失疏泄，胆液不循肠道，随血泛溢，外溢肌肤，上注于目，下流膀胱，使身目小便俱黄，而成黄疸。茵陈蒿汤加减方中茵陈清热利湿，疏肝利胆退黄；大黄通腑化瘀、泄热解毒；虎杖、栀子清泄三焦湿热，利胆退黄；郁金、金钱草、牡丹皮、白芍药疏肝利胆化瘀；砂仁、苍术、木香化湿柔肝利胆；泽泻、猪苓、茯苓渗利湿邪，使湿热分消，从二便而去。中西药物相互配合，中药则清热利湿退黄，西药则消炎、利胆、保肝，两者协同作用，故取得良好的疗效。

六、预后

自身免疫性肝炎的预后与炎症活动严重程度及宿主遗传因素有关，重型病型可突然起病，发热，黄疸持续不消失或反复出现，肝脏功能有明显损伤，严重时可出现肝性腹腔积液、肝性昏迷。因是慢性经过，病情可时好时坏，反复发作，每发作一次，病情就加重一次，最后可发展成肝硬化或肝功能衰竭而死亡。重症患者不经治疗 10 年后病死率为 90%。

自身免疫性肝病的病因尚未十分明确，主要是积极预防肝炎病毒（甲、乙、丙型）的感染，以及避免化学物品或某些药物（替尼酸、双肼屈嗪、氟烷、米诺环素、呋喃妥因）的诱发因素。

点特异性干预能对自身免疫反应的关键环节起作用，但尚处于研究阶段。用合成的多肽与自身抗原竞争结合 MHCⅡ类分子的位点可阻断免疫细胞激活的一级信号途径，已被用于风湿性关节炎的治疗，在相关抗原特征明确后可用于 AIH。细胞毒性 T 淋巴细胞抗原 24（CTLA24）可干扰二级共刺激信号途径，可溶性 CTLA24 已被用于错配的骨髓受体的免疫抑制。口服自身抗原以产生免疫耐受的疗法已被用于多发性硬化症和风湿性关节炎等。此种疗法可能对 AIH 特别有效，因为摄入的抗原首先经过门脉循环直接释放入肝脏。动物实验表明，通过 T 细胞疫苗可能对激活的细胞毒 T 细胞行克隆性摧毁，在人类运用的关键是找到靶向的 T 细胞克隆。其他有药物破坏细胞内的信号传导途径或调控细胞因子表达，以及基因疗法抗衡调节性细胞因子的过度表达等。

（吴凌东）

第四节 酒精性肝病

酒精性肝病（alcoholic liver disease，ALD）是由乙醇及其代谢产物对肝细胞的破坏与毒性作用所引的，以肝脏代谢紊乱为基础的急、慢性肝损伤。临床上表现为脂肪肝、酒精性肝炎和肝硬化。这三类病变可以代表酒精性肝损伤的三个不同发展阶段，但是经常前后二种甚至三种病变合并存在，也可以单独出现一种。病变不仅与饮酒量、时间及频度有关，还常与性别、遗传因素、免疫机制及营养状况等有密切的关系。此病多见于欧美，然而近年来，随着我国乙醇消耗量的增多，其发病率有逐年增多的趋势，已成为常见多发病。ALD 的预后直接与戒酒密切相关，与其他原因引起的肝病相比预后较好，但如不戒酒，上消化道出血、黄疸、腹腔积液的发生率亦高，从而增加病死率。

一、乙醇对肝脏的损害与毒性作用

肝脏是酒精代谢的主要器官。然而，乙醇本身对肝细胞有直接损伤作用，且其衍生物乙醛的毒副反应导致肝脏的代谢紊乱，分述如下。

（一）乙醇的肝损害作用

ALD 患者的肝细胞线粒体常有肿胀和嵴的异常改变，并且这些线粒体内含有颗粒样沉积及包涵体等，以致肝细胞结构及功能异常。乙醇可改变微细胞器浆膜理化性质，同时影响糖蛋白的装配，致使细胞表面无涎酸糖蛋白与胰高血糖素受体数目减少。乙醇可通过增强羟自由基的损坏作用或降低氧自由基的正常保护机制，使两者之间失去平衡。长期饮酒者肝细胞谷胱甘肽水平降低，产生线粒体过氧化变化。ALD 患者的小叶中央区肝细胞氧含量很低，大量饮酒增加氧的消耗可使中央肝细胞缺氧，造成肝细胞坏死，亦可发生星群样透明样细胞坏死。乙醇抑制中链脂肪酸的氧化，改变乙酰辅酶 A 的氧化功能，从而抑制多种三羧酸循环酶的活性。另外，乙醇促使脂肪酸的合成，并增加脂肪的储存。乙醇还可以增加脂肪酸的分解率，从而来自不同组织的脂肪酸又被肝脏摄取，肝内三酰甘油的合成率增加并堆积，又因缺乏极低密度脂蛋白而载脂蛋白减少，导致脂肪分泌障碍造成脂肪肝。由于乙醇的氧化作用抑制葡萄糖合成的谷氨酸盐脱氢酶使三羧酸循环运转发生障碍，可减少肝内葡萄糖的合成。乙醇诱导 P450 生物转换系统，这一系统对多种致癌前体有激活作用，这是酒精中毒患者肿瘤发病率增高的原因。长期饮酒也增加部分药物的肝毒性作用，微粒体内 P450 系统影响肝微粒体的药物转化酶，使某些药物作用增强，但另一些药物的清除率增加而减低其作用。乙醇还可改变巨噬细胞功能，正常人给予试验剂量的乙醇，血清中出现细胞毒因子。

（二）乙醛的肝毒性作用

80% 的乙醛脱氢酶活性位于线粒体，乙醇所造成线粒体结构与功能的改变，降低乙醛的清除率，血内乙醛水平增高又进一步降低线粒体转运与呼吸功能，抑制其氧化磷酸化及脂肪酸的氧化。乙醛与肝微粒体蛋白共价结合，可选择性的与某种 P450 结合形成稳定的复合物，还与半胱氨酸和谷胱甘肽结合，影响氧自由基的清除，造成膜的过氧化损伤。还可取代奥古蛋白内的磷酸吡哆醛，限制维生素 B_6 的活性。乙醛蛋白复合物作为一种新抗原，在人体可引起免疫应答反应而加重肝损伤。乙醛显著降低肝内聚合的微管蛋白含量，使微管减少，影响细胞间蛋白质的转运及分泌。乙醛可增加胶原合成及 mRNA 的合成，促进肝纤维化的形成。乙醛诱导姐妹染色体互换，降低 DNA 的修复，亦有利于癌症的发生。

二、乙醇在肝脏的代谢转化

乙醇 80% ~95% 在人体内转化为乙醛，再转化为乙酸，5% ~10% 不变从肺、肾、皮肤排出。肝脏是乙醇代谢的主要器官，小量在肾脏、肌肉、肠道及肺组织内氧化。在肝脏其氧化位于肝细胞的胞质液及光面内质网，从被氧化量的角度来看，前者更为主要。人类乙醇脱氢酶（ALDH）有 20 种同工酶，从分子生物学的催化性能可分为Ⅰ、Ⅱ、Ⅲ型，不同型酶的作用底物不同，其生物学功能也异。亚洲人有半数缺乏活动性 ALDH2，其肝内存在一种针对 ALDH2 的抗体。致使血内乙醛浓度较高，饮酒后易致面红，因此，酒精中毒频率较欧美人为高。微粒体乙醇氧化系统（MEOS）主要依赖细胞色素 P450 系，乙醇与 P450 结合干扰经 P450 的药物转化。MEOS 仅占肝内乙醇氧化的 10%，大部分仍经可溶性乙醇脱氢酶途径，但当后者达到饱和时，由 MEOS 发挥更大作用。

乙醛在肝脏被乙醛脱氢酶氧化为乙酸，主要发生于线粒体。肝线粒体的乙醛氧化与呼吸链上 NAD^+ 依赖的脱氢酶密切相关。肝病患者饮酒后，乙醛水平为正常人数倍高。饮酒后外周静脉血可测出的乙醛浓度为 2μmol，正常人乙醛 99% 在肝内氧化，另外红细胞也能氧化乙醛，这两个因素构成外周血乙醛的低水平，但酒精性肝病及无肝病的饮酒者血内乙醛的浓度仍高，可能是肝和红细胞内乙醛脱氢酶浓度较低之故。

三、发病机制

乙醇经过肝细胞质内的乙醇脱氢酶的催化，氧化为乙醛，再经乙醛脱氢酶催化转化为乙酸，最终形成二氧化碳。在乙醇氧化过程中脱下的大量氢离子与辅酶Ⅰ结合。辅酶Ⅰ被还原成还原型辅酶Ⅰ，则使其与辅酶Ⅰ的比值上升，以致细胞的氧化、还原反应发生变化，成为代谢紊乱和致病的基础。乙醛为高活性化合物，能干扰肝细胞多方面的功能，如影响线粒体对 ATP 的产生、蛋白质的生物合成和排泌、损害微管使蛋白、脂肪排泌障碍而在肝细胞内蓄积，引起细胞渗透性膨胀乃至崩溃。由于酒精被氧化时，产生大量的还原型辅酶Ⅰ，而成为合成脂肪酸的原料，从而促进脂肪的合成。乙醛和大量还原型辅酶Ⅰ可以抑制线粒体的功能使脂肪酸氧化发生障碍，导致脂肪肝的形成。

酒精引起高乳酸血症，通过刺激脯氨酸羟化酶的活性和抑制脯氨酸的氧化，而使脯氨酸增加，从而使肝内胶原形成增加，加速肝硬化过程。并认为高乳酸血症和高脯氨酸血症，可作为酒精性肝病肝纤维化生成的标志。

近年证明酒精性脂肪肝与以下有关：游离脂酸进入血中过多；肝内脂肪酸的新合成增加；肝内脂肪酸的氧化减少；三酰甘油合成过多；肝细胞内脂蛋白释出障碍。目前认为乙醇对肝细胞的直接毒性作用是脂肪肝的主要原因。

酒精性肝炎有免疫因素的参与，且有重要意义。目前认为肿大的肝细胞不能排出微丝且在肝细胞内聚积形成酒精性透明小体，并引起透明小体的抗体产生。自身肝抗原和分离的酒精性透明小体可以刺激患者淋巴细胞转化和抑制游走移动因子的活力。在酒精性肝硬化可查出自身免疫性特征的天然 DNA 抗体，和肝细胞膜产生 IgG 和 IgA 抗体。这些抗体能被肝浸液吸附。乙醇和乙醛还可以改变肝细胞的膜抗原。

四、病理解剖

（一）酒精性脂肪肝

脂肪肝在酒精性肝病中最为常见，它可表现为部分肝细胞脂肪浸润或波及所有肝细胞，受累的肝细胞约 20%～75% 时，使肝重量增加了 2～3 倍，肝细胞内有三酰甘油呈泡状，迫使细胞核偏边呈“印戒状”。充满脂肪的细胞可破裂、融合而形成“脂囊”，但很少引起炎症反应。戒酒后，病变可消失。

（二）酒精性肝炎

可有脂肪浸润、肝细胞变性坏死，常伴有透明小体，可见多核粒细胞浸润，小叶内结缔组织增加。透明小体在伊红染色时，细胞内可见嗜酸性丝状聚集的致密蛋白质物质，直径 2～3μm，PAS 阴性。急性酒精性肝炎发作数周至数月，透明小体渐丢失。脂肪变性及气球样变性、炎症的消失早于透明小体，透明小体起初分布于中央区，随其他变化退失转而分布于汇管区。小叶内中性粒细胞浸润为急性酒精性肝炎典型特点，它包围在貌似健康与脂肪变性及气球样变性的肝细胞、甚至在坏死的肝细胞或含透明小体的肝细胞周围。酒精性肝炎反复急性发作可导致小叶结构变形，网状纤维和胶原使肝窦闭塞并包围肝细胞群，进行性病变导致小叶内纤维化，中央区和汇管区的纤维分隔伸展并相互连接。

（三）酒精性肝硬化

是 ALD 终末期病变，酒精性肝硬化初起时常为小结节性肝硬化，但由于酒精性肝炎的反复发作，门脉高压并发胃肠道出血及低血压，肝窦血流量的减少，可转变为混合结节性肝硬化，最后也有发展为大结节性肝硬化，其肝小叶结节可大至 5cm。

五、临床表现

ALD 的发生与饮酒时间长短、饮酒量多少及营养状态呈正相关。遗传因素对乙醇有不同的敏感性，酒精性肝炎和肝硬化，以 HLA－B8、B40 者多见。

（一）脂肪肝

酒精性脂肪肝常无临床症状或生化变化，症状隐袭，有轻度上腹不适、肝区痛，偶见黄疸、水肿及维生素缺乏。肝、脾大不常见。重者有门脉高压表现，常有腹腔积液，但无硬化，甚至可因低血糖、脂肪栓塞而死亡。

（二）酒精性肝炎

消化道症状较重，可有恶心、呕吐、食欲减退、乏力、消瘦、肝区疼痛等。严重者可呈爆发性肝炎或急性肝功衰竭。

（三）肝硬化

除一般肝硬化症状外，营养不良、贫血、蜘蛛痣、肝掌、男乳女性化、神经炎、肌萎缩等症状比肝炎肝硬化多见。白指甲、Dupuytren 掌挛缩、腮腺增大也可见到。肝大常见，伴有压痛，表明酒精性肝炎并存，但也可不肿大反见萎缩。脾大常见，腹腔积液及侧支静脉明显，表明有门脉高压。继发性营养不良及反复的内毒素血症患者，可导致恶病质及高丙种球蛋白血症。

六、诊断

（1）有饮酒病史，严重的肝硬化可伴大细胞性贫血。

（2）丙氨酸氨基转移酶（ALT）及天门冬氨酸氨基转移酶（AST）。是检测 ALD 的最敏感的检查方法。43%～100% 患者的 AST 增高，但增高的程度并不明确提示病变严重程度。在酒精性肝病，ALT 水平多低于 AST，AST/ALT 应 >1。ALT 若超过 30.0U/L，则可认为肝病非酒精引起。酒精性肝损害时 ALT 为何正常而 AST 却增高的机制尚不明了，可能与乙醇中毒影响吡哆醇的代谢使其缺乏有关。

（3）γ－谷氨酰胺转肽酶（GGT）：血清 γ－谷氨酰胺转肽酶是诊断酒精中毒与酒精性肝损害的敏感指标，但缺乏特异性。目前认为，慢性酒精饮入过量者多有增高，但增高程度不反映酒精消耗量。其活性变化是一种很敏感的酶学变化，在各种肝病都可增高，但此酶活性恢复也快，有些酒精中毒患者含量正常可能与此有关。

（4）谷氨酸脱氢酶（Glutamate dehydrogenase）：是 ALD 小叶损伤最严重的 Rappaport 第三区带肝细胞线粒体酶。血清谷氨酸脱氢酶含量与肝细胞坏死量呈比例，比天门冬氨酸转移酶更能提示组织损伤程度。

（5）血浆 α－氨基 N－丁酸与亮氨酸比例：在酒精中毒时敏感而有特异性，但此种比例改变是肝细胞功能异常的非特异表现，因此仅供参考。

（6）线粒体天冬氨酸氨基转移酶（mAST）：正常人及病毒性肝炎患者线粒体天冬氨酸氨基转移酶仅占血清中总天冬氨酸氨基转移酶活性的 3%，而酒精中毒时，线粒体天冬氨酸氨基转移酶活性可高达 11%～13%。线粒体天冬氨酸氨基转移酶是比血清总天冬氨酸氨基转移酶、γ－谷氨酰胺转肽酶、谷氨酸脱氢酶更为敏感的检查项目。

（7）碱性磷酸酶（AKP）：ALD 患者碱性磷酸酶常增高 1～2.5 倍，个别者可达 5 倍。对此酶异常增高同时伴有胆红素增高时，需与其他病因引起的黄疸鉴别。

（8）血清胆红素含量与凝血酶原时间测定：能预测 ALD 预后，根据酒精性肝炎的临床表现可分为轻、中、重组。凡胆红素少于85.5μmol/L为轻病组，胆红素大于85.5μmol/L且凝血酶原时间延长达4s为中度严重组，胆红素超过85.5μmol/L且凝血酶原时间延长超过4s者为重病组。此二项检查有参考价值。

（9）血尿素氮及肌酐含量：血清尿素氮及肌酐含量可随酒精性肝炎严重程度不同而呈相应地增高。轻病组血尿素氮为3.57mmol/L，肌酐为88μmol/L。重病组血尿素氮为10.4mmol/L，肌酐为202μmol/L。死亡组患者血尿素氮为13.5mmol/L，肌酐238μmol/L。

（10）糖分子缺少转铁蛋白（carbohydrate deficient transfering，CDT）：酒精中毒特异的标志物。转铁蛋白为具有微异质性的糖蛋白，其中有末端缺少三糖分子的一种同类物。末端缺少糖分子转铁蛋白是乙醛有抑制糖基转移酶活性所致。敏感性达80%，特异性97%，假阳性少。

（11）血液葡萄糖及三酰甘油水平：酒精中毒者葡萄糖及脂质代谢异常，有些酒精性脂肪肝患者血液葡萄糖及三酰甘油水平增高。

（12）血液胰岛素样生长因子－1（IGF－1）：酒精性肝硬化患者血液IGF－1含量降低，低至3.1nmol/L者预后不佳。

（13）肝活检对诊断具有重要的意义，然而20%的酗酒者可有其他疾病。

（14）超声、CT检查可见脂肪肝或明亮肝。

（15）血清IgA及IgG等免疫球蛋白含量均增高，尤其是IgA增高更为明显。抗核抗体或平滑肌抗体部分患者呈阳性。抗肝特异蛋白（liver－specific protein）抗体阳性。酒精性透明小体（alcoholic hyaline）抗原抗体重症时均阳性，恢复期抗原阴性，抗体仍在短时间内呈阳性。若抗原抗体持续阳性表明病情正在处于进展阶段。

七、治疗

治疗的主要目的为减轻酒精性肝炎的严重程度和防止与逆转肝纤维化，并改善已存在的继发性营养不良。

（一）戒酒

及时戒酒可使病死率明显下降，戒酒后几周或几月内临床和病理表现可以改善，伴有凝血酶原活动度降低和腹腔积液时，病程可有反复，但最终可取得缓解。脂肪肝可望于数周至数月内消退，同时补充蛋白质或氨基酸对肝细胞恢复也很重要。

（二）去脂药

腺苷酸可减少肝内三酰甘油的增加，刺激线粒体氧化脂肪酸的作用。ATP有同样的作用。氯贝丁酯可减少三酰甘油的合成，诱导氧化长链脂肪酸。卵磷脂亦有效。

（三）抗纤维化

秋水仙碱和青霉胺能抑制胶原与前胶原合成，并增加胶原酶的产生。但因疗程长，药物可影响肝细胞的正常生理功能。抑制肝纤维化的中药桃仁、丹参、当归、川芎、赤勺、粉防己碱等，分别有改善肝脏微循环，防止肝细胞变性坏死，减少胶原纤维的产生或增强胶原酶的活性等作用，有助于酒精性肝炎纤维化的治疗。最近还发现多烯非饱和性磷脂酰胆碱可防止乙醛介导的肝胶原堆积，并能刺激胶原酶活性增加，对酒精性肝纤维化有用。

（四）氧自由基清除剂

谷胱甘肽、超氧化物歧化酶、丹参，均有清除引起炎症的氧自由基的作用，对酒精性肝炎还可减轻甚至避免激活肝内巨噬细胞、库普弗细胞及贮脂细胞所致病变。

（五）辅酶Ⅰ

可使γ－GT升高已半年者，经1～2周治疗明显下降或恢复正常，改善肝细胞氧化还原作用。

（六）丙基硫尿嘧啶

基于酒精性肝炎代谢率高及肝细胞相对缺氧的情况，用药后发现可改善酒精性肝病的临床症状，但不延长生存期，同时有严重的药物不良反应。

（七）胰岛素与胰高血糖素

每日静滴胰岛素及胰高血糖素 12h，治疗 3 周，肝功能可有改善，但需防低血糖反应。如先给予上皮生长因子，然后再给胰岛素及胰高血糖素，效果可望更好。

（八）营养支持

酒精性肝炎的患者可有继发性蛋白质热量不足性营养不良，与疾病的严重度和病死率有关。可改善患者的营养状态，免疫功能，可加速病情恢复。

至于酒精性肝硬化后期伴有的并发症如：肝性脑病、肝肾综合征、大量腹腔积液、门脉高压、食管静脉曲张破裂出血，其治疗与肝硬化类同。

八、预后

戒酒后脂肪肝可完全恢复，急性酒精性肝炎约 50% 转为非活动性肝炎，少部分可发展为肝硬化。肝硬化者约 25% 可完全恢复，比其他原因的肝硬化预后好。但不戒酒急性酒精性肝炎、酒精性肝硬化的病死率分别占 50% 和 70% 。值得注意的是戒酒者的肝癌发生率增高，其原因认为戒酒后患者的生命得到延长外，酒精对肝细胞再生抑制被解除，肝细胞再生过程中细胞凋亡发生异常所致。

（张　恩）

第五节　药物性肝病

药物性肝病（drug induced liver disease）是指某些药物所导致的肝脏损害。药物性肝病是一个十分复杂的疾病，药物本身或其代谢产物，或用药后发生过敏反应都可以导致药物性肝病。药物性肝病肝脏损害的临床和病理类型很多，所致的肝脏损害的严重程度有很大差异，可以具有所有肝脏疾病的表现。临床上药物性肝病既可以是急性过程，也可以是慢性过程。轻者仅表现为血清酶学检查异常，重者可诱发急性暴发性肝衰竭或慢性进行性肝病。

据文献报道，因黄疸而住院的患者中，大约 5% 可能由药物所致，10% 的肝病与药物有关，急性重型肝炎中 20% ~50% 与药物有关。统计数据表明，在所有药物不良反应中，药物性肝病占 5% ~10% 。

一、病因

目前已知有 800 多种不同的药物可以导致药物性肝病，随着新药的不断问世，药物性肝病发病率也会不断增加。在我国，抗结核药导致的药物性肝损害占首位，其他较常见的药物有抗生素、非甾体抗炎药、抗肿瘤药等，值得注意的是近年中草药所致肝损害的比例上升，占药物性肝病的 20% ~25% 。

二、发病机制

各种药物导致药物性肝病的发病机制不尽相同，但本质都是药物的毒性和人体功能状况、个体易感性等因素相互作用的结果。

药物在肝脏内的代谢过程一般可分为两个阶段：药物在氧化还原酶（或水解酶）作用下生成中间代谢产物，称为第一相反应；上述中间代谢产物在转移酶作用下产生水溶性高的结合产物，称为第二相反应。第一相反应可产生更具化学活性的代谢产物，大多含极性基团，如羟基（—OH）、羧基（—COOH）、氨基（—NH_2）或巯基（—SH）等，可对肝细胞产生损害。第二相反应可使第一相反应的代谢产物与葡萄糖醛酸酯、硫酸酯、谷胱甘肽及甲基、乙基等基团结合，使这些第一相反应的代谢产物灭活，增加其水溶性而排泄。位于光面内质网的细胞色素 P450 酶系是肝脏药物代谢第一相反应中最重要的酶系，细胞色素 P450 基因产物的个体变异、细胞色素 P450 酶的活力的个体差异直接影响药物对肝脏的损害。

（一）毒性代谢产物的直接作用

某些药物在肝脏内经过细胞色素 P450 酶的作用，代谢转化为有毒代谢产物，产生有活性的自由基、亲电子基和氧自由基，它们均可与细胞的大分子物质，如蛋白质、核酸、脂质共价结合或导致脂质过氧化，引起肝细胞损害或坏死。其损害程度与药物剂量相关。

自由基引起细胞膜和细胞器膜的不饱和脂肪酸过氧化，改变了膜的流动性和通透性，导致钙离子内流入细胞质，细胞内钙离子浓度升高，破坏了细胞的结构，并使氨基酸功能基团受损，造成肝细胞坏死。亲电子基可与肝细胞蛋白质的巯基结合，导致细胞膜的钙离子转运障碍。细胞核内的 DNA 也是亲电子基的靶分子，如与其共价连接，可引起 DNA 突变，可诱发肝癌。亲电子基与大分子物质共价连接所形成的分子复合物，形成新抗原，可诱发自身免疫性肝损害。氧自由基可造成细胞膜脂质过氧化，造成肝细胞的损害。

肝细胞具有防御药物导致肝细胞损伤的功能。其中最重要的是谷胱甘肽，谷胱甘肽可提供活性巯基，与亲电子基共价结合，从而达到内源性解毒作用；谷胱甘肽通过维持细胞内蛋白质巯基的还原状态，起到抗氧化功能；谷胱甘肽还可以清除细胞内的自由基。

（二）干扰肝细胞正常代谢

某些药物或其代谢产物可以干扰肝细胞正常的代谢过程，继而导致肝细胞的损伤。如乙硫氨酸可以与甲硫氨酸竞争 ATP，影响了甲硫氨酸的利用。有些药物可以干扰毛细胆管膜上转运器的功能，影响胆汁内胆盐、胆红素、磺溴酞钠（BSP）的排泄。雌二醇可影响肝窦细胞膜 Na^{+}/K^{+} - ATP 酶的活性，使胆汁排泄减少，雌激素的这一作用可以被 S - 腺苷蛋氨酸逆转。

（三）过敏反应

药物可以半抗原形式与体内某些蛋白质、多肽及多糖等发生不可逆性结合，形成共价结合的全抗原，经巨噬细胞加工后，被致敏的 T 淋巴细胞识别，产生 T 杀伤细胞和抗体依赖性细胞介导的细胞毒（ADCC）作用。也可以是带亲电子基或自由基的药物代谢产物与肝细胞的蛋白质结合，形成抗原，诱发免疫反应。造成免疫性肝损害的药物包括苯妥英钠、磺胺类药物、氟烷等，常伴有关节炎、皮疹、肾炎等变态反应所导致的病变。某些药物所导致的慢性药物性肝病患者外周血内可检测到多种自身抗体。

三、影响药物肝毒性的因素

许多因素可以影响药物在肝细胞内的代谢过程，从而影响药物对肝细胞的毒性，现在发现这些因素主要为营养状况、年龄、性别、遗传、内分泌功能以及某些原有疾病等。

（一）营养状况和饮食习惯

营养缺乏可导致细胞色素 P450 酶的活力和量降低，同样也可以导致肝细胞内具有保护作用的物质缺乏，如谷胱甘肽、维生素 C、维生素 B_2。肥胖者对氟烷、对乙酰氨基酚、甲氨蝶呤的易感性增加。

长期饮酒可使体内谷胱甘肽消耗过多、合成不足，还可引起肝细胞内细胞色素 P450 酶的功能降低，不能有效地清除体内的反应性代谢产物，因而对药物肝毒性的易感性增加。酒精还能增加甲氨蝶呤、异烟肼、对乙酰氨基酚等药物的肝毒性。

（二）年龄

婴儿出生时第二相反应几乎缺失，故对药物毒性更敏感；老年人肝细胞内微粒体酶活性降低，肝肾功能减退，对某些药物的代谢能力下降，也容易发生药物性肝病。

（三）性别

男性的细胞色素 P450 酶的量较女性多，临床上某些药物所致的药物性肝病女性较男性多见。妊娠可加重肝脏的负担，在妊娠期使用某些药物可诱发肝脏脂肪变性。另外，特异性变态反应所导致的药物性肝损害也多见于女性。

（四）原有疾病

多种疾病可以影响药物在体内的代谢。胆道梗阻可抑制细胞色素 P450 酶系统；肝脏疾病使肝脏对药物的代谢能力降低，药物蓄积于肝脏造成肝细胞损害。肾功能损害能增加对四环素、别嘌呤醇的易感性，风湿热及类风湿关节炎增加对阿司匹林的易感性，甲状腺功能亢进增加对四氯化碳的易感性。

（五）遗传因素

遗传性特异体质或遗传因子的变异均可使某些人对一些药物的敏感性增加，例如某些药物在肝细胞内代谢的第一相反应和第二相反应在不同的种族之间有明显的差异。

（六）药物的剂量、疗程、用药方式和联合用药

一般来说，药物剂量越大，疗程越长，肝损伤越严重。如常规剂量的对乙酰氨基酚较少引起肝损害，如超剂量使用，肝损害的发生率明显增加；异烟肼多在用药 3 个月以后出现肝脏损害。

某些药物在联合应用时，其肝毒性增大，例如，抗结核药利福平、异烟肼联合用药较单一用药的肝毒性更大。用药方式也对药物性肝损害有影响，一般每天小剂量给药的危险性大于每周 1 次大剂量给药；四环素静脉途径给药易出现肝毒性，而口服很少出现。

四、临床及病理表现

药物性肝病的临床及组织学表现差异很大，最常见的两种损害类型是肝细胞性损害和胆汁淤积性损害，有些药物可以产生多种类型的损害。有些病例没有症状，但有 ALT、AST 升高。药物性肝损害多有潜伏期，用药后 2 周内发病者占 50% ~70%，8 周内发病者达80% ~90%。

（一）急性肝细胞损伤

急性肝细胞损伤的典型损害是肝细胞变性、坏死。坏死的严重程度不一，可以是点状坏死、灶性坏死、桥状坏死、大片状坏死或弥漫性坏死。可见嗜酸性小体，汇管区和肝小叶内有多种炎症细胞浸润，Kupffer 细胞增多，有时可见纤维化，大片状坏死可伴有肝脏网状结构的塌陷。病变主要发生于肝小叶第 3 区，少数可见于第 1 区和第 2 区，因为第 3 区药物代谢酶的浓度最高，且窦状隙内氧浓度最低。

临床表现主要有乏力、食欲缺乏、恶心、呕吐、皮肤巩膜黄染等急性肝炎样症状，重者可发生急性暴发性肝衰竭。肝脏可肿大。肝功能检查主要是 ALT、AST 明显升高，碱性磷酸酶可正常或轻度升高，胆红素也有不同程度升高，若伴有胆红素明显升高，表示病情较严重。

造成急性肝细胞损伤的药物主要有麻醉药（氟烷、恩氟烷等）、非甾体抗炎药（对乙酰氨基酚、双氯芬酸、舒林酸等）、抗惊厥药（苯妥英钠、卡马西平、丙戊酸等）、抗微生物药（异烟肼、利福平、酮康唑、磺胺嘧啶、吡嗪酰胺等）。

（二）胆汁淤积

药物所致的胆汁淤积性肝损伤的临床表现与实验室检查和肝内胆汁淤积相似。皮肤瘙痒、小便黄、皮肤巩膜黄染、纳差等症状比较明显，血清碱性磷酸酶、γ-谷氨酰转肽酶升高是突出的生化改变，ALT、AST 可轻度升高。药物所致的胆汁淤积性肝损伤可以分为以下三种类型：

1. 非炎症性胆汁淤积　又称单纯淤胆型，表现为肝细胞分泌胆汁异常。病理变化主要是肝小叶中心区淤胆，没有或很少有肝细胞变性、坏死，毛细胆管内有胆栓，肝细胞和 Kupffer 细胞内有胆色素沉着，电镜下可见毛细胆管扩张，微绒毛缩短或消失，毛细胆管周围溶酶体增多。此型多由雌激素、雄激素、合成类固醇类药物所致，其中甲睾酮最为常见，常在服药数月后出现黄疸。

2. 炎症性胆汁淤积　其特征以胆汁淤积为主，伴明显的肝细胞变性、坏死，汇管区有多种炎症细胞浸润，肝细胞可见气球样变性、轻度脂肪变性、灶性坏死。此型损害除药物的毒性作用外，常有过敏反应、免疫性肝损害参与。多由氯丙嗪、依托红霉素、阿莫西林-克拉维酸、丙硫氧嘧啶、吡罗昔康、磺脲类、吩噻嗪类、三环类抗抑郁药等药物所致，预后一般较好。

3. 胆管性胆汁淤积　此型较少见，临床表现与原发性胆汁性肝硬化相似。损伤的特征是小叶间淤

胆，并有进行性小胆管破坏、消失。常由氟氯西林、噻苯达唑等药物所致。

另外，氟尿苷经肝动脉灌注化疗后可出现一种特殊类型的药物性肝损害，氟尿苷可诱发血管炎，导致胆管缺血性损伤，造成弥漫性胆管狭窄，表现类似于原发性硬化性胆管炎。

（三）脂肪变性（脂肪肝）

药物的肝细胞毒性可导致肝内蛋白质合成受到抑制，极低密度脂蛋白减少，三酰甘油在肝细胞内堆积，形成脂肪肝。临床上患者常有乏力、右上腹隐痛等症状，可有肝脏大，血清 ALT 可升高。其病理变化主要有大泡型和小泡型两种类型。

1. 大泡型脂肪变性　多为慢性，病理改变主要是肝细胞内脂肪滴融合成大泡，占据肝细胞体积的大部分。还可见到肝细胞 Mallory 小体形成、气球样变、小叶炎症、窦周炎症和窦周纤维化等改变。此型损害典型的是由皮质类固醇、酒精、甲氨蝶呤、硫唑嘌呤、丝裂霉素等药物引起。

2. 小泡型脂肪变性　此型比较少见，多为急性，与妊娠期急性脂肪肝和 Reye 综合征相似。通常伴有明显的肝细胞功能异常，并可导致暴发性肝衰竭。病理改变主要是脂肪小滴在整个肝细胞内沉积，镜下肝细胞呈泡沫样改变。大剂量静脉滴注四环素，口服丙戊酸、布洛芬、吡罗昔康等药物可导致此型肝细胞损伤。

（四）慢性肝细胞损害

一些药物导致的药物性肝损害临床过程呈慢性发展，其临床表现、血清学改变和组织学变化类似于慢性肝炎，甚至可引起肝纤维化和肝硬化。

1. 慢性肝炎　药物引起的慢性肝损害通常发病缓慢，可无明显症状或症状轻微。患者常有乏力、食欲缺乏、厌食、上腹不适等症状，部分患者有肝外表现，如关节痛、多毛、闭经、皮肤黏膜病变、痤疮等。血清 ALT、胆红素、γ-球蛋白升高，凝血酶原时间延长，还可出现抗核抗体、抗平滑肌抗体阳性。如并发亚急性重型肝炎，可出现腹腔积液、门脉高压、肝性脑病和肝肾综合征。肝活检肝细胞局灶性变性、坏死，伴有汇管区和小叶内炎症细胞浸润。

2. 肝硬化　药物可以引起结节性肝硬化、胆汁性肝硬化和瘀血性肝硬化。

（五）过敏反应

药物诱发免疫反应导致的肝损害病理改变主要是肝细胞灶性坏死、区带性坏死，临床表现除肝功能损害的症状外，可有发热、皮疹、嗜酸性细胞增多、关节炎、肾炎等。

（六）特殊类型的药物性肝损害

1. 肝肉芽肿　据统计，1/3 肉芽肿性肝炎是由药物导致的，常见的诱发药物包括奎尼丁、别嘌呤醇、苯妥英钠、卡马西平、磺胺类等。患者有发热、厌食、食欲缺乏、皮肤巩膜黄染、右上腹痛等症状，常伴有全身过敏和血管炎症状。肝活检可见炎症细胞浸润和肉芽肿形成，肉芽肿多为局灶性，全身其他组织也可有肉芽肿形成。

2. 肝素病　服用胺碘酮、马来酸哌克昔林等药物可引起肝素病，是由于药物导致溶酶体磷脂失活，磷脂分解受抑制，从而引起肝细胞内磷脂沉积。磷脂亦可在其他组织沉积。组织学特点与酒精性肝病相似，可见 Mallory 小体、小胆管增生、肝细胞脂肪变性、炎症细胞浸润。患者有 ALT 升高、肝脏大、皮肤病变、神经病变等表现。

3. 肝脏紫斑病　长期口服雌激素、雄激素、6-巯基嘌呤、避孕药等药物可导致该病。发病机制不清，可能是药物损伤肝窦内皮细胞，网状支架塌陷，阻塞了肝血窦血流，导致肝窦扩张。病理学上，在肝脏表面及切面上可见大小不等的、充满血液的囊性空腔，显微镜下可见肝窦囊样扩张，Disse 间隙扩张，腔内充满红细胞和胶原纤维。还可见肝细胞灶性坏死、胆汁淤积、小胆管增生。该病的发生可无临床症状，或仅有肝脏大，但病情严重者可发生腹腔出血、肝肾衰竭，死亡率较高。本病禁做肝穿刺活检，超声、CT 检查有助于诊断。

4. 肝静脉血栓形成　长期口服避孕药可影响凝血机制，引起肝静脉血栓形成和栓塞、肝静脉狭窄、肝脏瘀血，临床上表现为 Budd-Chiari 综合征，出现腹胀、顽固性腹腔积液、肝脏大。病理学上可见肝小叶中央静脉扩张、肝窦充血、肝小叶中央区坏死，以后肝纤维化、肝硬化。

5. 肝小静脉闭塞症　乌拉坦、硫唑嘌呤、千里光生物碱等药物可导致本病。病变主要累及中央静脉，肝小叶中央区肝窦充血，肝细胞坏死，之后肝纤维化、肝硬化。

6. 肝脏肿瘤　长期口服避孕药、雄激素可引起肝脏良性腺瘤，其发生和服药时间及剂量有关。腺瘤恶变，可发生肝细胞癌或胆管细胞癌，但血清 AFP 水平通常不高。

7. 特发性门脉高压症　长期接触石灰、硫酸铜杀虫剂均可引起本病。病理特点是肝内门静脉末梢闭塞，门静脉血栓形成，汇管区纤维化。临床表现为门脉高压症。

五、诊断

提高对本病的警惕性，本病的诊断并不困难。但因为药物性肝病的临床表现和实验室检查没有特异性，并且有时被患者原有疾病所掩盖，所以易被误诊。

急性药物性肝病常常有明确的服药史、较典型的临床症状和血清学改变，结合停用可疑药物后的效应，往往可以做出诊断。在诊断时应该注意用药剂量、用药途径、用药时间、合并用药、用药和肝脏损害的时间关系等因素。

慢性药物性肝病症状隐匿，由于患者常常患有其他疾病，并且大多接受多种药物治疗，要确定用药和肝脏损害之间的关系很困难。需要详细了解患者的全部用药史（包括发病前 3 个月内使用过的药物）、饮酒史、有无肝病、有无药物过敏史、有无过敏性疾病、原患疾病是否可累及肝脏等情况，根据药物接触史、临床表现、实验室检查做出诊断。

诊断药物性肝病可参考以下条件：

（1）肝脏损害出现在用药后 1 ~4 周，也可于用药后数月才出现。

（2）有发热、皮疹、瘙痒、关节痛、淋巴结肿大等肝外症状，如有系统性脉管炎，更有助于诊断。

（3）停药后血清 ALT 在 1 周后开始逐步下降，其他肝功能指标也有好转。

（4）可排除酒精、病毒性肝炎或其他疾病所致肝脏损害。

（5）血常规检查嗜酸性细胞 >6%，单核细胞增多。

（6）淋巴细胞转化试验和（或）巨噬细胞（或白细胞）移动抑制试验阳性。

（7）提示药物性肝病的组织学改变。

（8）偶尔再次用药可再次发生肝损害。

凡符合上述第 1 条，加 2 ~8 条中任意两条，可考虑诊断药物性肝病。

六、治疗

（一）停用相关药物

立即停用与肝损害相关的药物是治疗的关键。很多患者在停用相关药物后，肝功能可恢复正常，对与可疑药物相似的药物亦属禁忌。如患者的药物不能停用，则应全面权衡相关的利弊，改变用药剂量、用药方法，并定期检测肝功能。

（二）支持治疗

患者应卧床休息，有利于减轻肝脏负担，有助于肝细胞修复和再生。应补充足够的蛋白质、热量、维生素 C、维生素 B 和维生素 E，以利于肝细胞修复和再生。但摄入的热量不宜过多，以免形成脂肪肝。同时要注意维持水、电解质和酸碱平衡。

（三）清除体内药物

胃肠道内残留的药物可以通过洗胃、导泻等方法清除。对于血液内的残留药物，可根据药物在体内分布的情况，可采用血液透析、利尿等方法清除。

（四）药物治疗

补充谷胱甘肽可以保护肝细胞膜，并与药物代谢产物结合，消除脂质过氧化，减轻药物的肝毒性。

可每日 1.2g 静脉滴注。多烯磷脂酰胆碱是体内不能合成的必需磷脂，可以结合到肝细胞膜的结构中，有益于肝细胞的再生，改善肝脏损害的组织学变化，并改善肝功能。常用剂量为每日 0.5～1.0g 静脉滴注，病情较轻者可以减量或口服。也可选用水飞蓟宾、腺苷蛋氨酸等，有出血倾向者可用维生素 K_1。

有明显胆汁淤积者，可用熊去氧胆酸（ursodeoxycholic acid，UDCA）。有报道患者使用 UDCA 治疗后，血清 ALT、胆红素、碱性磷酸酶等指标下降，肝脏组织学改变有所改善。其机制可能与改善肝细胞功能、扩张毛细胆管、增加胆汁酸排泄有关。常用剂量为 100～200mg，每日 3 次。苯巴比妥可促进胆红素与葡萄糖酸、γ－球蛋白的结合，增加其转运，降低血浆胆红素浓度；还可增加细胞膜 Na^+/K^+－ATP 酶的活性。常用剂量为 40～60mg，每日 3 次。

糖皮质激素用于药物性肝炎胆汁淤积目前尚有争议。一般认为，糖皮质激素具有非特异性抗炎、促进某些酶的合成、促进胆汁分泌、抑制过敏和免疫反应等作用，但临床应用疗效不甚满意，且有较多不良反应，应慎重使用。可用泼尼松 30mg/d，用药 5d 如胆红素下降 40%～50%，则减量继续使用，总疗程 2 周；如用药 7d 无效，应停药。

对乙酰氨基酚引起的药物性肝病可用 N－乙酰半胱氨酸解毒。

病情严重的药物性肝病可发生肝性脑病、肝衰竭，应按肝性脑病、肝衰竭给予相应处理，必要时可考虑肝移植。

七、预防

药物性肝病是一种医源性疾病，应提高警惕，预防其发生，尽量把药物性肝病的发生率降到最低。一般应注意以下几点：

（1）注意用药安全，尽量选用肝毒性较小的药物；严格遵守药典规定的剂量、疗程，尽量避免大剂量、长疗程使用同一种药物。

（2）了解有无药物性肝病的易患因素，如患者的年龄、性别、营养状况、有无药物过敏史及过敏性疾病，有无饮酒史、肝肾功能情况等。

（3）尽量避免同类药物的重复使用。

（4）用药期间血清转氨酶、胆红素、碱性磷酸酶等指标和肝脏影像学检查应该作为常规检查项目定期复查，以便及时发现药物性肝损害。

（5）一旦出现肝功能异常，应立即停药，并避免再次使用相同或化学结构相似的药物。

八、预后

急性药物性肝损害如能及时诊断、立即停药，经适当处理后大多数患者预后良好，一般 1～3 个月内肝功能逐步恢复。如有大片状或弥漫性肝细胞坏死，则预后较差，可发生肝衰竭或合并肾功能损害，死亡率较高。慢性药物性肝病由于临床表现隐匿，大多无法及时诊断，常进展为肝硬化，预后多较差。

（张　恩）

第五章

胆囊疾病

第一节　急性胆囊炎

急性胆囊炎起病多与饱食、吃油腻食物、劳累及精神因素等有关，常突然发病，一开始就出现右上腹绞痛，呈阵发性加剧，并向右肩或胸背部放射，伴有恶心及呕吐。在发病早期可以没有发冷及发热，当胆囊有化脓感染时，则可出现寒战及发热。有些患者还可以出现双眼巩膜黄染。当炎症波及胆囊周围时，病情日益严重，腹痛加重，范围也比原来扩大。这时右上腹部不能触碰，稍加用力按压更感疼痛难忍。

一、病因病理

（一）单纯性胆囊炎

常常多见于炎症发生的早期，此时胆囊充血、水肿、炎性细胞浸入胆囊黏膜。

（二）急性化脓性胆囊炎

胆囊黏膜高度水肿，细菌感染及胆囊积脓瘀血。

（三）坏疽性胆囊炎

除了急性炎症外，主要由于胆囊的循环障碍引起出血及胆囊组织坏死。

（四）胆囊穿孔

由于胆囊坏死，囊壁穿孔，常见穿孔在胆囊底部血管分开较少的部位，穿孔后的脓性胆汁污染整个胆管而引起胆汁性腹膜炎及肝内、外胆管炎等。

急性结石性胆囊炎的起病是由于结石阻塞胆囊管，造成胆囊内胆汁滞留，继发细菌感染而引起急性炎症。如仅在胆囊黏膜层产生炎症、充血和水肿，称为急性单纯性胆囊炎。如炎症波及胆囊全层，胆囊内充满脓液，浆膜面亦有脓性纤维素性渗出，则称为急性化脓性胆囊炎。胆囊因积脓极度膨胀，引起胆囊壁缺血和坏疽，即为急性坏疽性胆囊炎。坏死的胆囊壁可发生穿孔，导致胆囊性腹膜炎。胆囊穿孔部位多发生于胆囊底部或结石嵌顿的胆囊壶腹部或者颈部。如胆囊穿孔至邻近脏器中，如十二指肠、结肠和胃等，可造成胆内瘘。此时胆囊内的急性炎症可经内瘘口得到引流，炎症可很快消失，症状得到缓解。如胆囊内脓液排入胆总管可引起急性胆管炎，少数患者还可发生急性胰腺炎。致病菌多数为大肠埃希菌、肺炎克雷白杆菌和粪链球菌，厌氧菌占10%～15%，但有时可高达45%。

1. 结石　在胆囊管嵌顿引起梗阻、胆囊内胆汁滞积，浓缩的胆盐损害胆囊黏膜引起炎症。

2. 细菌感染　常见的致病菌为大肠埃希菌、产气杆菌、绿脓杆菌等，大多从胆管逆行而来。

3. 化学刺激　如胰液经“共同通路”反流入胆管内引起胰酶性胆囊炎。近年来，随着国人的饮食习惯的改变，城市人的胆囊结石发病率明显升高，故急性胆囊炎以城市居民为多，成年人发病率高，尤其是肥胖女性，据统计女：男为2 ：1。本病急性症状反复发作可转为慢性胆囊炎。目前本病外科治疗治愈率高。病情轻的单纯性胆囊炎可选用药物治疗；对于化脓性或坏疽性胆囊炎应及时手术治疗，避免并发症发生。

二、临床表现

有以下临床表现：①突发性右上腹持续性绞痛，伴向右肩胛下区放射，伴有恶心、呕吐。②发冷、发热、食欲缺乏、腹胀。③10%的患者可有轻度黄疸。④过去曾有类似病史，脂餐饮食易诱发。胆囊结石引起者，夜间发病为一特点。⑤右上腹肌紧张，压痛或反跳痛，Murphy 征阳性。30% ~50%的患者可触及肿大胆囊有压痛。

三、辅助检查

（一）口服法胆囊造影

口服法胆囊造影可见：①胆囊不显影（20%的正常人也可因其他原因而不显影）；②胆囊显影浅淡、延迟，胆囊缩小或增大，是诊断慢性胆囊炎较为可靠的征象；③胆囊收缩功能不良，对诊断价值有限。静脉法胆系造影如胆管显影良好而胆囊不显影或胆囊显影延迟、密度浅淡而轮廓模糊，可诊断有胆囊疾病存在。

口服法胆囊造影，根据胆囊不显影而作胆囊炎的诊断时，必须排除引起胆囊不显影的其他因素，包括造影剂剂量不足（过分肥胖或体重超过80kg）；服造影剂后呕吐、腹泻；幽门梗阻；造影剂崩解不良或停留于食管或十二指肠憩室内；肝功能明显受损；小肠吸收不良；妊娠期或哺乳期的妇女；胆管与肠管间有异常通道或 Oddi 括约肌松弛，使含碘胆汁不进入胆囊；严重的糖尿病；胆囊位置异常胆囊先天性缺如；照片太小未能将胆囊包括在内；胆囊已切除等。

（二）实验室检查

当医生检查患者的腹部时，可以发现右上腹部有压痛，并有腹肌紧张，大约在 1/3 的患者中还能摸到肿大的胆囊。化验患者的血液，会发现多数人血中的白细胞计数及中性粒细胞增多。

（三）B 超

B 超检查可发现胆囊肿大、囊壁增厚，并可见结石堵在胆囊的颈部。

四、诊断

（一）B 超

急性结石性胆囊炎主要依靠临床表现和 B 超检查即可得到确诊。B 超检查能显示胆囊体积增大，胆囊壁增厚，厚度常超过 3mm，在 85% ~90%的患者中能显示结石影。在诊断有疑问时，可应用同位素^{99m}Tc - IDA 做胆系扫描和照相，在造影片上常显示胆管，胆囊因胆囊管阻塞而不显示，从而确定急性胆囊炎的诊断。此法正确率可达 95%以上。急性非结石性胆囊炎的诊断比较困难。诊断的关键在于创伤或腹部手术后出现上述急性胆囊炎的临床表现时，要想到该病的可能性，对少数由产气杆菌引起的急性气肿性胆囊炎中，摄胆囊区平片，可发现胆囊壁和腔内均有气体存在。

①有典型的阵发性腹绞痛发作及右上腹压痛、肌紧张征象。②血白细胞总数剧增，中性粒细胞比例增高。③B 型超声检查，胆囊增大，囊壁增厚，可能看到结石的影像。

（二）诊断依据

急性胆囊炎是一种临床常见病，多发生于有结石的胆囊，也可继发于胆管结石和胆管蛔虫等疾病。多由化学性刺激和细菌感染等因素引发此病。

诊断依据：①白细胞总数 $>10\times10^9$/L，核左移。②腹部 X 线片胆囊区可见阳性结石。③B 超检查示胆囊增大，壁厚 >3.5mm，内有强光团伴声影。④静脉胆管造影胆囊不显影。⑤CT 或 MRI 显示胆囊结石。

（三）临床表现

急性胆囊炎的症状主要有右上腹疼、恶心、呕吐和发热等。急性胆囊炎会引起右上腹疼痛，一开始疼痛与胆绞痛非常相似，但急性胆囊炎引起的腹痛其持续的时间往往较长，做呼吸和改变体位常常能使疼痛加重，因此患者多喜欢向右侧静卧，以减轻腹疼。有些患者会有恶心和呕吐，但呕吐一般并不剧烈。大多数患者还伴有发热，体温通常在38.0～38.5℃，高热和寒战并不多见。少数患者还有眼白和皮肤轻度发黄。

（四）体格检查

急性结石性胆囊炎患者体检时，常表现为急性病容、痛苦表情和呼吸短浅以及虚脱现象。此与急性胆囊炎相同，但尚可出现以下特点：①胆绞痛发作后1～2d内，可见轻度眼巩膜黄染和尿色变深，很快自然消退；如黄疸较深或持久不退，须考虑伴有胆总管结石的存在。②患者取平卧位，检查者用右手指触压患者的右上腹部时，患者诉腹痛或有痛苦的表情，同时右上腹肌呈局限性轻度紧张感。③患者取直立位深吸气时，检查者用右手食、中及无名指深压胆囊区，患者诉说疼痛。④患者取平卧位，检查者用右手指深压右上腹部时，患者有轻痛感。⑤患者取右侧卧位或俯卧位时感有上腹部疼痛。⑥检查者用左手掌置于患者的右季肋部，右手握拳用中度力叩击左手背时，患者诉说疼痛。

根据以上的症状、体格检查和各种辅助检查，医生一般能及时作出急性胆囊炎的诊断。

五、鉴别诊断

本病多见于40岁以上的肥胖女性。根据典型症状、体征、B型超声波、X线，急性胆囊炎的诊断大多都能明确。但需与以下疾病进行鉴别：如急性病毒性肝炎、急性胰腺炎、急性阑尾炎、消化性溃疡急性穿孔和右心衰竭等疾病，一般经过有关的辅助检查，结合病史及体格检查，均能作出正确的诊断。

青年女性患者应与Fitz－Hugh－Curtis综合征相鉴别，这是由于急性输卵管炎所伴发的肝周围炎，可有右上腹部疼痛，易误诊为急性胆囊炎：如妇科检查发现附件有压痛，宫颈涂片可见淋球菌或沙眼包涵体可资鉴别。如鉴别有困难则可进行腹腔镜检查，本病可见肝包膜表面有特殊的琴弦状粘连带。

六、治疗

（一）急性胆囊炎的治疗措施

1. 卧床休息、禁食　严重呕吐者可行胃肠减压。应静脉补充营养，维持水、电解质平衡，供给足够的葡萄糖和维生素以保护肝脏。

2. 解痉、镇痛　可使用阿托品、硝酸甘油、哌替啶、盐酸美沙酮等，以维持正常心血管功能和保护肾脏等功能。

3. 抗菌治疗　抗生素使用是为了预防菌血症和化脓性并发症，通常选用氨苄青霉素、氯林可霉素和氨基糖苷类联合应用，或选用第二代头孢霉素治疗，抗生素的更换应根据血培养及药敏试验结果而定。

在进行上述治疗的同时，应做好外科手术的准备，在药物治疗不能控制病情发展时，应及时改用手术疗法切除胆囊。

（二）急性胆囊炎的治疗方法

1. 非手术治疗　妊娠合并急性胆囊炎，绝大多数合并胆石症，主张非手术疗法。多数经非手术治疗有效。

（1）饮食控制：应禁食，必要时胃肠减压，缓解期给予低脂肪、低胆固醇饮食。

（2）支持疗法：纠正水、电解质紊乱和酸碱失衡。

（3）抗感染：需选用对胎儿无害的广谱抗生素，如氨苄西林以及头孢唑林钠、头孢噻肟钠等药物。

（4）对症治疗：发生胆绞痛时给予解痉镇痛药，如阿托品、哌替啶肌注。缓解期给予利胆药物，如苯丙醇、非布丙醇等。

非手术疗法对大多数（80%～85%）早期急性胆囊炎的患者有效。此法包括解痉镇痛，抗生素的应用，纠正水电解质和酸碱平衡失调，以及全身的支持疗法。在非手术疗法治疗期间，必须密切观察病情变化，如症状和体征有发展，应及时改为手术治疗。特别是老年人和糖尿病患者，病情变化较快，更应注意。据统计约1/4的急性胆囊炎患者将发展成胆囊坏疽或穿孔。

2. 手术治疗　目前对于手术时机的选择还存在着争论，一般认为应采用早期手术。早期手术不等于急诊手术，而是患者在入院后经过一段时期的非手术治疗和术前准备，并同时应用B超和同位素检查进一步确定诊断后，在发病时间不超过72h的前提下进行手术。早期手术并不增加手术的死亡率和并发症的发生率。对非手术治疗有效的患者可采用延期手术（或称晚期手术），一般在6周之后进行。

手术方法有2种，一种为胆囊切除术，在急性期胆囊周围组织水肿，解剖关系常不清楚，操作必须细心，此免误伤胆管和邻近重要组织。有条件时，应用术中胆管造影以发现胆管结石和可能存在的胆管畸形。另一种手术为胆囊造口术，主要应用于一些老年患者，一般情况较差或伴有严重的心肺疾病，估计不能耐受胆囊切除手术者，有时在急性期胆囊周围解剖不清而致手术操作困难者，也可先做胆囊造口术。胆囊造口手术可在局部麻醉下进行，其目的是采用简单的方法引流胆囊炎症，使患者度过危险期，待其情况稳定后，一般于胆囊造口术后3个月，再做胆囊切除以根治病灶。对胆囊炎并发急性胆管炎者，除做胆囊切除术外，还须同时做胆总管切开探查和T管引流。

对症状较轻微的急性单纯性胆囊炎，可考虑先用非手术疗法控制炎症，待进一步查明病情后进行择期手术。对较重的急性化脓性或坏疽性胆囊炎或胆囊穿孔，应及时进行手术治疗，但必须做好术前准备，包括纠正水电解质和酸碱平衡的失调，以及应用抗生素等。

对于急性非结石性胆囊炎患者，由于病情发展较快，一般不采用非手术疗法，宜在做好术前准备后及时进行手术治疗。关于急性胆囊炎应用抗生素的问题，由于胆囊管已阻塞，抗生素不能随胆汁进入胆囊，对胆囊内的感染不能起到预期的控制作用，胆囊炎症的发展和并发症的发生与否，并不受抗生素应用的影响。但是抗生素的应用可在血中达到一定的药物治疗浓度，可减少胆囊炎所造成的全身性感染，以及能有效地减少手术后感染性并发症的发生。对发热和白细胞计数较高者，特别是对一些老年人，或伴有糖尿病和长期应用免疫抑制剂等有高度感染易感性的患者，全身抗生素的应用仍非常必要。一般应用于广谱抗生素，如庆大霉素、氯霉素、先锋霉素或氨苄青霉素等，并常联合应用。

3. 针灸治疗　急性胆囊炎的针灸治疗，始见于20世纪50年代末。60年代初，已有人就针刺治疗胆囊炎的机制做了初步探讨。但有关资料还不太多。近30年来，在方法上有较大发展，电针、穴位注射、耳针、光针、腕踝针等法竞相应用，使治疗效果有所提高。从目前情况看，针灸及其各种变革之法对急性单纯性胆囊炎疗效确切，如属急性化脓型、急性坏疽型胆囊炎或伴中毒性休克的胆囊感染则宜采用中西医综合治疗，甚或手术处理。

（三）慢性胆囊炎的治疗方法

1. 内科治疗　内科治疗主要是消炎利胆的方法，如消炎利胆片、利胆醇、舒胆通、胆通、去氢胆酸以及熊脱氧胆酸等药物，有些患者有效，但难根治。

2. 外科治疗　反复发作胆绞痛、胆囊无功能、有急性发作，尤其是伴有结石者，应手术治疗。80%的胆囊癌并有慢性胆囊炎胆石症，手术可起到预防胆囊癌的作用。

经常保持愉快的心情，注意劳逸结合，寒温适宜。劳累、气候突变、悲观忧虑均可诱发此病急性发作。常服用利胆药物及食物，保持大便通畅。

（四）其他措施

其他措施有以下几点：①急性发作时应卧床休息、禁食。静脉输液以纠正脱水和酸中毒。在右上腹热敷等。待急性发作缓解后，酌情给予流质或半流质饮食。②严重病例，应配合中西药物抗感染治疗。③针灸效果不显时，须即改用其他有效疗法（包括手术疗法）。

七、并发症

（一）气肿性胆囊炎

是急性胆囊炎的变型，应及时进行外科手术治疗。

（二）开放性穿孔

是少见的并发症，病死率可高达25%，应及时手术治疗，同时应用抗生素治疗感染。

（三）局限性穿孔

多数可施行胆囊切除术，严重者也可进行胆囊造瘘和脓肿引流术治疗。

（四）胆石性肠梗阻

该病极易延误诊断，故病死率可达15%～20%，一般给予手术治疗。

八、预防

（一）注意饮食

食品以平淡为宜，少食油腻和炸、烤食品。

（二）保持大便畅通

六腑以通为用，肝胆湿热，大便秘结时，症状加重，保持大便畅通很重要。

（三）要改变静坐生活方式

多走动，多运动。

（四）要养性

长期家庭不睦，心情不畅的人可引发或加重此病，要做到心胸宽广，心情愉快。

（张　恩）

第二节　慢性胆囊炎

慢性胆囊炎（chronic cholecystitis）系指胆囊慢性炎症性病变，大多为慢性结石性胆囊炎，占85%～95%，少数为非结石性胆囊炎，如伤寒带菌者。本病可由急性胆囊炎反复发作迁延而来，也可慢性起病。临床表现无特异性，常见的是右上腹部或心窝部隐痛，食后饱胀不适，嗳气，进食油腻食物后可有恶心，偶有呕吐。在老年人，可无临床症状，称无症状性胆囊炎。

一、流行病学

本病分成慢性结石性胆囊炎与慢性非结石胆囊炎。临床上最为多见的是结石性胆囊炎，其发病率高达95%，胆囊急性炎症消退后遗留下来的病理状态，是慢性胆囊炎最常见的类型。

二、病因病理

（一）慢性结石性胆囊炎

与急性胆囊炎一样，因为胆囊结石引起急性胆囊炎反复小发作而成，即慢性胆囊炎和急性胆囊炎是同一疾病不同阶段的表现。

（二）慢性非结石性胆囊炎

在尸检或手术时，此型病例占所有胆囊病变患者的2%～10%。

（三）伴有结石的慢性萎缩性胆囊炎

该症又称瓷瓶样胆囊。结石引起的炎症与刺激，导致胆囊壁钙化所形成，钙化可局限于黏膜、肌层或两者皆有。以65岁以上的女性患者多见。

（四）黄色肉芽肿样胆囊炎

比较少见，占胆囊炎性疾病的0.7%～1.8%。系由于胆汁脂质进入胆囊腔的结缔组织致炎性反应形成。

三、临床表现

在不同患者可有甚大区别，且与实际的病理变化也常不一致；大多数患者合并有胆囊结石，过去多有胆绞痛发作史。患者症状可以明显地继急性胆囊炎首次发作后即不断出现，也有发病隐匿，症状轻微，甚至诊断确定后才注意有症状存在。

主要症状为：①消化不良：表现为上腹饱闷、不适、饱食后上腹不适。②对脂肪性食物不耐受。③右上腹痛：患者还常感右肩胛骨下或右腰部隐痛，有时和胆绞痛相仿。④体检除右上腹轻度触痛外，常无阳性体征。偶可扪及肿大的胆囊，亦可在第8～10胸椎右侧有压痛。

四、辅助检查

十二指肠引流收集胆汁进行检查，可发现胆汁内有脓细胞、胆固醇结晶、胆红素钙沉淀、寄生虫卵等。胆汁培养可发现致病菌。

（一）B超检查

B超检查最有诊断价值，可显示胆囊大小、囊壁厚度、囊内结石和胆囊收缩情况。

（二）放射学检查

腹部X线平片可显示阳性结石、胆囊钙化及胆囊膨胀的征象；胆囊造影可显示结石、胆囊大小、形状、胆囊收缩和浓缩等征象。

（三）造影

口服、静脉胆管造影除可显示结石、胆囊大小、胆囊钙化、胆囊膨胀的征象外，还可观察胆总管形态及胆总管内结石、蛔虫、肿瘤等征象，对本病有很大诊断价值。有条件时以逆行胰胆管造影为好，不仅结果可靠，并可行十二指肠镜下治疗。

五、诊断

本病的诊断主依据：临床症状及体征；实验室及其他辅助检查。

六、鉴别诊断

慢性胆囊炎应与以下疾病相鉴别。

（一）反流性食管炎

因有胃-食管酸性或碱性液体的反流，故胸骨后烧灼感或疼痛是主要症状，部分患者同时伴上腹部隐痛或不适，故易与慢性胆囊炎相混淆。胃镜检查及24h食管内pH动态监测对反流性食管炎有重要诊断价值。如系碱性反流，则测定食管内胆汁酸含量对诊断有帮助（Bilitec-2000胆汁监测仪）。而B超检查可确定慢性胆囊炎的诊断。

（二）慢性胃炎及消化性溃疡

多为上腹部的隐痛与饱胀等，常无慢性胆囊炎急性发作时的右上腹绞痛。消化性溃疡的上腹部疼痛常具有节律性，疼痛与饮食关系更加密切。十二指肠溃疡除有饥饿痛外，还常有夜间痛，同时常伴有反酸症状。胃镜检查对慢性胃炎及消化性溃疡的诊断有重要帮助。必须指出，少数患者慢性胆囊炎可与慢性胃炎或消化性溃疡并存。

（三）慢性胰腺炎

慢性胰腺炎的上腹部疼痛等症状常与慢性胆囊炎、胆石症相类似（但需注意，慢性胆囊炎患者有时可并存有慢性胰腺炎）。慢性胰腺炎还常有左侧腰背部的疼痛，疼痛常与体位有关，即平卧位时疼痛加重，躯体前倾时疼痛可减轻。B超、CT或MRI、ERCP及胰腺外分泌功能检查等，均有利于慢性胰腺炎与慢性胆囊炎的鉴别。

（四）右侧结肠病变

升结肠或肝曲部癌可引起右上腹疼痛不适，易误诊为慢性胆囊炎（有时两者也可并存）。但升结肠或肝曲癌多有大便习惯的改变。钡剂灌肠或结肠镜检查可发现肿瘤。B超检查对结肠癌的诊断也有重要的辅助价值。

（五）心绞痛

有少数心绞痛患者的疼痛可位于剑突下，与慢性胆囊炎的疼痛部位与性质相类似。但前者的疼痛持续时间比胆绞痛要短，多数患者休息后疼痛可缓解。心电图、血清肌酸磷酸激酶等测定有利于心绞痛的诊断。少数慢性结石性胆囊炎患者可出现期前收缩等心脏病症状，但其心脏本身并无病变，在行胆囊切除术后，期前收缩等心脏症状也随之消失。这种因胆囊病变而引起的心脏症状，称之为“胆心综合征”。

七、治疗

（一）内科治疗

1. 一般治疗　低脂饮食，可减少发病机会。

2. 解痉、镇痛　一般情况下可给予33%硫酸镁10～30mL，口服利胆，或单用抗胆碱能药物，如阿托品0.5mg，或山莨菪碱10mg肌内注射，解除Oddi括约肌痉挛。

3. 驱虫治疗　如十二指肠引流物发现有梨形鞭毛虫或华支睾吸虫感染者，应进行驱虫治疗。

4. 溶石疗法　口服熊去氧胆酸、鹅去氧胆酸溶石，但疗效不肯定。近年来，通过逆行胰胆管造影放置鼻胆管，鼻胆管内直接将溶石药物注入胆管及胆囊内，可提高疗效，但疗程较长，费用也较昂贵。

5. 抗菌治疗　对于感染性胆囊炎或其他类型胆囊炎合并细菌感染者，应给予抗生素抗感染治疗，抗生素应用方案与急性胆囊炎基本相同。

（二）外科治疗

一些非结石的慢性胆囊炎可通过饮食控制及内科治疗而维持不发病，但疗效不可靠。对伴有结石者，由于其反复急性发作的可能性大，且可引发一系列并发症，因而目前普遍认为手术仍是慢性胆囊炎的最佳治疗方案。

1. 有症状的患者　尤其是反复发作伴有胆囊结石的慢性胆囊炎患者，手术切除胆囊，根本去除感染病灶，防止一切并发症，是首选的治疗方案。

2. 对临床症状　轻微、不典型或诊断不确定的患者手术切除胆囊疗效可能较差，所以手术时应注意适应证的选择。

3. 对于全身情况　较差而不利于手术的患者应先给予积极的内科治疗，待全身情况好转后再行手术治疗。

（三）内镜治疗

1. 腹腔镜下胆囊切除术　对于与周围组织无明显粘连的慢性胆囊炎或合并胆囊结石的胆囊炎，尤其是全身一般情况不宜实施普通外科手术者，可通过该方案切除胆囊。

2. 十二指肠镜下Oddi括约肌切开术　对于伴有胆管结石的慢性胆囊炎患者，有条件的情况下必须在手术前做ERCP及乳头括约肌切开取石术，再根据情况决定是否手术切除胆囊。

八、并发症

（一）胆囊积水

慢性胆囊炎时，胆囊黏膜上皮分泌黏液过多。当胆石阻塞于胆囊管时不断增加的黏液使胆囊缓慢地无痛地逐渐扩张（如迅速地扩张会引起疼痛）。若无急性炎症发生，则胆汁为无菌。此时右上腹可扪及一无痛性肿大的胆囊。胆囊积水应与因胆总管缓慢阻塞引起胆囊扩张相鉴别。后者的扩张不是因为黏液分泌引起，并伴有黄疸，而胆囊积水不伴有黄疸。

（二）白胆汁

当胆囊积水持续数周，胆色素被分解、吸收后，胆汁变成无色透明。

（三）石灰乳胆汁

糊状或乳状，胶状石灰石沉积于胆囊内称之为石灰乳胆汁。1.3% ~3.4% 的胆石症手术患者可见有石灰乳胆汁。男女之比为 1 ∶ 2.7。1911 年 Churchman 报道首例石灰乳胆汁以来，目前对此病已有深入了解。

（四）瓷器样胆囊

所谓瓷器样胆囊是胆囊壁钙化，似瓷器样硬而易碎。瓷器样胆囊见于 0.06% ~0.80% 的胆囊摘除术，男女之比为 1 ∶ 3，平均发病年龄为 54 岁，癌变率大于 25%。

九、预防

注意饮食卫生防止感染发生；当炎症出现时及时应用有效的抗生素。合理调配食谱不宜过多食用含动物脂肪类食物，如肥肉和动物油等；当有肠虫（主要为蛔虫）时及时重点应用驱虫药物，用量要足，以防用药不足，虫活跃易钻入胆管造成阻塞，引起胆管蛔虫症。

（张　恩）

第六章

胰腺疾病

第一节　急性胰腺炎

急性胰腺炎（acute pancreatitis，AP）是胰酶对胰腺组织自身消化导致的化学性炎症，常呈急性上腹痛，伴血淀粉酶升高，轻者病程1周左右，预后良好；重症患者可发展为多器官功能障碍，病死率高达15%。

一、病因

（一）胆管疾病

胆石症、胆管感染等胆管疾病至今仍是急性胰腺炎的主要病因，当结石嵌顿在壶腹部、胆管内炎症、胆石移行时损伤Oddi括约肌等，将使胰液不能正常进入十二指肠，导致胰管内高压。胆囊结石伴发感染时，细菌毒素、炎症介质通过胆胰间淋巴管交通支扩散到胰腺。

（二）酒精

酒精可通过缩胆囊素（cholecystokinin，CCK）介导，促进胰液分泌，大量胰液遇到相对狭窄的胰管，将增加胰管内压力。此外，过度饮酒还可使大量胰酶在腺泡细胞内提前活化，或当其在胰腺内氧化过程中产生大量活性氧（reactive oxygen species，ROS），继而激活NF－κB等炎症介质，引发急性胰腺炎。

（三）胰管阻塞

胰管结石、蛔虫、狭窄、肿瘤（壶腹周围癌、胰腺癌）可引起胰管阻塞和胰管内压升高。胰腺分裂症系胰腺导管的一种常见先天发育异常，即腹胰管和背胰管在发育过程中未能融合，其在人群中的发生率为10%。当副胰管经狭小的副乳头引流大部分胰腺的胰液，引流不畅导致胰管内高压。

（四）手术与创伤

腹腔手术、腹部钝挫伤等直接或间接损伤胰腺组织或导致胰腺微循环障碍，可引起急性胰腺炎。经内镜逆行胰胆管造影（ERCP）插管时导致的十二指肠乳头水肿、注射造影剂压力过高等也可引发本病。

（五）代谢障碍

高脂血症与急性胰腺炎有病因学关联，但确切机制尚不清楚。可能与脂球微栓影响微循环及胰酶分解三酰甘油致毒性脂肪酸损伤细胞有关。Ⅰ型高脂蛋白血症见于小儿或非肥胖非糖尿病青年，因严重高三酰甘油血症而反复发生急性胰腺炎。

甲状旁腺肿瘤、维生素D过多等所致的高钙血症可致胰管钙化、促进胰酶提前活化而促发本病。

（六）药物

可促发急性胰腺炎的药物有噻嗪类利尿药、硫唑嘌呤、糖皮质激素、磺胺类等，多发生在服药最初的 2 个月，与剂量无明确相关。

（七）感染

可继发于急性流行性腮腺炎、传染性单核细胞增多症、柯萨奇病毒、肺炎衣原体感染等疾病，常随感染痊愈而自行缓解。

（八）其他

十二指肠球后穿透溃疡、邻近十二指肠乳头的肠憩室炎等炎症可直接波及胰腺。各种自身免疫性的血管炎、胰腺血管栓塞等血管疾病可影响胰腺血供。遗传性急性胰腺炎罕见，是一种有 80% 外显率的常染色体显性遗传病，其发病被认为是由阳离子胰蛋白酶原基因突变所致。少数病因不明者，称为特发性急性胰腺炎。

二、发病机制

在上述病因作用下，胰管内高压及胰腺微循环障碍都可使胰腺腺泡细胞内的 Ca^{2+} 水平显著上升。细胞内钙的失衡，一方面使含有溶酶体酶的细胞器质膜脆性升高，增加胞内溶酶体与酶原颗粒融合；另一方面使消化酶原与溶酶体水解酶进入高尔基器后，出现“分选”错误；溶酶体在腺泡细胞内激活酶原，使大量胰酶提前活化，超过生理性的对抗能力，发生针对胰腺的自身消化。活化的胰酶、自身消化时释放的溶酶体水解酶及细胞内升高的 Ca^{2+} 水平均可激活多条炎症信号通路，导致炎症反应，其中核因子 - κB（nuclear factor - KB，NF - κB）被认为是炎症反应的枢纽分子，它的下游系列炎症介质，如肿瘤坏死因子 - α（tumor necrosis factor - α，TNF - α）、白介素 - 1（interleukin - 1，IL - 1）、花生四烯酸代谢产物（前列腺素、血小板活化因子）、活性氧等均可增加血管通透性，导致大量炎性渗出；促进小血管血栓形成，微循环障碍，胰腺出血、坏死。

三、病理

（一）急性水肿型

此型较多见，占 90% 以上。病变可累及部分或整个胰腺，以尾部为多见。胰腺肿大变硬，间质充血、水肿和炎细胞浸润是其组织学特点。

（二）急性出血坏死型

胰腺肿大变硬，腺泡及脂肪组织坏死以及血管坏死出血是本型的主要特点。肉眼可见胰腺内有灰白色或黄色斑块的脂肪组织坏死病变，出血严重者，则胰腺呈棕黑色并伴有新鲜出血。脂肪坏死可累及肠系膜、大网膜后组织等。常见静脉炎、淋巴管炎和血栓形成。

急性出血坏死型既可由急性水肿型发展而来，也可在发病开始即发生出血及坏死。急性出血坏死型胰腺炎的炎症易波及全身，故可有其他脏器如小肠、肺、肝、肾等脏器的炎症病理改变；由于胰腺大量炎性渗出，常有腹水、胸腔积液等症状。

四、临床表现

临床上将急性胰腺炎分为下列两种类型：①轻症急性胰腺炎（mild acute pancreatitis，MAP）：具备急性胰腺炎的临床表现和生化改变，而无器官功能障碍和局部并发症；②重症急性胰腺炎（severe acute pancreatitis，SAP）：在 MAP 的基础上出现其他器官功能障碍甚至衰竭，病程 1 个月左右可出现局部并发症如假性囊肿或胰腺脓肿。

（一）MAP 的症状及体征

腹痛为主要和首发症状，常在饮酒、脂餐后急性起病，多位于中上腹及左上腹，也可波及全腹，常较剧烈，部分患者腹痛向背部放射。多数患者病初伴有恶心、呕吐。可有轻度发热，中上腹压痛，肠鸣音减少。患者因呕吐、胰腺炎性渗出，可呈轻度脱水貌。

（二）SAP 的症状及体征

腹痛持续不缓解、腹胀逐渐加重，可陆续出现表 6－1 列出的部分症状及体征。

表 6－1　SAP 的症状、体征及相应的病理生理改变

症状及体征	病理生理改变
体温持续升高或不降	严重炎症反应及感染
黄疸加深	胆总管下端梗阻；肝损伤
呼吸困难	肺间质水肿，成人呼吸窘迫综合征，胸腔积液；严重肠麻痹及腹膜炎
低血压、休克	大量炎性渗出、严重炎症反应及感染
全腹膨隆、张力较高，少数患者可有 Grey－Turner 征，Cullen 征，广泛压痛及反跳痛，移动性浊音阳性，肠鸣音减少而弱、甚至消失	肠麻痹及腹膜炎
上消化道出血	应激性溃疡
少尿，无尿	休克、肾功能不全
意识障碍，精神失常	胰性脑病
猝死	严重心律失常

（三）后期并发症

1. 胰腺假性囊肿　重症急性胰腺炎胰内或胰周坏死、渗液积聚，包裹成囊肿，囊壁缺乏上皮，故称假性囊肿，多在重症急性胰腺炎病程进入 4 周后出现。胰腺假性囊肿通常呈圆形或卵圆形，亦可呈不规则形，大小为 2～30cm，容量为 10～5 000mL。小囊肿可无症状，大囊肿可出现相应部位的压迫症状。一般当假性囊肿 <5cm 时，约半数患者可在 6 周以内自行吸收。假性囊肿可以延伸至邻近的腹腔，如横结肠系膜、肾前、肾后间隙以及后腹膜。

2. 胰腺脓肿　胰腺内或胰周的脓液积聚，外周为纤维囊壁。患者常有发热、腹痛、消瘦等营养不良症状。

3. 肝前区域性门脉高压　胰腺假性囊肿压迫脾静脉或脾静脉栓塞导致胃底静脉曲张破裂出血。

五、辅助检查

（一）反映炎症及感染

1. 白细胞　总数增加，以中性粒细胞升高为主，常有核左移现象。

2. C 反应蛋白（C－reactive protein，CRP）　是一种能与肺炎球菌 C 多糖体反应形成复合物的急性时相反应蛋白。在各种急性炎症、组织损伤、细菌感染后数小时迅速升高。CRP 对急性胰腺炎诊断不具特异性，主要用于评估急性胰腺炎的严重程度。CRP 正常值 <10mg/L，当 CRP >150mg/L 时，提示重症急性胰腺炎。

（二）急性胰腺炎的重要血清标志物

1. 淀粉酶（amylase）　主要由胰腺及唾液腺产生。急性胰腺炎时，血清淀粉酶于起病后 6～12h 开始升高，48h 开始下降，持续 3～5d。血清淀粉酶超过正常值 3 倍可诊断急性胰腺炎。胆石症、胆囊炎、消化性溃疡等急腹症时，血清淀粉酶一般不超过正常值 3 倍。血清淀粉酶高低与病情程度无确切关联，部分重症急性胰腺炎血清淀粉酶可不升高。正常时约有 3% 淀粉酶通过肾脏排泄，急性胰腺炎时尿淀粉酶也可升高，但轻度的肾功能改变将会影响检测的准确性和特异性，故对临床诊断价值不大。当患者尿淀粉酶升高而血淀粉酶不高时，应考虑其来源于唾液腺。此外，胰源性胸腔积液、腹水、胰腺假性囊肿中的淀粉酶常明显升高。

2. 脂肪酶（lipase）　血清脂肪酶于起病后 24～72h 开始升高，持续 7～10d，对就诊较晚的患者有诊断价值，其敏感性和特异性均略优于血淀粉酶。

（三）反映各器官功能或病理生理状况（表6－2）

表6－2 反映病理生理变化的实验室检测指标

检测指标	病理生理变化
血糖↑	胰岛素释放减少、胰血高糖素释放增加、胰腺坏死
TB、AST、ALT↑	胆管梗阻、肝损伤
清蛋白↓	大量炎性渗出、肝损伤
BUN、肌酐↑	休克、肾功能不全
血氧分压↓	成人呼吸窘迫综合征
血钙↓	胰腺坏死
三酰甘油↑	既是急性胰腺炎的病因，也可能是其后果
血钠、钾、pH↓	低血钠、低血钾、酸中毒

（四）了解胰腺等脏器形态改变

腹部超声波是急性胰腺炎的常规初筛影像学检查，在没有肠胀气的条件下，可探及胰腺肿大及胰内、胰周回声异常。然而急性胰腺炎时，常有明显胃肠道积气，腹部超声波对胰腺形态学变化多不能作出准确判断。对于重症急性胰腺炎后期，腹部超声波也是胰腺假性囊肿、脓肿诊断、定位的重要方法。

腹部增强CT被认为是诊断急性胰腺炎的标准影像学方法。其主要作用有：①确定有无胰腺炎；②对胰腺炎进行分级（表6－3）；③诊断、定位胰腺假性囊肿或脓肿。

表6－3 起病后72h的CT对胰腺病变的分级

积分	未增强CT	增强CT
0	胰腺形态正常	无坏死
1	胰腺局部或弥漫性增大，形态失常	
2	上述改变＋胰周炎症	坏死＜33%
3	胰内及胰周积液	
4	胰腺内及腹膜后积气	坏死33%～50%
6	坏死≥50%	

注：CT严重指数＝未增强＋增强CT积分，最高10分，≥6分为重症。

（五）了解有无胆道疾病作为急性胰腺炎的病因

诊断急性胰腺炎通常并不困难，但搜寻原因有时却颇费周折。胆管结石是急性胰腺炎的首要病因，腹部超声波较易发现大的胆石，但对于作为胆源性急性胰腺炎第一位原因的小胆石（＜5mm）、胆泥或微胆石，腹部超声波的敏感性较差。临床上对于急性胰腺炎胆管疾病病因的搜寻，多以腹部超声波为常规初筛检查，若无阳性发现，应选择准确率较高的非侵入性检查——磁共振胰胆管成像（MRCP）。若仍为阴性，而临床高度怀疑胆管疾病，则应继以超声内镜（EUS）或ERCP。内镜下Oddi括约肌切开术（EST）是检出胆泥或微胆石的金标准方法，集诊断与治疗一体。

六、诊断

患者在入院后48h内应明确诊断，急性胰腺炎的诊断内容应包括下列内容。

（一）确定急性胰腺炎

一般应具备：①急性、持续中上腹痛；②血淀粉酶增高超过正常值3倍；③胰腺炎症的影像学改变；④排除其他急腹症。部分患者可不具备第2条。

（二）确定轻症抑或是重症

多数重症患者经历了不同时间的轻症阶段，因此，在起病72h内对轻症患者应密切观察病情变化，及时发现 SAP 的症状及体征，动态了解相关实验室检测数据及胰腺形态的改变。

出现下列任一情况，应考虑重症急性胰腺炎：①出现全身炎症反应综合征；②出现器官衰竭；③起病后 72h 的胰腺 CT 评分≥6 分；④APACHEⅡ评分≥8，可被视为重症。

（三）寻找病因

住院期间应使 >80% 患者的病因得以明确，尽早解除病因有助于防止病情向重症发展及避免日后复发。进食常作为诱因促发本病，潜在的病因需仔细排查。详细地了解病史对寻找病因甚为重要。胆管结石是急性胰腺炎的首要病因，若病史及体征高度提示胆源性急性胰腺炎，则应逐级采用腹部超声、MRCP、EUS、ERCP 甚至 EST 等使之明确。在应激状态下，血三酰甘油常升高。当血三酰甘油 > 11mmol/L 时，可考虑为急性胰腺炎的病因。

（四）确定并发症

近期并发症包括腹膜炎、败血症、急性肝损伤、ARDS、应激性溃疡、肾功能不全、胰性脑病等疾病。后期并发症多在急性胰腺炎后 1 个月甚至更长时间得以诊断。

七、鉴别诊断

作为常见的急腹症之一，急性胰腺炎须与消化性溃疡、胆石症、急性肠梗阻、心肌梗死等鉴别。鉴别时应抓住各疾病的特点进行鉴别，收集相关证据。

八、治疗

急性胰腺炎的治疗原则在于去除潜在的病因和控制炎症。

MAP 经内科治疗后多在 5 ~7d 内康复。SAP 则需在内科治疗的基础上根据病情给予器官支持，后期并发症可通过内镜或外科手术治疗。如诊断为胆源性急性胰腺炎，宜在本次住院期间完成内镜治疗或在康复后择期行胆囊切除术，避免日后复发。

（一）内科治疗

1. 监护　由于急性胰腺炎患者病情变化较多，细致的监护对及时了解病情发展很重要。病程初期监测内容除体温、血压、呼吸、心率、意识等生命体征外，腹痛、腹胀、肠蠕动、腹膜炎体征、血氧饱和度、尿量、粪便、胃肠减压引流物、有无黄疸及皮肤瘀斑等均应逐日记录。入院初即应检测前述反映病理生理变化的实验室指标，以后根据病情决定复查的间隔时间。有心律失常者应予心电监测。

对重症患者应给予肺、肾、循环、肝、肠等器官的功能支持，医院的重症监护室（intensive care unit，ICU）可为此提供良好的条件。由训练有素、多学科组成的 SAP 专门治疗小组对患者选择最佳的多学科综合治疗至关重要。

2. 补液　是维持血容量、水、电解质平衡的主要措施。重症患者胰周有大量渗液集聚，如果心功能容许，在最初的 48h 静脉补液量及速度为 200 ~250mL/h。补液不充分被认为是胰腺炎向重症发展的重要原因之一。补液量及速度也可根据中心静脉压（central venous pressure，CVP）进行调节。急性胰腺炎时常有明显腹胀、麻痹性肠梗阻，用股静脉插管测量的 CVP 可受腹腔压力异常升高，不能代表真正的 CVP，应予注意。重症患者还应根据病情补充清蛋白、血浆或血浆代用品，提高血浆胶渗压，才能有效维持脏器功能。

3. 吸氧　动脉氧饱和度宜 >95%。

4. 镇痛　未控制的严重腹痛可加重循环不稳定。由于吗啡可增加 Oddi 括约肌压力，故临床常用哌替啶（meperidine）止痛，50 ~100mg/次，肌内注射。胆碱能受体拮抗药（如阿托品）可诱发或加重肠麻痹，也不宜使用。胃肠减压可在一定程度上减轻腹胀。

5. 预防和抗感染　胰腺感染是病情向重症发展、甚至死亡的另一重要原因。导致胰腺感染的主要细菌来自肠道。预防坏死胰腺的感染可采取：①为减少肠腔内细菌过生长，可采用导泻，促进肠蠕动和清洁肠道。导泻药物可选硫酸镁，每次口服 5 ~20g，同时饮水 100 ~400mL；也可用磷酸钠等洗肠液，中药（大黄、番泻叶）导泻在临床也广为应用。在此基础上，口服抗生素（如诺氟沙星、多黏菌素等）清除肠腔内细菌。②尽早肠内营养，维持肠黏膜屏障的完整，减少细菌移位。③预防性全身给予抗生素（喹诺酮类或头孢类）。

当患者出现胰腺或全身感染，致病菌主要为革兰阴性菌和厌氧菌等肠道常驻菌，应选择喹诺酮类或头孢类抗生素，联合针对厌氧菌的甲硝唑。严重败血症或上述抗生素疗效欠佳时应使用亚胺培南等药物。要注意真菌感染的可能，可经验性应用抗真菌药。

6. 减少胰液分泌　旨在降低胰管内高压，减少胰腺的自身消化。常用措施如下。

（1）禁食、胃肠减压：食物和胃液是胰液分泌的天然刺激物，禁食和胃肠减压则有助于减少胰液分泌。

（2）抑制胃酸：可用 H_2 受体拮抗药或质子泵抑制药。

（3）生长抑素及其类似物：生长抑素（somatostatin）是胃肠黏膜 D 细胞合成的 14 肽，它可抑制胰泌素和胆囊收缩素（cholecystokinin，CCK）刺激的胰腺基础分泌，使基础胰液分泌减少，胰液、碳酸氢盐、胰蛋白酶产量明显减少。生长抑素 250～375μg/h 静脉滴注；生长抑素类似物奥曲肽 25～50μg/h 静脉滴注，MAP 一般持续静脉滴注 2～3d，SAP 则用药时间约 1 周甚至更长。

7. 营养支持　轻症患者，只需短期禁食，通过静脉补液提供能量即可。重症患者在短期肠道功能恢复无望、为避免胰液分泌时，应先予肠外营养。每日补充能量约 32kcal/(kg·d)，肥胖者和女性减 10%。热氮比以 100kcal ∶ 1g 或氨基酸 1.2g/（kg·d）为宜，根据血电解质水平补充钾、钠、氯、钙、镁、磷，注意补充水溶性和脂溶性维生素，采用全营养混合液方式输注。

病情趋向缓解时，应尽早过渡到肠内营养。经口、胃或十二指肠给予的营养剂将促进胰酶和碳酸氢盐分泌，而经空肠者则不刺激胰液分泌。为此，初期肠内营养可借助内镜将鼻饲管置入空肠，并给予已充分消化的专用空肠营养剂。开放饮食从少量、无脂、低蛋白饮食开始，逐渐增加食量和蛋白质，直至恢复正常饮食。

（二）内镜治疗

对起因于胆总管结石性梗阻、急性化脓性胆管炎、胆源性败血症及胆管蛔虫的急性胰腺炎应尽早行 EST 等内镜治疗，取出胆管结石、蛔虫等，放置鼻胆管引流，胆管紧急减压，既有助于阻止急性胰腺炎病程，又可迅速控制感染。这种在 ERCP 基础上发展的内镜下微创治疗效果肯定，创伤小，可迅速缓解症状、改善预后、缩短病程、节省治疗费用，属对因治疗，可缩短病程，避免急性胰腺炎复发。

适宜于内镜治疗的其他导致急性胰腺炎的病因包括肝吸虫、胰管结石、慢性胰腺炎、胰管先天性狭窄、壶腹周围癌、胰腺癌、Oddi 括约肌功能障碍及胰腺分裂等疾病。对重症急性胰腺炎的后期并发症如胰腺假性囊肿和脓肿也可予以内镜治疗。

确定急性胰腺炎行 ERCP 治疗的指征应根据不同影像学资料确定：

（1）B 超、MRCP 或 EUS 发现胆总管结石、胆总管直径 >0.7cm 或胆囊切除术后胆总管直径 >0.8cm，胆管蛔虫，胰管扩张、扭曲、狭窄等，这些均为 ERCP 治疗的明确指征。

（2）B 超阴性，血三酰甘油 <11mmol/L，排除酒精、高钙血症、药物、病毒感染等因素，应行 MRCP 或 EUS。

（3）MRCP/EUS 阴性，但有下列情况，应行 ERCP：①TB 升高，DB >60%，ALT 升高，腹痛伴畏寒发热；②复发性胰腺炎；③胆囊切除术后，间歇发作性胆绞痛症状；④曾有胆管手术史；⑤胆囊小结石。

（4）ERCP 发现胆总管微胆石、胆泥、Oddi 括约肌功能障碍、胰腺分裂，胰管狭窄，壶腹周围癌、胰腺癌，这些均为 ERCP 治疗的明确指征。

（三）外科治疗

多数急性胰腺炎不需外科干预，即使是重症急性胰腺炎也应尽可能采用内科及内镜治疗。临床实践表明，重症急性胰腺炎时经历大的手术创伤将加重全身炎症反应，增加病死率。当重症患者内科及内镜治疗不能阻止胰腺进一步坏死时，可行经皮腹膜后穿刺引流，必要时以微创方式清除胰腺坏死组织。

与急性胰腺炎相关的主要手术治疗是胆囊切除术，以解决病因。目前胆囊切除术多采用腹腔镜完成。新近的临床研究认为，对于有1次急性胰腺炎发作史患者，有结石的胆囊即应切除；对轻中度胆囊结石相关急性胰腺炎，胆囊切除术应在本次胰腺炎恢复后10d左右实施，SAP则应在恢复后4周左右施行；不及时切除，在6～18周内，有25%～30%患者将再次发生急性胰腺炎。

微创治疗无效的胰腺假性囊肿、脓肿和脾静脉栓塞等并发症需要外科开腹手术治疗。

九、预后

轻症患者常在1周左右康复，不留后遗症。重症患者病死率约15%，经积极抢救幸免于死亡的患者容易发生胰腺假性囊肿、脓肿和脾静脉栓塞等并发症，遗留不同程度胰腺功能不全。未去除病因的部分患者可经常复发急性胰腺炎，反复炎症及纤维化可演变为慢性胰腺炎。

十、预防

积极治疗胆胰疾病，适度饮酒及进食，部分患者需严格戒酒。

（张　恩）

第二节　慢性胰腺炎

慢性胰腺炎（chronic pancreatitis，CP）是以胰腺慢性炎症、纤维化、萎缩、钙化为特征，最终导致胰腺内外分泌功能不足的疾病。临床常表现为腹痛、腹泻、营养不良等症状。

一、流行病学

关于慢性胰腺炎发病率或患病率的数据尚不充分。尸检报道的患病率为0.04%～5%，基于CT、超声或ERCP报告的有明显的胰腺组织学异常的CP年发病率为（3.5～4）/10万。对于部分组织学变化不甚明显的CP，常不易被上述影像学技术发现而低估了CP的实际患病率和发病率。

二、病理

慢性胰腺炎的病理特征主要有：胰腺实质散在的钙化灶，纤维化，胰管狭窄、阻塞及扩张，胰管结石，胰腺萎缩，炎性包块，囊肿形成等症状。

三、病因

CP是多因素相互作用导致的疾病，仅一种危险因素很难引起CP。

（一）酒精

由于70%成年CP患者有酗酒史，因此长期过度饮酒一直都被认为是慢性胰腺炎的首要病因。然而根据慢性胰腺炎的病理及影像学标准，只有不到10%的酗酒者最终会发展成慢性胰腺炎。临床实践观察到，多数长期大量饮酒者并无CP的客观证据，仅表现为餐后腹胀、脂餐后腹泻等消化不良症状。进一步的动物实验表明，单纯长期摄入酒精并非导致慢性胰腺炎而是脂肪沉积等退行性变，伴有明显胰腺外分泌功能不足。

复发性急性胰腺炎常导致胰腺纤维化、胰管阻塞，导管扩张，胰腺组织萎缩而进展为CP。当患者胆管、胰管异常持续存在，饮酒可诱发复发性急性胰腺炎，推动炎症慢性化。此外，CFTR、PRSSI及SPINKI等基因的突变可能改变酒精的代谢或调节胰腺对酒精所致炎症的反应性，从而促进CP的发生。因此，乙醇在CP的发生过程中只起到促进作用，而不是独立的致病因素。

（二）基因突变

目前认为，慢性胰腺炎与以下3种基因突变有关。

1. 与散发的特发性胰腺炎有关的两种基因突变　囊性纤维化跨膜转导调节因子基因（cystic fibrosis transmembrane conductance regulator gene，CFTR）的突变，可能与胰管阻塞或腺泡细胞内膜的再循环或转运异常有关；胰蛋白酶促分泌抑制剂基因（pancreatic secretory trypsin inhibitor，PSTI or SPINKI）编码胰蛋白酶促分泌抑制剂的基因，突变位点为 N34S，其突变的后果是削弱了对抗正常腺泡内自身激活的少量胰蛋白酶的第一道防线。发病年龄较遗传性胰腺炎晚，并发症和需外科手术的机会较少。但最主要的区别是无家族病史。

2. 与遗传性胰腺炎有关的基因突变　阴离子胰蛋白酶原基因（cationic trypsinogen gene，PRSSI）编码人类胰蛋白酶原，它的突变使胰蛋白酶原容易被激活而常发生复发性胰腺炎，逐渐进展为 CP。遗传性胰腺炎家系，主要集中在欧美地区，其 PRSSI 的两种突变（R122H 和 N291）系常染色体显性遗传，外显率 80%。其临床特征为幼年发病的复发性急性胰腺炎，常进展为慢性胰腺炎并伴有高胰腺癌发病率。患者家族中至少还有另 2 例胰腺炎患者，发病可以相隔 2 代甚至几代。

一般认为，所有的慢性胰腺炎可能都有基因异常基础，其作用大小不等，取决于胰腺炎的类型。但是否对所有 CP 患者常规筛查基因突变，尚未达成共识，但对于有家族史的早发 CP 患者（<35 岁）进行筛查是合理的。

（三）自身免疫

40 多年前，Sarles 等第一次描述了自身免疫性胰腺炎（autoimmune pancreatitis，AIP）。60% 的病例与其他自身免疫疾病有关，包括原发性硬化性胆管炎、原发性胆汁性肝硬化、自身免疫性肝炎和干燥综合征。淋巴细胞浸润是其主要的组织学特征之一。临床上，循环中免疫球蛋白 G（尤其是免疫球蛋白 G4）可上升至较高水平，尤其是在有胰腺肿块的情况下，且大多数患者对类固醇治疗有效。

值得一提的是，如果通过大鼠尾静脉注射能识别胰淀粉酶的 $CD4^+$ T 细胞，大鼠胰腺则会形成类似人类 AIP 的组织学特征。此实验结果支持 $CD4^+$ T 细胞在 AIP 发病中起重要作用的观点。

（四）吸烟

由于严重酗酒者通常都吸烟，所以很难将酗酒和吸烟的影响完全分开。吸烟不仅通过烟碱影响胰液分泌模式，而且诱导炎症反应，并通过其他成分发挥致癌作用。

（五）B 组柯萨奇病毒

此病毒可引起急性胰腺炎，且病毒滴度越高，引起急性胰腺炎的可能性越大，若此时缺乏组织修复，则可能进展为慢性胰腺炎。这种缺陷与巨噬细胞（Mφ）和 1 型辅助性 T 细胞的优先活化有关。在 B 组柯萨奇病毒感染期间，饮用乙醇可加重病毒诱导的胰腺炎，阻碍胰腺受损后的再生，饮酒剂量越大，持续时间越长，胰腺的再生就越困难。因此，酒精可能会通过增强组织内病毒感染或复制，影响组织愈合和使胰腺炎症慢性化。

（六）营养因素

人体内及动物实验认为，食物中饱和脂肪酸及低蛋白饮食可促进慢性胰腺炎或胰腺退行性病变的发生。

四、临床表现

慢性胰腺炎的组织及功能变化大多不可逆转，但临床表现也不总是进行性恶化。症状常呈慢性过程，间歇加重。

（一）腹痛

80% 的慢性胰腺炎患者自诉腹痛，其发生的频率、性质、方式和严重程度都没有固定的特征。腹痛常位于上腹部，为持续性钝痛，可放射至背部，持续的时间从数天至数周不等，前倾坐位可一定程度上缓解疼痛。如果患者的慢性炎症或假性囊肿主要局限在胰头，疼痛则多在腹中线右侧；若炎症病变主要在胰尾，疼痛则多在左上腹。如果慢性胰腺炎并发假性囊肿、胰管梗阻、明显胰头炎性包块及胰腺癌，疼痛将更剧烈，持续时间更长。

腹痛是慢性胰腺炎最严重的临床问题，可使食欲缺乏，摄食减少，导致消瘦、营养不良，是慢性胰腺炎手术治疗最常见的适应证。也有部分患者虽然有导管内钙化、导管扩张和假性囊肿等但却没有腹痛。因此，不能通过 CT 扫描或 ERCP 发现的异常来判断患者是否有疼痛。

（二）糖尿病

一般认为，80% 以上的胰腺受损时，可出现糖尿病。慢性胰腺炎进入晚期后，对糖的不耐受更为明显。由于胰高血糖素可随着胰岛细胞的损伤而同时减少，因此，慢性胰腺炎常合并脆性糖尿病。外源性补充胰岛素易导致低血糖，而胰高血糖素储备不足又常妨碍血糖恢复至正常水平，使临床治疗难度增加。

（三）脂肪泻

理论上认为，当胰腺外分泌功能减退至正常的 10% 以下时，可能发生脂肪泻。严重慢性胰腺炎或胰管完全梗阻时，可有脂肪泻症状，患者可能会排出油腻的粪便甚至油滴（苏丹Ⅲ染色阳性），大便 3 ~4 次/d。多数患者因腹痛而畏食，脂肪泻不明显，常表现为大便不成形、每天次数略多，腹胀。

（四）营养不良

患者常消瘦明显，贫血，肌肉萎缩，皮肤弹性差，毛发枯萎，易患呼吸道、消化道、泌尿道等感染。

（五）并发症

1. 复发性胰腺炎　通常是间质性炎症，偶尔也可能是坏死性胰腺炎。假性囊肿见于 25% 的 CP 患者。假性囊肿压迫胃时，可引起一系列症状，如食欲减退、恶心、呕吐和早饱感；压迫胆总管时，可导致黄疸；压迫十二指肠时，引起腹痛或呕吐。10% 病例的假性囊肿与假性动脉瘤有关，可导致危及生命的大出血。脾静脉栓塞可导致胃底和食管下段静脉曲张，是 CP 患者并发消化道出血的原因之一。当假性囊肿伴发感染时，临床表现为腹痛、发热、白细胞增多。

2. 十二指肠梗阻　5% 的 CP 患者并发有十二指肠狭窄。其常常由胰头纤维化引起，也可能由胰腺脓肿或假性囊肿造成。十二指肠梗阻最重要的症状是呕吐。另外，还可能有腹痛、黄疸等表现。

3. 胰腺癌　CP 是胰腺癌发生的危险因素之一。其并发胰腺癌的风险为 4%。因此，对 CP 患者腹痛加重或明显消瘦时，应警惕胰腺癌的存在。

五、诊断

当临床表现提示 CP 时，可通过影像技术获得胰腺有无钙化、纤维化、结石、胰管扩张及胰腺萎缩等形态学资料，收集 CP 的证据，并进一步了解胰腺内外分泌功能，排除胰腺肿瘤。

1. 腹部 X 线片　腹部 X 线检查简单、无创、价格便宜。弥漫性胰腺内钙化是慢性胰腺炎的特异性 X 线表现，但仅见于晚期慢性胰腺炎。而胰腺的局灶性钙化并非慢性胰腺炎所特有，还见于创伤、胰岛细胞瘤或高钙血症，故该检查对早期慢性胰腺炎不够敏感。

2. 腹部 B 超　可显示钙化、胰腺萎缩或明显的胰管扩张，但肠道内气体可能妨碍对胰腺的观察，其灵敏度因此而受到影响。

3. 腹部 CT　是 CP 疑似患者的首选检查。它可以显示胰腺内钙化、实质萎缩、轮廓异常、胰管扩张或变形等慢性胰腺炎特征，还能发现慢性胰腺炎并发的假性囊肿、血栓、假性动脉瘤等，能有效地检测到炎症或 >1cm 的瘤样肿块。CT 诊断典型的慢性胰腺炎灵敏度为 74% ~90%。

4. 磁共振胰胆管成像（magnetic resonance cholangio pancreatography，MRCP）　可显示主胰管和胆总管，并重建胆管及胰管系统，可了解胰腺实质状况，其缺点是不能直接显示结石。与 ERCP 相比，MRCP 具有无创的优点，因此在临床使用广泛。

5. 超声内镜（endoscopic ultrasonography，EUS）　可显示慢性胰腺炎的异常表现，如主胰管扩张、直径 <2cm 的小囊肿及胰腺实质的非均匀回声。其灵敏性、特异性至少与 CT、ERCP 相当，甚至可能更

高。胰腺实质的非均匀回声是慢性胰腺炎的特异性表现，而 CT、MRCP 却难以显示这方面病变。更重要的是，EUS 引导下的细针穿刺有助于胰腺的炎性包块和肿瘤的鉴别诊断。

6. ERCP　慢性胰腺炎的主要表现是主胰管及其分支的变化。最常见的变化包括导管扩张、狭窄、变形、充盈缺损和假性囊肿，晚期呈“湖泊链”的典型表现。ERCP 是识别胰管病变最灵敏的检测方法，其灵敏性和特异性分别为 67% ~90% 和 89% ~100%。由于 ERCP 的有创性，该方法多用于上述影像学结果不甚明确时。

7. 胰腺外分泌功能评价　消化不良、消瘦、脂肪泻都从临床的角度反映了胰腺外分泌功能不足，粪便的苏丹Ⅲ染色有助于了解是否存在脂肪泻。

下列试验有助于评价患者胰腺外分泌功能状态，但因检测方法较烦琐，灵敏度欠佳，尚未在临床成为常规检测手段。①胰腺功能间接试验：包括胰腺异淀粉酶检测、血清胰蛋白酶放免测定、N－苯甲酰－L－酪氨酰－对氨基苯甲酸试验、粪便中糜蛋白酶、弹性蛋白酶及脂肪的含量分析等。这些检测常在胰腺外分泌功能损失达到 90% 后才能呈阳性结果，因此无助于慢性胰腺炎的早期诊断。②胰腺功能直接试验：给患者注射促胰液素或胆囊收缩素/雨蛙肽后，通过十二指肠降段置管，收集胰液，分析这些胰腺外分泌刺激物对胰液、胰酶产量的影响能力。研究表明，在诊断轻中型胰腺炎时，这些胃肠多肽激发试验比其他试验更准确、灵敏。

8. 胰腺内分泌功能评价　慢性胰腺炎时，胰岛细胞受损，A 细胞分泌的胰高血糖素和 B 细胞分泌的胰岛素都严重不足。当空腹血糖浓度 >140mg/dl 或餐后 2h 血糖 >200mg/dl 时，可诊断糖尿病，也表明胰腺内分泌功能的明显不足。

六、鉴别诊断

1. 胆管疾病　常与 CP 同时存在，并互为因果。因此，在做出胆管疾病诊断时应想到 CP 存在的可能。临床常依靠超声、CT、MRCP、ERCP 等进行鉴别。

2. 胰腺癌　胰腺癌常合并 CP，而 CP 也可演化为胰腺癌。胰腺包块的良性、恶性鉴别因缺乏特征性影像学改变，又难以取到组织活检，而在短期内鉴别诊断常较困难。血清肿瘤标志物 CA19－9 > 1 000μmol/mL时，结合临床表现及影像学改变，有助于胰腺癌的诊断。

3. 消化性溃疡及慢性胃炎　二者的临床表现与 CP 有相似之处，依靠病史、胃镜及超声、CT 等检查，鉴别一般不困难。

4. 肝病　当患者出现黄疸、脾大时，需与肝炎、肝硬化与肝癌鉴别。

5. 小肠性吸收功能不良　临床可有脂肪泻、贫血与营养不良，可伴有腹部不适或疼痛、腹胀、胃酸减少或缺乏、舌炎、骨质疏松、维生素缺乏、低血钙、低血钾等表现。D－木糖试验有助于了解有无吸收不良，CP 患者主要呈消化不良，故 D－木糖试验结果正常。

6. 原发性胰腺萎缩　多见于老年患者，常表现为脂肪泻、体重减轻、食欲缺乏与全身水肿，影像学检查无胰腺钙化、胰管异常等症状，部分患者 CT 仅显示胰腺萎缩。若能取到活体组织标本，显微镜下可见大部分腺泡细胞消失，胰岛明显减少，均被脂肪组织替代，纤维化病变及炎症细胞浸润较少，无钙化或假性囊肿等病灶。

七、治疗

（一）疼痛

目前，对慢性胰腺炎疼痛治疗推荐阶梯式止痛疗法。首先需要评估疼痛频率、严重度、对生活和其他活动的影响程度。可忍受的疼痛或即使有剧痛但不频繁者，应劝患者戒烟、戒酒，给予低脂饮食，补充胰酶，同时抑酸。疼痛严重或发作频繁者及有服用麻醉药止痛倾向的患者，可在上述治疗的基础上根据患者影像学异常进行内镜治疗，如括约肌切开术、胰管取石术和胰管内支架置入术。内镜治疗无法解决的胰管结石、胰管狭窄及胰腺囊肿则建议外科治疗，胰管的形态学变化决定了不同的手术方式。值得注意的是，目前尚无足够证据表明随着治疗方式有创性的增加，慢性胰腺炎疼痛的缓解率因此而提高。

腹腔神经丛阻断术似乎对慢性胰腺炎的效果也有限。

（二）脂肪泻

每餐至少补充 30 000U 的脂肪酶，能有效缓解脂肪泻。微球制剂的胰酶较片剂疗效好。还可用质子泵抑制药或 H_2 受体阻滞药抑制胃酸分泌，提高胰酶的效应。脂肪泻严重的患者可用中链三酰甘油代替饮食中的部分脂肪，因为中链三酰甘油不需要分解而直接被小肠吸收。此外，应寻找是否伴有细菌过生长、贾第鞭毛虫病和小肠功能紊乱。

（三）糖尿病

口服降糖药仅对部分患者有效。如果需要胰岛素治疗，则目标通常是控制从尿液中丢失的糖，而不是严格控制血糖。因而，慢性胰腺炎相关性糖尿病患者需要的胰岛素剂量常常低于胰高血糖素分泌不足或胰岛素抗体缺失所致的糖尿病患者。只有高脂性胰腺炎患者才需要严格控制血糖，因为对于这些患者，糖尿病是原发病。控制这些患者的血糖有助于控制血清三酰甘油水平。

八、预后

慢性胰腺炎患者的生存率明显低于正常，死亡原因常与感染、胰腺癌等有关。

（张　恩）

第三节　自身免疫性胰腺炎

自身免疫性胰腺炎是一种特殊类型的慢性胰腺炎，是由自身免疫介导的一种良性纤维炎性病变，有独特的临床表现、影像学、血清学及组织学特征，且对类固醇激素（以下简称激素）治疗反应良好：近年研究发现血清 IgG4 升高及组织中 IgG4 + 浆细胞浸润是 AIP 最为突出的临床特征，它不仅累及胰腺，还可累及胆管、唾液腺、后腹膜、淋巴结等多种其他器官，因此 AIP 是一种系统性疾病。AIP 作为慢性胰腺炎的一种特殊类型，占全部慢性胰腺炎的 4% ~13% 。Nishimori I 等统计 2002 年 AIP 在日本人群中的发病率为 $0.82/10^5$，男女比例为 2.85 ：1，95% 的患者的起病年龄在 45 岁以上。

一、临床分型与临床表现

AIP 虽归属于慢性胰腺炎，但是临床表现却不同于慢性胰腺炎，与慢性胰腺炎不同的是，AIP 在急性期多以梗阻性黄疸为主要临床表现（约占 63%），仅有 35% 左右的患者有轻至中度的腹痛，出现急性胰腺炎或严重腹痛者非常少见。更重要的是上述症状通过激素治疗后均可好转。同时，AIP 的胰腺外表现很常见，可累及胆道、唾液腺、泪腺、后腹膜、淋巴结、肝脏、肺、肾脏等，且受累的胰腺外器官的组织学改变与胰腺类似，提示其致病机制可能相同。西方学者报道的 AIP 胰腺外表现以炎症性肠病为主，溃疡性结肠炎的发生率可达 17%，而日本学者报道的主要为硬化性胆管炎、Sjogen 综合征以及腹膜后纤维化样表现，出现炎症性肠病者非常少见（3.8%），可能与人种差异有关。AIP 的胰腺外表现可以与胰腺本身的病变程度不平行。

AIP 除上述胰腺和胰腺外表现外，尚有患者出现胰腺和胰周静脉闭塞、门静脉狭窄和胰周动脉受累，进而出现相应症状，与普通慢性胰腺相同病理生理变化。

AIP 组织病理学分为 2 个类型，分别是淋巴浆细胞性硬化性胰腺炎（lymphoplasmacytic sclerosing pancreatitis，LPSP）和特发性导管中心性胰腺炎（idiopathic duct centric pancreatitis，IDCP）；两者共同的组织病理学特点是导管周围淋巴浆细胞浸润及轮辐状纤维化，不同的是 LPSP 不伴有粒细胞上皮损伤。2009 年 Chari 等首次根据胰腺组织学特点，提出 AIP “亚型”的概念，将 AIP 分为以 LPSP 为特征性表现的Ⅰ型，和以 IDCP 为特征性表现的Ⅱ型；2 个亚型的临床表现差异见表 6 -4。

表 6－4　自身免疫胰腺炎的亚型与特点

AIP 类型	Ⅰ型	Ⅱ型
患病率	亚洲 > 美国和欧洲	欧洲 > 美国 > 亚洲
年龄	老年	中年
性别	男性 > 女性	男性 = 女性
症状	梗阻性黄疸多见，腹痛少见	类似急性胰腺的腹痛和黄疸
胰腺影像学	肿胀（弥漫/节段/局限）或肿块型	同Ⅰ型
血清学	IgG、IgG4 升高，自身抗体（+）	IgG、IgG4 正常，自身抗体（－）
其他脏器受累	硬化性胆管炎 硬化性涎腺炎 腹膜后纤维化	无
溃疡性结脾性炎	少见	常见
激素	有反应	有反应
复发率	高	低
其他术语	IgG4 相关 LPSP	IgG4 不相关 IDCP

二、诊断与诊断标准

AIP 有其自身临床症状、影像学、血清学和组织学特点，但因缺乏特异性指标，故诊断需结合各方面特点，有时甚至需要包括消化科、胰腺外科、放射科和病理科等各相关科室的密切沟通和细致切磋。而 AIP 对激素反应良好，正确的诊断可避免不必要的手术创伤。由此可见，对诊断标准的理解与把握显得尤为重要。

1. 影像学表现在 AIP 的诊断中占有至关重要的位置　事实上，部分病例的诊断与放射科医生的典型描述和有价值的提示密不可分。从诊断标准的演变史中不难发现，影像学的描述一直不可或缺（表 6－5）：

表 6－5　各国的诊断标准的比较

诊断标准	2006 年日本	韩国 KIM 标准	美国 HISORt 标准	2008 亚洲标准	中国 AIP 标准
Ⅰ. 影像学	主胰管弥漫或局限狭窄，胰腺弥漫或局限增大	胰腺弥漫增大，胰管弥漫性或局限性狭窄	典型：胰腺弥漫增大伴延时边缘强化，主胰管不规则变细；不典型：局灶性胰肿大、局灶性胰管狭窄	典型：胰腺弥漫增大伴延时边缘强化，主胰管不规则变细；不典型：局灶性胰肿大、局灶性胰管狭窄	典型：胰腺弥漫增大伴延时强化，主胰管不规则变细；不典型：局灶性胰肿大、局灶性胰管狭窄
Ⅱ. 血清学	γ 球蛋白/IgG 或 IgG4/自身抗体阳性	IgG4 升高或自身抗体阳性	IgG4 增高	高水平 IgG 或 IgG4，或其他抗体阳性	IgG4 增高
Ⅲ. 组织学	淋巴细胞和浆细胞浸润	纤维化和淋巴浆细胞浸润	1）淋巴浆细胞硬化性胰腺炎 2）IgG4 阳性 > 10/HPF	淋巴浆细胞浸润伴纤维化，大量 IgG4 细胞	1）淋巴浆细胞硬化性胰腺炎 2）IgG4 阳性 > 10/HPF 3）胰腺导管周围有大量中性粒细胞浸润导致上皮损伤
Ⅳ. 胰腺外病变	不是（提示 AIP）	是	是胆管狭窄/腮腺泪腺受累/纵隔淋巴结增大/腹膜后纤维化	不是（提示 AIP）	是
Ⅴ. 激素治疗		是	是	是	是

续 表

诊断标准	2006 年日本	韩国 KIM 标准	美国 HISORt 标准	2008 亚洲标准	中国 AIP 标准
诊断	Ⅰ必备，Ⅱ或Ⅲ其一	Ⅰ必备，Ⅱ～Ⅴ至少一条	Ⅰ必备，Ⅱ、Ⅲ、Ⅳ、Ⅴ至少一条	Ⅰ必备，Ⅱ或Ⅲ之一；组织学有硬化性胰腺炎可诊断	A. 组织学（Ⅰ和Ⅱ型） B. 典型影像＋Ⅱ～Ⅳ至少一条 C. 不典型＋除外胰腺癌＋Ⅱ～Ⅳ至少一条

AIP 的影像学特点为：①胰腺：呈弥漫性、局限性或局灶性肿大，典型者为“腊肠样”改变，部分不典型病例可出现局部肿块，需要与胰腺癌相鉴别；②胰胆管：主胰管弥漫性变细或局限性狭窄，病变累及胆总管下段时可造成局部呈陡然向心性狭窄，狭窄区往往较细长；③由于胰周积液、炎症或脂肪组织纤维化而出现胰周“鞘膜”征，增强时表现为动脉期密度略低，延迟期均匀强化。

可采用的检查方法包括增强 CT/MRI、磁共振胰胆管成像（MRCP）、超声内镜、逆行性胰胆管造影（ERCP）及胆管内超声（IDUS）等。近年来，超声内镜在 AIP 诊断中的作用日显重要，它不仅能观察胰腺和胆管系统，还可观测胰周淋巴结，并进行组织活检。但超声内镜检查的准确性受操作者经验和设备等因素的影响。

2. 血清 IgG4 升高是 AIP 最为特征性血清学变化 IgG 可分为 4 个亚类，其中 IgG4 仅占血清总 IgG 的 3%～6%。以往认为 IgG4 升高仅见于过敏性皮炎、某些寄生虫感染、寻常型天疱疮、落叶型天疱疮等少数疾病。但自从 Hamano 等首次报道 IgG4 与 AIP 的相关性以来，多项研究提示 IgG4 诊断 AIP 的敏感性为 67%～94%，特异性为 89%～100%。IgG4 一般定为高于正常的 2 倍。但血清 IgG4 不能单独用于诊断 AIP，其水平正常并不能排除 AIP。另有研究报道，IgG4 联合血清总 IgG 和自身抗体检查，包括类风湿因子、抗核抗体、抗乳铁蛋白抗体和碳酸酐酶Ⅱ抗体等，可提高诊断的准确率。

各国纷纷推出了 AIP 的诊断标准，但它们均是在日本 2006 年的修改版的基础上，最主要是把胰腺外表现和对于激素治疗的反应纳入了诊断标准中；这些标准主要对于影像学不典型或者 IgG4 正常或增高倍数低于 2 倍时，可助于 AIP 诊断；同时这些诊断标准主要是针对Ⅰ型 AIP。2011 年 AIP 国际指南诞生，鉴于影像学不典型和（或）血清 IgG4 升高小于正常值的 2 倍等不典型，将 AIP 诊断标准分成了典型和不典型 2 个亚型，对于不典型亚型 2 要注意与胰腺癌相鉴别，并提出了Ⅱ型 AIP 2 个亚型诊断标准。在 2012 年我国也推出了 AIP 的诊断标准，综合了上述的诊断标准，提出 A、B 和 C3 种诊断标准。这一诊断标准简明易行；在 C（相当于亚型 2）将除外胰腺癌加入诊断的标准中。

胰腺癌和胆管癌是必须加以鉴别的疾病。在应用各种方法均无法鉴别时，即使采用激素试验性治疗，也应在胃肠病专家密切观察下进行，以避免贻误病情。关于激素试验性治疗，Moon 等研究显示，为期 2 周 0.5mg/（kg·d）泼尼松龙的试验性治疗即可获得影像学的明显改善，而对治疗无反应的患者经手术证实均为胰腺癌。但需要注意的是，部分胰腺癌也可能对激素治疗有反应。

三、治疗

AIP 是与自身免疫相关的疾病，其对激素治疗反应良好。可选择泼尼松 0.6mg/（kg·d）作为起始剂量，服药 2～4 周后根据治疗反应酌情减量，维持剂量为 2.5～5mg/d。维持治疗的时间尚无共识，可根据疾病活动程度及激素相关不良反应等情况选择维持 1～3 年左右时间。部分 AIP 患者激素减量或停用后可复发，再次应用仍可有效。年老体弱患者，若对激素应用有顾虑则可对症处理，如针对梗阻性黄疸可行内镜下支架置入术等。对激素治疗无效者应重新考虑诊断问题，在诊断明确的情况下可予免疫抑制剂治疗，但疗效尚未见明确报道。

国内丁辉等首次总结了 AIP 患者进行治疗随访的研究显示，AIP 患者对激素治疗反应良好，放置胆管支架可缩短激素治疗时间，合并胆管病变及新发糖尿病者在激素治疗后部分可获缓解，但合并自身免疫性肝病者预后相对较差。

从 AIP 的诊断标准几经修改，从日本标准、韩国标准、欧美标准、亚洲标准到 2011 年国际 AIP 诊断标准推出，反映出人们对 AIP 的认知从表浅到深入、从典型到不典型、从局限到全面的过程。虽然各种标准不尽相同，但总体而言不外乎影像学、血清学、组织学、激素治疗反应和胰腺外器官受累等几个方面。

从Ⅰ型 AIP 的胰腺外器官受累和血清 IgG4 明显增高的特点，近年提出了 IgG4 相关性系统性疾病（IgG4 - related systemic disease，IgG4 - RSD）的概念，因为它们又可以视为一类以 IgG4 阳性浆细胞和 T 淋巴细胞广泛浸润全身不同器官为主要病理特点的纤维炎症性疾病。受累脏器包括胰腺、胆管、胆囊、纵隔和腹腔淋巴结、甲状腺、涎腺、肾脏、肺脏等。基于相似的血清学和组织学特点，目前认为 AIP 是 IgG4 - RSD 重要的组成部分。AIP 两型之间的不同，也有人提出可能是 2 种不同的疾病，以及其复发以及复发治疗，仍有很多问题有待研究。

（张　恩）

第四节　胰腺内分泌肿瘤

机体内分泌系统包括内分泌腺及弥散性内分泌系统，后者细胞类型多样，大部分散在分布于胰腺和胃肠，产生 50 余种胃肠多肽。消化系统弥散性内分泌细胞增殖形成的肿瘤大多来源于胰腺，故常称胰腺内分泌肿瘤，是一类少见疾病，由其病理性分泌的大量胃肠多肽，引起一系列临床症状。

一、流行病学

胰腺内分泌肿瘤是一类少见疾病，近 10 年欧美国家流行病学调查显示其发病率由 30 年前的 $2.4/10^5$ 增加到 $6/10^5$ 左右。我国因诊断水平欠佳，该类疾病的发病状况不甚清楚。

二、共同的生物学特性

肿瘤细胞为多种胚胎源性，具有共同的病理特征，共同的生化特点有：①产胺产肽；②分泌铬粒素（chromogranin）及突触素（synaptophysins）；③恶性程度低，生长较缓慢。

三、共同的临床特性

胰腺内分泌肿瘤根据其分泌的不同多肽及临床表现而有多种类型，临床表现复杂。除了因相应激素病理性高分泌致死外，肿瘤生长虽然缓慢，但最终多数都将转为恶性，导致死亡。

四、诊断的重要依据包括

1. 肿瘤的确定　常用腹部超声与 CT 作为寻找肿瘤的筛选检查。由于多数胰腺内分泌肿瘤均有生长抑素受体表达上调，其主要的受体亚型为 SSTR2、SSTR3 及 SSTR5，与生长抑素类似物具有很强的结合力及亲和力。体内注射 ^{111}In 标记的生长抑素类似物，可与胰腺内分泌肿瘤的 SSTR2、SSTR3 及 SSTR5 靶向结合，同位素显像由此可协助诊断。生长抑素受体闪烁成像（somatostatin receptor scintigraphy，SRS）不仅提高了胰腺肿瘤的检出率，也有助于鉴别 CT 发现的胰腺肿瘤究竟是胰腺癌抑或是胰腺内分泌肿瘤。比较多种影像学技术对胰腺内分泌肿瘤检出的敏感性，SRS 比所有常规检查有更高的敏感性，SRS > 血管造影 > MRI > CT > 超声。

2. 神经内分泌肿瘤标志物　铬粒素是一种分子量为 77KDa 的酸性蛋白，存在于嗜铬颗粒中，分为 A、B、C 3 种。大多数患者循环中铬粒素 A（chromogranin A，CGA）水平升高，是目前被认为最有价值的胰腺内分泌肿瘤的标志物。

3. 相应的激素水平检测　可用放射免疫分析试剂盒检测促胃液素、血管活性肠肽、胰多肽等。

五、共同的治疗方法

（一）药物治疗

根据临床特点，对不同的胰腺内分泌肿瘤给予相应的对症治疗。但抑制肿瘤病理性激素高分泌则均主要采用生长抑素类似物。

基于多数胰腺内分泌肿瘤均有SSTR2、SSTR3及SSTR5表达上调的原理，采用生长抑素类似物的生物治疗目前已常用于胰腺内分泌肿瘤，可有效抑制其病理性分泌，控制其生长。奥曲肽300μg/d，皮下注射，可取得良好疗效。生长抑素类似物的长效制剂可每半个月或1个月给药1次，更适宜长期用药。

（二）同位素治疗

生长抑素受体靶向放射核素治疗也已用于胰腺内分泌肿瘤。用［^{111}In－DTPA］奥曲肽或其他^{111}In奥曲肽的螯合物治疗，50%生长抑素受体阳性的肿瘤患者呈良好的治疗反应，一些恶性肿瘤患者可获得完全的症状缓解。放射核素治疗的不良反应是轻度的骨髓毒性。

（三）外科治疗

尽可能地切除肿瘤达到治愈目的。但因胰腺内分泌肿瘤体积较小，定位仍有一定困难，且有时为多发，外科手术不能切除干净时，症状缓解将不够满意。此外，诊断确立时50%病倒已有转移，甚至失去手术机会。

（四）化学疗法

对于不能手术或手术不能完全切除的肿瘤，应给予化疗。可单独使用链佐霉素或链佐霉素联合5－氟尿嘧啶（5FU）。5－氟尿嘧啶与α－干扰素联合应用，获得很好的临床缓解和肿瘤退缩，适用于对有转移的肿瘤。

（五）介入治疗

肝动脉栓塞治疗作为姑息疗法，可应用于胰腺内分泌肿瘤伴有肝转移的患者，以减小肝转移肿瘤包块的体积以及减轻相伴随的症状。

（张　恩）

第七章

治疗内镜的临床应用

第一节　内镜下黏膜下注射术

（一）材料

（1）可以通过内镜治疗通道的注射套管针。

（2）注射器。

（3）药物：0.1%肾上腺素液、生理盐水。使用时配制成0.01%的肾上腺素生理盐水溶液。

（二）适应证

（1）溃疡或其他创面出血的止血。

（2）消化道黏膜下剥离术或黏膜切除术前作黏膜下注射。

（三）方法

（1）进行溃疡或创面止血时，于溃疡或创面周边作黏膜下注射0.01%的肾上腺素溶液，达到对出血部位的压迫止血作用，另外肾上腺素对局部血管的收缩作用增加了止血的效果。

（2）进行消化道黏膜下剥离术或黏膜切除术时，于要剥离的病变周边黏膜下注射0.01%的肾上腺素溶液，或根据情况选择于将要切除的黏膜中央进针进行黏膜下注射，直至该处黏膜能完全隆起为止。

（四）注意事项

（1）黏膜下注射对于黏膜渗血性出血的止血较理想，但对于血管性出血的长期止血效果可能不理想，应考虑配合或应用止血夹止血，效果更为可靠。高渗盐水能延长肾上腺素局部作用的时间，使黏膜下组织肿胀，使血管发生纤维化变性及血管内血栓形成，从而加强止血的效果。

（2）注意病变及其周边情况、进针深度等，以防穿孔等并发症的发生。

（3）对于没能完全隆起的黏膜病变，不宜于进行黏膜切除术或黏膜下剥离术，以免发生消化道穿孔。

（贾永杰）

第二节　内镜下金属止血夹应用术

（一）材料

选择能与内镜通道相适应的止血夹持放器，并根据治疗需要选择不同类型、不同大小的止血夹，目前市面上有OLYMPUS公司生产的大小不等的，角度分别为135°及90°的止血夹。

（二）适应证

（1）血管性出血时的止血。

（2）十二指肠乳头括约肌切开术后预防性应用以防止出血。

（3）内镜下息肉等切除术后较大创面或细小穿孔性病变的夹闭处理。

（4）病变组织部位的定位标记。

（三）方法

（1）器械准备：选择所需止血夹，并于体外与止血夹持放器相连接，然后缩入外套管内备用。在急诊情况下，如有条件应准备多套止血夹，以保证治疗时机。

（2）操作步骤：常规内镜检查，寻找确定并保证治疗部位视野清晰。在确认连接好的止血夹完全退入外套管内的情况下，由术者将止血夹经治疗通道送入消化道内。然后指导助手将止血夹送出套管外，随后缓慢将手柄内芯后滑以将止血夹张至最大张开度，必要时手柄继续后滑，张开度将逐渐缩小，并可通过旋转而调节止血夹的开口方向。对准、推压病变部位，助手用力将手柄内芯后滑直至听到“咔哒”声时表示止血夹已合拢。在确定止血夹与持放器完全脱离后，将止血夹持放器退出内镜治疗通道而完成操作。必要时重复以上步骤而可同时放置多枚止血夹。

（四）注意事项

（1）对于血管性喷血性出血的止血，宜将止血夹沿与可能的血管行径成一定角度的方向夹闭其周边的黏膜而非直接对出血的部位直接进行夹闭，以保证止血的效果。

（2）必要时尚可配合黏膜下注射以提高止血的效果。

（3）对于止血，多选用135°的止血夹，以便能更容易地夹住黏膜，尤其易于夹住更深部位的黏膜；而90°的止血夹可牢固地夹住黏膜，更常用于组织部位的标记。

（贾永杰）

第三节　内镜下硬化治疗术

（一）材料

（1）10mL注射器、一次性内镜注射套管针（以短斜坡针头，针头直径0.5mm，长度5mm为宜）。

（2）硬化剂：1%乙氧硬化醇（aetboxysklerol），5%鱼肝油酸钠或95%无水乙醇。

（二）适应证

（1）活动性食管曲张静脉出血：目的在于达到立即止血的效果。

（2）出血间歇期的食管曲张静脉：目的在于在消除食管曲张的静脉并纤维化食管壁黏膜下层组织，防止食管静脉再曲张。

（三）方法

术前应检查套管针的伸缩情况是否正常，用蒸馏水注射套管针以检查其通畅程度，并估算套管针的容量，再接上抽吸有硬化剂的注射器，将硬化剂推注入注射针至接近针头后备用。对于病情严重的病例，宜备有多根注射套管针以策治疗的及时性及安全性。

（1）硬化治疗方法有静脉旁注射及静脉内注射两种硬化治疗方法：对静脉旁的黏膜下层注射可达到对曲张静脉的压迫作用并可使食管壁纤维化，因而在协助消除曲张静脉的同时，也可预防新的曲张静脉的形成。而静脉内注入硬化剂可损伤曲张静脉的内皮，诱发血栓的形成，从而达到闭塞曲张静脉的目的。对于曲张明显的食管曲张静脉，以食管静脉旁注射联合静脉内注射的硬化治疗方法为佳，以免因静脉内注射过多的硬化剂而引起系统的不良反应，并可提高局部硬化的治疗目的。

（2）针对曲张的食管静脉的直径的大小以及是否为活动性出血，注射方法有所不同

1）对于曲张的静脉直径大于5mm者，宜采用先两侧静脉旁黏膜下注射后再行静脉内注射的方法，具体为：①先常规检查以了解食管静脉曲张的情况，并注意有否活动性出血或新近出血病灶如血栓或红色征等，以确定首先应进行的治疗点。了解胃底有否曲张静脉、静脉曲张的程度及有否出血征，对于胃底静脉曲张明显尤其伴有出血征如活动性出血、曲张静脉溃烂伴血栓形成、红色征者，宜先处理胃底曲

张静脉而暂缓食管曲张静脉的硬化治疗术；②于食管－胃接合部以上3～5mm的部位，寻找、确定要进行注射的曲张静脉旁注射点，在注射针头处于套管针外套管内的状态下，将注射套管针从内镜治疗通道送入并略伸出于镜端外，充分充气使食管壁充分舒张，将套管针直视下顶压于拟注射的静脉旁，由助手迅速将针头伸出而穿刺入静脉旁黏膜下，然后由助手注射硬化剂，在此同时术者一边继续进针，直至注射局部表现为灰白色黏膜隆起为止；根据术者的技术水平和操作习惯以及助手的配合因素等，也可采用确认注射部位后于镜端伸出套管针并先伸出针头，术者直接对准目标部位直接进针穿刺入黏膜后边进针边由助手推注硬化剂的方法，注射硬化剂的量仍以注射局部黏膜呈灰白色隆起为度；③以类似的方法对曲张静脉的另一侧静脉旁黏膜下进行注射硬化治疗；④在两个静脉旁硬化注射治疗点之间，穿刺曲张静脉，于静脉内注入1～4mL的1%乙氧硬化醇。注射过程中术者注意将注射针作小幅度地来回抽动调节以保证硬化剂注入于静脉内，并于退针过程中边注入1%乙氧硬化醇直至注射针完全退出食管黏膜为止，以减少退针后穿刺针眼出血的可能。如退针后仍有针眼出血者，可将内镜推入胃腔内，抽吸胃腔内积气与液体，利用镜身的作用压迫出血部位片刻，多能达到止血的目的；⑤再以类似的方式对同一平面上的其他食管曲张静脉进行硬化治疗。

2）对于曲张的静脉直径小于5mm者，可直接采用静脉内注射硬化的方法。基本操作方法同上法，将注射针穿刺入曲张静脉后酌情注入1%乙氧硬化醇2～3mL，注射过程中同样将注射针作来回抽动，一方面确保硬化剂注入于静脉内，另一方面针头刺伤曲张静脉的对侧壁后也利于硬化剂渗入曲张静脉周围而加强硬化的效果。对曲张静脉进行硬化治疗后，再酌情对食管下段曲张的静脉间的静脉旁黏膜下注射少量的硬化剂以硬化食管壁，提高硬化治疗的长远效果，并可预防静脉曲张的再形成。

3）对于活动性的食管曲张静脉出血，首先应于出血点的远侧对出血的曲张静脉进行硬化剂注射处理，同样提倡联合应用静脉内及静脉旁黏膜下注射的办法。活动性出血时治疗视野往往并不理想，以及患者往往病情危急，甚至较为躁动及有呕吐等因素，注射治疗难度较大，因而有时根据具体的情况而选择先静脉旁或先静脉内的注射方法。作为紧急止血的治疗，硬化剂的用量相对较大，尤其是部分病例在静脉内注射过程中部分硬化剂可随血液从出血部位流出者，具体用量因人而异。对于注射治疗后出血部位仍有渗血者，可采用以上办法，将内镜推入胃腔内，抽吸胃腔内积气与液体，利用内镜镜身压迫协助止血，而非盲目地追加注射。完成对出血部位的止血及硬化处理后，再依患者当时的状况及对患者的整个治疗方案评估后决定是否同时于食管下段对食管曲张静脉及食管壁进行硬化处理。

患者应于第一次硬化治疗后的第7天再复查内镜，以了解硬化治疗后的食管情况，及时发现及处理可能引起早期再出血的情况，酌情作第二次硬化注射治疗。以后每周进行一次复查及治疗，直至曲张静脉完全消失为止，具体的治疗次数将因人而异。

患者确认曲张静脉消失后4周进行第一次随访复查，必要时再行相应内镜下硬化治疗。如复查时没有发现曲张静脉，随后的2年内间隔3个月，2年后间隔6～12个月、3年后间隔1年进行终生随访，以及时发现新形成的曲张静脉并进行硬化处理，防止再出血。

（四）注意事项

（1）作静脉内注射前，可将针头退入套管内，用套管前端触探以确定曲张静脉的最佳穿刺部位，然后再出针进行穿刺注射治疗，以提高静脉内注射的准确性及治疗效果。

（2）注意把握注射的深度及硬化剂的注射量，以减少术后出血、穿孔及食管狭窄的并发症的发生。

（3）对于病情较严重的活动性出血病例，止血应为治疗的终点，其他的治疗留待病情稳定后再进行。

（4）就单纯消除曲张的食管静脉而言，随着多连发套扎器的出现，内镜下硬化治疗术已逐渐为内镜下套扎治疗术所替代。若能在套扎治疗消除曲张的食管静脉后，再联合应用硬化剂治疗以硬化下段食管，将可起到预防曲张静脉再形成的作用，弥补单纯套扎治疗方面的不足，提高长期疗效。

（贾永杰）

第四节 内镜下栓塞治疗术

食管胃静脉曲张及其出血是临床中经常处理的危重急症，其首次出血病死率达 20% ~40%，反复出血病死率更高。近年来内镜下套扎或硬化剂治疗食管胃静脉曲张及其出血取得较好的疗效，而内镜下注射组织黏合剂止血效果最为理想，被认为是胃底静脉曲张出血唯一可选择的有效治疗措施。进口组织黏合剂（histoacryl）价格昂贵，在国内难以普及应用，而国产组织黏合剂 DTH 栓塞胶较为低价。

（一）器械与药物

组织黏合剂 D－TH 栓塞胶、碘化油、硅油、生理盐水；OLYMPUS XQ－204 胃镜，内镜注射针（OLYMPUS MAJ－66），镜端透明帽。

（二）方法

（1）术前准备：术前先给予患者及家属说明此项目的目的意义，取得患者的充分配合。必要时给予镇静药物及降低门脉压药物（奥曲肽）静滴，并备好三腔二囊管、床头心电－血氧饱和度监护。常规咽部麻醉。

（2）操作方法：用三明治夹心法快速注射，即将注射针充满生理盐水，刺入胃曲张静脉后，注入组织黏合剂 1mL，再注入盐水（1mL 生理盐水＋组织黏合剂 1mL＋0.5mL 生理盐水），计算组织黏合剂全部进入曲张静脉后，助手迅速退针，继续用生理盐水冲洗。组织黏合剂用量判断：曲张静脉直径 1cm 约给予组织黏合剂 0.5 ~1mL，原则上宁多勿少。观察注射部位，触之变硬，确认无出血后退镜，否则追加注射。整个注射过程要快速，合并多条曲张静脉可注射 2 ~3 点。注射后可见静脉增粗变硬，部分患者可见静脉破裂处冒出逐渐凝固变白的 DTH 栓塞胶堵塞。

（3）术后处理：常规禁食 2d，给予奥美拉唑静滴抑酸及奥曲肽静滴降门脉压 3 ~5d。给足能量体液治疗。

（4）追踪随访：治疗后 1 ~24 个月观察止血及再出血情况，1 个月后复查 2 次胃镜观察 DTH 胶排出情况及曲张静脉消失情况。

（三）注意事项

（1）术前做好禁食和必要洗胃以及各种止血措施，确保上消化道清洁干净，视野清晰开阔。

（2）要充分清洁暴露好注射目标部位，可以通过冲洗或调整患者体位显露所希望观察的部位。

（3）找到目标部位注射针刺入曲张静脉后，助手要快速而有序地分层推注碘化油－DTH 胶－碘化油液，推注过程时间不能超过 6s，否则易造成注射针堵塞致注射失败。

（4）注射完毕后即刻快速拔针并连续用生理盐水冲洗灌注注射针管，预防针管堵塞毁坏。

（贾永杰）

第五节 内镜下套扎治疗术

（一）材料

（1）多连发套扎器：由已安装了多枚橡皮圈的塑料帽及与之连结的扳机绳、扳机绳牵引钩和冲洗接头等部分组成。根据曲张静脉的大小及多少等情况可酌情选择目前市面上所具有的 4 连发、5 连发、6 连发及 10 连发等类型。

（2）尼龙绳圈套套扎器：其由连接于内镜前端带有前沿沟槽的透明帽、不同型号的尼龙绳圈套、安装尼龙绳圈套的内套圈、与内套圈相连接的控制套拉尼龙绳用的操作手柄、保护尼龙绳圈套用的保护套以及能与内镜治疗通道相连接的尖端套管等组成。

（二）适应证

（1）未行内镜下硬化治疗术的食管曲张静脉的快速消除治疗。

（2）食管曲张静脉首次破裂出血，未能进行栓塞或硬化治疗时的紧急止血治疗。

（3）尼龙绳套扎尚可用于消化道大息肉及黏膜下肿瘤的套扎治疗，或用于息肉高频电切除术前的蒂部套扎，达到预防及治疗术中及术后的出血。

当前常用的是多连发套扎对于曲张的食管静脉的快速消除治疗。本文以此为例进行阐述，除非有特别的说明。

（三）方法

（1）按上消化道内镜检查进行术前准备，并注意患者的一般情况及肝肾功能状态及出凝血状态，做好可能出现的治疗后出血的相应的抢救治疗措施，如备血、药物、三腔二囊管、吸痰设备等。

（2）先常规用内镜检查上消化道情况，确定需要进行的套扎静脉及其套扎点分布情况，留意有否活动性出血或新近出血病灶如血栓或红色征等，以确定第一点套扎的位置，同时注意了解胃底有否曲张静脉等情况。然后吸净胃内积气，退出内镜。

（3）改用装载好多连发套扎器的内镜进镜进行套扎治疗操作，或将内镜清洁后装载上多连发套扎器进行治疗操作。

（4）先从贲门附近开始套扎，不同条曲张静脉间的套扎点呈螺旋状向上的排列，同一条曲张静脉尽量以密集的方式进行套扎，但第二套扎圈以不影响第一套扎圈为度。如有高危出血位点如上面提到的红色征等，应酌情考虑首先套扎该部位或从该点的下方（曲张静脉的贲门侧），然后再按以上顺序进行其他位点的套扎。

（5）每一次套扎时应保持良好的视野，保证套扎器的透明帽正对曲张静脉后才进行负压吸引。吸引时以曲张静脉所在的食管黏膜能被完全吸引入透明帽至紧贴内镜镜面而致满视野为红色（也称“一片红”）时为最佳，此时才转动控制手柄，释放套扎橡皮圈，然后再保持负压吸引数秒钟，让套扎橡皮圈能完全回缩后才慢慢释放负压，必要时辅以充气以使套扎成球状的曲张静脉脱离透明帽。某些部位当吸引欠理想时，可在继续负压吸引的同时稍转动内镜镜身或将内镜稍为上下移动，将能达到更好地将目标吸引入透明帽的目的。如确无法将曲张静脉吸入时，应放弃对该点的套扎治疗，而非盲目地释放套扎圈而致曲张静脉的不完全套扎，从而引发可能的术后该处脱落后的大出血。

（6）全部橡皮圈套扎完，确认没有引发出血后退镜结束套扎治疗。必要时装载另一套套扎器对其他部位进行套扎，直至满意为止。

（四）注意事项

（1）强调第一点套扎应解决高危的出血点以免术中因该处的出血而影响整个套扎治疗操作过程。如术中该点已出现活动性出血，可直接对准该点进行吸引套扎。如因出血量大的视野无法保证时应果断退镜，然后直接用内镜进行观察，并探讨内镜下硬化剂注射或组织黏合剂注射止血的可能。如果整个内镜止血无法进行时，退镜后立即用三腔二囊管进行紧急临时压迫止血，然后积极寻找其他治疗方法如介入治疗、手术治疗或经颈静脉肝内门体静脉分流术等。

（2）有胃底曲张静脉出血或出血征的患者应先进行处理，然后再考虑进行食管 曲张静脉套扎治疗。

（3）术后应严密监测患者的生命体征，及早发现和处理可能出现的出血并发症。

（4）术后禁食1~2天，进行静脉内营养。然后酌情予流质饮食，一周后可进食低渣半流，以后逐渐过渡到软食。目的是防止因进食而导致被套扎的静脉过早脱落而引起大出血的危险。

（5）套扎部位一般3~5天开始坏死脱落，部分可能较长，具体因人而异。脱落后基底部遗留形成浅溃疡，2~3周后覆盖上皮组织。因而，在套扎治疗后套扎结节将要脱落的时段，是患者出现术后大出血并发症的高危时期，应避免粗糙食物引起套扎结节的过早脱落，同时应保持患者大便通畅，避免大便过度用力，以及避免其他引起腹内压增加的动作如弯腰抬重物、从床上用力仰卧起坐等而加快套扎结节的脱落。

（6）术后6周左右复查内镜，进行第二次套扎治疗，直至曲张静脉完全消失为止。然后每3个月复查一次，2年后6~12个月复查一次，3年后终生每年复查一次。一旦发现曲张静脉复发，即再次进行根治性套扎治疗，必要时配合硬化治疗以加强治疗的效果及减少复发的机会。

（贾永杰）

第六节　内镜下高频电切除术

（一）材料

（1）高频电发生器：根据条件可选择不同类型的高频电发生器，均可产生电凝电流及电切电流，并根据需要可调整成不同比例的混合电流（电切电流 + 电凝电流）。高频电发生器有可粘贴于患者大腿或臀部皮肤的电极、可与治疗器械相连接的电极及与内镜相连接的电极。电流经相应电极通过治疗器械，达电切治疗部位，再经患者皮肤电极至高频电发生器而形成一个电回路。

（2）圈套器：由张开时可成不同形状如六角形、椭圆形或半圆形等的圈套钢丝、外套管及手柄组成。手柄有连接高频电发生器电极的对应插头，不同品牌的高频电发生器的电极与手柄插头接口可能有所不同，选择相应器械时应注意配套，并于治疗操作前先检查设备的兼容性及有效性。

（3）电热活检钳：类似于普通活检钳，手柄同样有与高频电发生器电极配套的插头。钳住组织后可行电凝而达到治疗息肉的目的，适应于较小息肉的治疗，电热活检钳杯内组织尚可送病理检查而获相应的病理学诊断资料。当手头没有电凝器时，没有张开的电热活检钳尚可作电凝器使用。

（4）切除物回收器：根据需要可选择三叉形、五叉形、鼠齿形或网篮形等抓持钳将切除的肿物抓住后从内镜治疗通道拉出或随内镜一起退出，有时直接用圈套器套住切除物后一起退镜。

（二）适应证

（1）消化道息肉的摘除。

（2）消化道黏膜下肿瘤的摘除。

（3）消化道病变的黏膜切除术。

（4）消化道可疑病变的大块切除活检。

（三）方法

（1）大多数的电切治疗可在门诊进行，肿物较大或有其他需要时可安排住院进行治疗。

（2）术前了解患者的全身状态及出凝血状态，必要时先行相应处理后方实施高频电切除术以减少出血等并发症的发生。

（3）胃肠道准备基本同普通内镜检查：手术时注意消化道的清洁，大肠息肉行高频电切除时应尽量避免使用甘露醇作为肠道清洁剂，以免因其在肠内分解而产生的甲烷及氢气等易燃性气体遇电火花而发生爆炸的危险。当患者服用甘露醇作为肠清洁剂而确需要行高频电切术时，应充分更换肠腔内的气体以策安全。

（4）电切除术前向患者解释手术的必要性及简单的过程，以取得患者的配合，可适当使用镇静剂，以减少患者的不适。对无法配合的少儿应在麻醉下进行电切除术。

（5）术时先检查整套治疗设备的功能是否正常，各种电极是否接合妥当，并将电切、电凝的脚踏开关置放于便于术者操控的位置。

（6）将治疗目标暴露于方便进行内镜下电切除治疗操作的位置，必要时变换患者的体位。根据治疗需要，将治疗器械经由内镜治疗通道进入消化道内，助手将圈套器（或其他治疗器械，下同）张开至合适的大小，套到肿物的合适位置，慢慢收紧圈套器，轻轻抬离于消化道壁，在肿物完全离开消化道壁的情况下进行电切除术。一般可先进行适当的电凝，然后用混合电流进行电切，必要时轮流交换进行，以确保在肿物被切除时基底能得到充分的电凝而减少出血的可能。具体的电凝及电切电流量据高频电发生器种类及按术者的习惯进行选择，并于术中根据情况随时进行更改，包括调整电切、电凝的电流量及应用混合电流时两者的比例等，以取得最佳的治疗效果及最大限度地避免并发症的发生。

（7）肿物被切除后检查切面情况，注意有否出血或穿孔等并发症的发生，以便得到及时的处理。

（8）如创面有出血，可用圈套器圈住残蒂进行电凝止血，或将圈套钢丝伸出少许后轻轻接触创面进行电凝止血，也可试用氩等离子体凝固术止血。对于搏动性的动脉出血，可用止血钛夹进行止血。对于蒂部较粗的大息肉，切除前可先用尼龙绳套扎蒂部，然后于套扎部位以外将息肉电切除。对于较大息肉圈套器无法完全套入者，在蒂部已用尼龙绳套扎的情况下，可分块将息肉进行切除。

（9）当术中发现有消化道小穿孔时，如病情许可，可试用止血夹对创面进行缝合处理。对于创面较深较大，有高度穿孔危险性发生可能者，也可用止血夹对创面进行缝合处理以减少穿孔并发症的发生。

（10）切除术后将肿物全部取出，分别送病理检查，大的切除物用抓持钳或圈套器抓住后随内镜取出，较小的息肉可用抓持钳抓住直接从治疗通道拉出，更小者可用纱布隔于负压软管及内镜间，然后进行负压吸引将切除物吸出至纱布时再取出。后两者方法避免了内镜拉出后再次入镜的不便，尤适合应用于在消化道较深部位进行治疗后尚需进行其他治疗操作者。

（四）注意事项

（1）因高频电需通过患者身体形成回路而发挥其治疗的作用，故不宜用于安装了心脏起搏器的患者，以免电流对起搏器的干扰而发生意外。

（2）电切时注意将被切除的肿物勿与消化道壁呈小面积的接触，以免出现被接触局部灼伤或穿孔的并发症。对于巨大的有蒂息肉，当息肉无法完全抬离消化道壁时，应使息肉与消化道壁充分接触，而使息肉蒂部被圈套器套住的部分抬离消化道壁，使该处与消化道壁的接触面减至最小再进行电凝与电切处理，以使高频电流的最大效应发生于被圈套的那小部分，从而达到电切除的目的及保证安全。

（3）当作黏膜剥离术时常单纯采用电切电流，以减少因电凝而致基底损伤，从而减少迟发性消化道穿孔的危险。

（4）可被高频电切除的肿物大小并没有严格的限制，具体应据患者自身的状态、肿物及根部的暴露情况，以及术者的技术水平而定。对于怀疑有恶变者，如有可能，建议还是采取整块切除作大块活检以提高病理检查的可靠性并达治疗的目的，不主张仅作单纯的活检。

（5）对于多发性息肉者，如无法将所有息肉一次性切除，应选择较大的、有恶变可能的及可能引起出血的息肉先进行切除。一次可切除息肉的多少应据息肉情况、术者技术水平及治疗过程中的情况而定。

（6）对消化道黏膜下肿物，如食管黏膜肌层平滑肌瘤，可直接用圈套器将肿物套取，并注意在瘤体能被完整套取的情况下，尽量减少被套取的组织，然后以电切电流为主的混合电流进行电切除术，多能将瘤体完整切除而不致明显伤及肌层。术前黏膜下注射高渗盐水或肾上腺素高渗盐水固然可能增加电切术的安全性，但对于较小的黏膜下肿瘤会因注射后而无法辨认而影响切除术的准确性。必要时可借助透明帽法进行切除，具体操作方法可参考本章内的内镜下消化道黏膜切除术。

（7）术后创面将会出现深浅、大小不一的溃烂，然后修复，整个过程可能需要 2 周左右的时间。在这期间，患者宜适当休息，根据病变部位及病变大小、性质，考虑禁食或先进食流质，再逐渐过渡到正常饮食，勿进食多纤维食物，保持大便通畅。注意观察有否消化道出血及穿孔等并发症，指导患者当出现异常情况时如何处理。

（贾永杰）

第七节　内镜下消化道黏膜切除术

内镜下黏膜切除术（endoscopic mucosal resection，EMR）是针对黏膜病变，如早期胃癌、伴有重度不典型增生的黏膜病变、大肠侧向发育型腺瘤、黏膜的可疑病变等，利用高频电切技术而进行的，将病变所在黏膜剥离而达到治疗目的或作大块组织活检而协助诊断目的的内镜下操作技术。

基本的治疗器材类似于高频电切除术，主要为高频电发生器及电切圈套器等手控系统。可酌情选用钢丝带齿的圈套、针状切开刀、前端带有绝缘体的切开刀等 特殊器械。备内镜下注射套管针及肾上腺素、高渗盐水或生理盐水，应用配制成1 ∶ 10 000的溶液。部分病例可能会使用到专用的、可套合于内镜前端的透明帽，其前端内边带有小沟槽，用时圈套钢丝可屈曲于沟槽内，当病变组织被吸入透明帽后再收紧钢丝，套住病变组织，然后退离透明帽，确认圈套合适后进行电切。

术前准备同高频电切除术，由于需要实施该项手术时的创面往往较大，因而术前更应清楚患者的出凝血状态，如有异常，应先行纠正。

为确保病变部位的完整切除，术前可于病变周边黏膜下注射亚甲蓝或对周边黏膜应用高频电凝作为标志，然后于病变黏膜下注射1 ∶ 10 000的肾上腺素生理盐水或高渗盐水溶液，将病变部位完全隆起后用圈套器对病灶进行一次性或分次切除，或借助透明帽将病变组织吸引后圈套、电切。

黏膜下注射，一方面可将黏膜层抬起而利于安全地将病变所在的黏膜完整剥离，另一方面也有利于减少术后出血的危险。注射位点以利于圈套电切为选择，多选择近镜头端或其左右方，靶组织的周边正常黏膜处注射而使靶组织完全隆起，必要时可选择在远离镜端的靶组织的远侧进行黏膜下注射。尽量于一处注射而将靶组织完全隆起，以减少注射液流失的速度，必要时方进行多点注射。注射时注意靶组织能否完全隆起，如无法完全隆起，提示黏膜病变组织已有恶变，且已侵及黏膜下层，甚至固有肌层。如此时强行进行黏膜切除术，一方面可能无法将病变组织完全清除，另一方面易于出现消化道穿孔。故当黏膜下注射后靶组织无法完全隆起（抬举征阴性）时，禁忌作黏膜切除术，只单纯作活检并建议患者接受手术治疗。切出的标本应全部取出。分多次切除者，将标本取出后应尽量将其按原貌排列复原，固定后再送检，以便病理检查时能了解标本边缘的情况，尤其当切出来的组织有恶变情况时，复原后的标本对于判断恶变组织是否完全切除，以及制订进一步的治疗措施极为重要。

（贾永杰）

第八节　内镜下高频电凝固术

（一）材料

（1）高频电发生器：同高频电切术所用的高频电发生器。

（2）电凝器：有单极电凝器与双极/多极电凝器之分。单极电凝器是电凝探头与组织接触，电流由电极头经由接触面积较小的组织而产热较多，致使局部组织凝固，达到消灭息肉或凝固止血的作用。另有一种单极电凝器在电凝的同时可以喷洒清水或生理盐水，使电极头与被电凝组织间形成一层水膜，从而克服了单极电凝器在电凝后易于粘连损伤局部组织的缺点。双极电凝器是在电凝探头的顶端分隔开的一对电极，电流直接在电极之间形成回路，因而所通过的电流少，仅限于黏膜内，故对组织的损伤相对于单极电凝较小、更安全。多极电凝器则于探头有成对的6个纵向排列的电凝电极，任何一对电极与组织接触均会产生电凝作用，通过其顶端圆孔尚可喷入清水或生理盐水以冲洗、清洁病灶如出血病灶等，使治疗视野更为清晰。应用双极/多极电凝器时不需要在患者身上贴上负极板。

（二）适应证

（1）消化性溃疡出血的电凝止血。

（2）息肉或黏膜下肿物电切除术后创面渗血的电凝止血。

（3）息肉电切除术后边缘残留病变的电凝灭活。

（4）细小息肉的电凝灼除。

（三）方法

（1）先内镜检查，冲洗、清洁病变部位，并充分吸除病变部位及其附近的液体，使将要接受治疗的部位充分暴露。

（2）从内镜治疗通道插入已与高频电发生器相连接的电凝器，电凝器探头接触靶组织的瞬间通电，通电时间及电凝次数因人而异，以电凝部位组织发白为度。对于出血者以最终能止血为治疗的终点，如经多方电凝止血效果不佳时应考虑配合其他的止血治疗措施。应用双极电凝者于术中及术后可通过其孔道冲洗创面及协助电极与粘连的组织分离，也可通过喷入生理盐水肾上腺素液而加强止血的效果及利于发挥电凝止血的作用。

（四）注意事项

（1）与高频电切除术相类似，电凝术不宜应用于安装了心脏起搏器的患者，尤其是单极电凝者。

（2）操作时注意控制电凝时的电流强度及电凝时间，避免过分电凝而使组织损伤面过大、过深，从而发生术后再发出血甚至穿孔的危险。

（贾永杰）

第九节　内镜下氩等离子体凝固术

（一）材料

（1）氩等离子体发生器：由一个氩气源和一个高频功率源组成。

（2）手控系统：连接氩等离子体发生器，氩气经由中空的管道达到管道的末端，末端有与高频功率源相连接的高频电极。

（二）适应证

（1）消化道黏膜糜烂出血或消化性溃疡出血的凝固止血。

（2）电切除术后创面渗血的凝固止血。

（3）电切除术后创面周边残余病变组织的凝固灭活。

（4）消化道细小或扁平生长的肿物的组织灭活。

（5）肿物高频电圈套切除术后残余组织的灭活。

（6）向腔内生长的肿瘤组织的灭活。

（7）支架置放术后支架内增生组织的灭活。

（三）方法

氩等离子体凝固技术（argon plasma coagulation，APC）实际上是高频电凝固技术的改良，原理与单极电凝相似，只不过与组织直接接触的不是电极头本身，而是经过高频电电离后的氩等离子束而已。

负极板粘贴于患者身上，内镜下清洁、充分暴露治疗部位，将电极由内镜治疗通道送至治疗部位附近，慢慢接近治疗部位时通电。当高频电压达到一定程度、高频电极与肌体组织之间的距离适当时，通过电离氩气流而产生导电的氩等离子束，使高频电流能够在电极与组织之间流动，将高频电流的热效应传到相应的组织上而产生凝固效应，凝固效果均匀。

在凝固过程中，电极与组织没有直接接触。氩等离子束不仅可沿电极轴向直线扩散，还可以侧向，甚至“拐弯”扩散。根据物理原理，等离子束在应用范围内自动避开已凝固区（高阻抗）而流向尚在出血或未充分凝固的部位（低阻抗）。从而自动限制过量凝固，并能在大面积范围内达到均匀的凝固效果。其对被治疗组织由浅及深分别达到干燥、凝固及组织失活作用。

氩等离子体凝固技术与常规的高频电凝方法相比，在治疗消化道肿物方面具有多方面的优势：不直接接触肿物或创面；有效地制止大面积出血；连续性凝固，高频电流自动流向尚未凝固或未完全凝固的创面；组织损伤深度限制在3mm以内，不易导致薄壁脏器穿孔；氩气为保护性惰性气体，对机体无毒无害；无碳化现象，利于伤口的愈合；无汽化现象，减低了消化道穿孔的危险性；无冒烟现象，不致影响视线。

（四）注意事项

（1）因为应用的还是高频电原理，且为单极电凝固原理，故不宜用于安装了心脏起搏器者。

（2）操作过程尽量避免电极头与组织的接触，以免堵塞氩气管及因与凝固组织粘连而损伤创面。

（3）操作过程始终保持靶部位与电极头为最近距离，而其他部位尽量远离电极头，以达到最大的治疗效果及避免伤及其他正常组织。

（4）作为肿瘤组织及支架内增生组织的灭活治疗，可在短时间内反复多次进行操作，以达到最佳的治疗效果。

（许 英）

第十节 内镜下微波凝固术

内镜微波凝固治疗（endoscopic microwave coagulation therapy，EMCT）是一种以人体组织作为热源的内部加热方法，将电磁波频率介于高频电与激光之间的微波作用于局部生物体组织，以其很小范围的高温达到凝固治疗的目的。凝固过程缓慢，安全。其通过凝固，既可直接破坏肿瘤，又可产生 Thy－1 依赖的抗肿瘤免疫，有助于肿瘤的治疗。

采用波长为12cm、频率为2 450MHz的电磁波，功率一般为20～60W，所需时间据采用功率及治疗目的而定。有别于外部加热的高频电凝与激光光凝微波电极有穿刺型与接触型之分：穿刺型较适用于小的隆起性病变尤其是黏膜下肿瘤（其可产生楔形组织凝固）；接触型能在短时间内产生较大范围的组织凝固作用，适用于低的隆起性病变（如病变较浅的Ⅱb型、Ⅱc型和Ⅲ型胃癌），由于组织凝固浅，也适用于治疗狭窄性病变及术后狭窄的预防。

（许 英）

第十一节 内镜下激光治疗术

内镜激光治疗（edoscopic laser therapy）是利用激光照射机体组织表面时，能使组织原子或分子产生振动而将光能转化为热能，使组织及细胞温度升高。为外部加热治疗方式，依据温度升高程度不同而使被照射组织水分蒸发、组织蛋白凝固或组织汽化而达到治疗作用的治疗方法。

内镜激光治疗所用的激光有多种，临床上多用 Nd ： YAG（掺钕钇铝石榴石）激光。Nd ： YAG 激光的波长为1.06μm，为近红外光的不可见光，穿透性强，能在单根石英光导纤维中传导。为使照射治疗准确，激光器配备有同轴的氦－氖激光（红色光）作为瞄准光。

内镜下激光治疗主要用于消化道宽蒂息肉、炎性增生性息肉的治疗、用于未被完全切除的消化道息肉或息肉切除术后复发者的治疗，也用于解除由隆起型肿瘤所致消化道腔狭窄或梗阻。对于息肉的治疗一般以50～70W的功率进行脉冲式照射，每次持续0.5～1秒，距离1cm左右。小息肉经一次照射治疗可消失，大息肉者需反复多次均匀照射方能达到治疗目的。较大者可分次进行激光治疗，合适的间隔时间为3～7天。

部分患者治疗期间有腹胀及腹部烧灼感。主要的治疗并发症为穿孔及剧痛。

（许 英）

第十二节 内镜下气囊扩张术

针对消化道不同部位，不同性质的狭窄，常采用不同型号、不同大小的气囊对狭窄部位进行扩张治疗。

气囊为高分子聚合物材料制品，常制作成长形，类似于香肠状，中间有可通过导丝的导管，另有导管与气囊相连可供注射空气、水或造影剂之用。气囊内注射造影剂后有利于在X线透视下了解扩张的过程及扩张效果。向气囊内注射时根据不同气囊特性，可选择注射器注射或用配套的压力器进行加压注射以达到更好的扩张效果。根据气囊的大小及性能，有可通过内镜治疗通道的气囊及只能通过导丝引导进入的气囊。当向气囊内注射空气、水或造影剂时，气囊可以膨胀至所标明的直径，当再增加压力时，气囊直径相对恒定而不会再明显扩大。故治疗时应根据病变部位、性质，以及希望达到的扩张大小而选择不同大小的扩张气囊，以便在达到最佳治疗效果的同时，尽量避免穿孔等并发症的发生。

气囊扩张术主要用于：①贲门失弛缓症；②食管－胃吻合口狭窄；③胃大部分切除术后胃－肠吻合口狭窄；④幽门管狭窄；⑤大肠切除术后吻合口狭窄；⑥胆总管结石取石前的十二指肠乳头括约肌的扩张等。

下面以贲门失弛缓症的气囊扩张术为例，阐述气囊扩张术的操作过程。

先经内镜检查及钡餐检查等确立诊断，并检查患者的出凝血功能状态。

术前患者应禁食 8 小时以上，部分食管潴留明显的病例可能需要禁食更长的时间，并于提前 1～2 天只进食流质，以保证术时食管内没有食物潴留。

术前先体外连接扩张气囊，加压后检查气囊有否漏气现象。

患者含服局部麻醉霜或咽喉部喷洒局部麻醉药，根据需要术前可注射适量的镇静剂及止痛剂以使患者能更好地耐受整个治疗操作，但止痛药用量不宜过大，以免掩盖可能出现的穿孔并发症。

扩张时可选择单纯在内镜监视下进行，也可借助 X 线透视监测下进行扩张。

术时先再次内镜检查以进一步证实贲门失弛缓症的诊断，并注意排除贲门及胃底的占位性病变引起的贲门狭窄，顺便检查整个上消化道的情况，注意除外食管－胃底静脉曲张等。如食管内仍有食物潴留，应尽量予以清除，使其进入胃腔内。

通过内镜治疗通道将前端有弹性可曲部分的金属导丝置入胃腔内，推出内镜，经由导丝将扩张气囊送到口腔附近时，于气囊上涂以润滑剂后送至贲门，经透视确认气囊中部位于贲门部位，然后用压力器对气囊充气，进行扩张。一般先试用较低的压力并注意观察气囊扩张过程有否明显的压迹，及观察患者的疼痛反映。可分别用 3Psi、4Psi、5Psi 压力分次进行扩张，每次持续 1 分钟，然后放气休息 1 分钟，并根据气囊膨胀情况及患者的反应调整压力的变更及最大扩张压力，直至充气后气囊压迹能完全消失为止。最后将导丝拉至扩张气囊导管的末端，再连同扩张气囊一起拉出体外。最后再次内镜复查，了解贲门扩张后情况，注意是否有活动性出血及扩张后黏膜撕裂或穿孔的情况，必要时于内镜下作出相应的处理。

如选择单纯内镜监视下进行扩张，则当扩张气囊送到贲门后，再送入内镜，达气囊的上端，在内镜的监视下进行扩张。内镜监视可以协助确定气囊所在位置是否合适，扩张过程中贲门及其附近的变化情况，以及气囊扩张的大致情况。

如扩张间歇期（气囊放气后）患者仍疼痛明显，应注意是否已发生了穿孔并发症。此时应立即停止扩张，可透视了解有否膈下游离气体或吞服碘水造影剂看有无食管外漏等穿孔征，拔除扩张气囊后用内镜检查进一步了解扩张后情况，指导进一步处理。

术后如有活动性出血，可酌情对出血部位喷洒药物或注射 1 ：10 000 的肾上腺素溶液协助止血，必要时可用氩等离子体凝固术进行止血处理。当发现黏膜撕裂较深，有穿孔危险时，或发现细小穿孔时，可试用止血夹进行夹闭处理，或能达到治疗的目的而避免外科手术干预。如内镜处理失败，应尽快考虑外科处理。

对贲门失弛缓症患者进行贲门气囊扩张操作时，注意以下几点将有利于手术的成功及减少并发症的发生：①置入导丝后退出内镜的过程，应保证退镜与导丝的进入同步，以确保导丝末端达到胃腔内；②扩张过程保持气囊中部位于贲门位置，如加压过程气囊有下滑或上移现象，应予放气，调整气囊位置后再加压扩张，不要在气囊充气的状态下强行上拉或下推气囊导管试图调整气囊位置；③如继续加压后患者疼痛剧烈，但贲门仍无法扩张时，应考虑放弃而改用其他的处理办法，切勿盲目加大压力强行扩张。

对贲门失弛缓症有应用硅胶探条进行扩张者，但效果往往不理想，临床上仍以气囊扩张的效果较为肯定。

对于其他病变的气囊扩张操作，基本程序与贲门扩张相似，并根据病变情况选择不同的扩张气囊。经由内镜治疗通道的扩张气囊，则于内镜检查后先从治疗通道置入导丝至狭窄口以远消化道，再将扩张气囊沿导丝通过内镜治疗通道送达狭窄部位进行扩张。这部分患者由于狭窄口较小，内镜往往无法通过，因而无法清楚狭窄口以远的消化道情况，此时应极为小心地保证导丝位于消化道内，避免导丝误入异常通道，以确保扩张目标的准确性。针对十二指肠乳头括约肌进行扩张时，需利用十二指肠镜将导丝置入胆总管后再将扩张气囊送达目标部位进行扩张。

作为食管术后的食管吻合口狭窄的扩张，临床上多选择硅胶探条进行扩张治疗。

（许　英）

第十三节　内镜下硅胶探条扩张术

临床上所用的硅胶探条扩张器为一组体部直径 5～19mm 不等的、前端部分呈锥形的中空可曲性硅胶制品，中空的通道可通过导丝。早期的硅胶探条没有刻度，改良后的探条上标有刻度，便于判断探条需要插入的深度。

探条扩张术临床上主要用于食管及贲门狭窄的扩张，主要包括：①食管术后吻合口狭窄；②食管癌、贲门癌放置支架前的扩张；③食管炎性狭窄；④瘢痕性食管狭窄；⑤放疗后食管狭窄；⑥直肠吻合口狭窄等。

按上消化道内镜检查要求作术前准备，并了解患者的凝血功能状态，如有异常应先行纠正处理。禁忌于病变部位炎症急性期或化学性烧伤 2 周内进行扩张。

以食管狭窄扩张为例，操作时：①先内镜检查了解狭窄部位具体情况及狭窄口距门齿的距离，尽量将内镜送入通过狭窄部位；②然后通过内镜通道置入导丝至狭窄部以远消化道，边送入导丝边退出内镜；③据狭窄口的大小选择第一条扩张探条，沿导丝插至所需深度对狭窄口进行渐进性扩张；④按大小顺序逐步更换扩张探条，直至认为合适的最大扩张探条，然后将导丝退至探条头端后连同探条一起退出患者体处；⑤最后内镜检查扩张效果及了解有否活动性出血及穿孔等并发症，必要时作相应的处理。

导丝应始终保证位于合适的位置。更换扩张探条时注意勿将导丝外拉移位，退出探条时应与导丝的推入同步，送入探条时注意固定导丝并推进探条，不要外拉导丝以免引起导丝向外移位。对于内镜无法通过的狭窄部位进行扩张时，更应小心确认导丝的准确植入，尤其是对于食管癌伴有溃烂而可能有异常通道时。对于此类患者，于 X 线透视下吞服泛影葡胺以了解正常通道的走向，然后在透视下，借助造影剂的指引将导丝置入胃腔内，再进行扩张。植入导丝的过程动作注意轻柔，过分的用力可能会使导丝误入异常通道或人为地造成异常的通道，从而可能会产生致命性的并发症。

（许　英）

第十四节　内镜下食管内支架治疗术

内镜下食管内支架治疗术是在内镜下将金属食管内支架植入食管病变部位，从而解决患者的进食问题，提高患者的生存质量，或配合治疗食管－气管瘘者。

临床上食管内支架治疗主要应用于：①晚期食管癌伴食管狭窄者；②难于耐受手术的食管癌患者；③拟接受放射治疗的食管癌患者；④食管癌术后吻合口瘢痕；⑤食管癌术后复发伴狭窄者；⑥良性食管狭窄多次扩张后效果不佳者；⑦配合食管－气管瘘的治疗，尤其是癌性食管－气管瘘者。

术前注意了解患者对手术的耐受情况及凝血状态，对于体质较弱者应加强支持疗法，改善患者体质以提高其对手术的耐受性。充分禁食以使胃内充分排空。术前钡餐或吞服泛影葡胺透视了解病变范围、长度及狭窄的程度，有利于治疗措施的选择。

根据患者情况，可适当使用清醒镇静，如按 0.05mg/kg 的剂量静脉推注咪达唑仑，可以使患者能更好地耐受治疗。术时先以硅胶探条对狭窄部位进行扩张，至狭窄部位能放置支架然后保留导丝，估算应植入的支架的长度及下端应达到的深度，沿导丝将装载有食管支架的支架推送器插至预期的位置，植入内镜，在内镜监视下缓慢回拉支架外套管使支架逐渐释放而张开，完全释放支架后退出支架推送器，内镜观察满意后退镜，完成治疗。如在 X 线透视下释放支架，则于退出支架推送器后宜再用内镜观察支架放置情况，必要时尚可稍作调整。

术时依具体病例而选择不同类型及大小的支架。一般对于癌性狭窄，支架置入后应超过病变上下端各2cm，即支架的长度应比病变的长度长4cm以上。目前可供选择的支架种类很多，术前应详细了解所要置放的支架的特点、性能及可能有所不同的操作方法，以确保操作顺利、安全地完成。对于癌性狭窄或食管－气管瘘的患者，宜选择带膜的食管支架。对于病变已累及贲门的患者，宜选用支架下端装有抗反流瓣膜的支架，以减少胃内容物术后向食管反流的机会。过长或过大的支架可能会增加术后患者的不适感觉。

尽管目前市面上有所谓植入后仍可取出的支架，但当病变为食管癌并经扩张后植入支架时，要想将其取出一般还是有相当难度的。因而术前在支架的类型、大小、长度方面，以及置入支架的准确性方面都应充分考虑。

术后宜暂禁食，建议禁食12～24h，待支架完全膨胀开再予流质饮食，以后再逐步过渡到正常饮食。切勿过早进食，也不宜进食高纤维食物，以防堵塞支架及在支架植入的早期引起支架下滑移位。对于记忆合金支架，其遇冷时会回缩而易于移位或滑脱，患者应避免进食冰冷饮食，以防支架移位，甚至滑脱。

对于良性狭窄，应尽量采用扩张等手段而使狭窄问题得到处理，确实无法达到治疗目的时方慎重考虑食管支架的植入。

对于晚期食管癌患者，勉强的手术并不能延长患者的生存时间，手术可能反而增加患者的痛苦及经济负担，降低患者临终阶段的生存质量。对于这些患者伴有梗阻者，及时地施以食管支架植入将使患者能更好地享受相对正常的生活，避免了进食的痛苦及依靠静脉营养所带来的不良反应及经济、心理负担。部分患者植入食管支架后辅以适当的放射治疗或能部分缓解病变的进展程度。对于失去手术时机、未有明显梗阻而将要接受放射治疗的患者，适时、积极地植入食管内支架将有助于防止放射治疗后因病变部位的肿胀、食管腔进一步变窄而出现进食困难的情况。

（许　英）

第十五节　经皮内镜下胃造瘘术、空肠造瘘术

经皮内镜下胃造瘘术（percutaneous endoscopic gastrostomy，PEG）及经皮内镜下空肠造瘘术（percutaneous endoscopic jejunostomy，PEJ）是在内镜引导及介入下，经皮穿刺放置胃造瘘管和（或）空肠营养管，以进行胃肠内营养和（或）进行胃肠减压的目的。相对于传统的通过外科手术的胃造瘘及空肠造瘘术，PEG及PEJ具有操作简便、快捷、创伤小的优点，且只需要局部麻醉，从而减少了全身麻醉可能的危险及不良反应。

凡短期内经口进食有障碍，患者胃肠功能无异常，需要长期的管饲营养支持者，均有做胃造瘘，进行胃肠内营养的必要。对于有胃潴留而需较长时间的胃肠减压者，也可进行胃造瘘。主要的适应证包括：①中枢神经系统损伤引起的吞咽困难；②脑卒中、脑外伤、植物人；③头颈部肿瘤放疗或手术前后；④呼吸功能障碍作气管切开者；⑤食管穿孔、食道吻合口漏；⑥腹部手术后胃瘫、胃肠郁积者；⑦重症胰腺炎、胰腺囊肿、胃排空障碍者（胃肠减压的同时经空肠营养管供给营养）。

禁忌应用于门脉高压、腹水、腹膜炎、上消化道梗阻及内镜下透照无亮点者。胃大部分切除后，如残胃位于肋弓下，则无法从上腹部经皮穿刺到胃而进行胃造瘘。

目前有配套的胃造瘘和空肠造瘘管可供选择，如Freka经皮胃造瘘管有标准型（30cm，CH_9，外径2.9mm，内径1.9mm）及通用型（35cm，CH_{15}，外径4.8mm，内径3.6mm）两种规格。单纯作胃造瘘时可酌情选择其中一种，如需要进行PEJ时需要选择通用型胃造瘘管，以便配套的空肠喂养管（100cm，CH_9，外径2.9mm，内径1.9mm）能够通过。胃造瘘管包装内除胃造瘘管和配套的固定夹、快速释放夹、固定螺丝及连接接头外，尚有一次性手术刀、穿刺针、双股导线。手术时尚需另外准备无菌手术包、皮肤消毒用品、注射器、局部麻醉药、圈套器等物品。附加的空肠喂养管尚有配套的导丝，

以供推送喂养管之用。

整个造瘘的大致过程为：术前准备、选择腹壁穿刺点、消毒铺巾、穿刺点及其附近皮肤局部麻醉、穿刺胃并导入双股导线、用圈套器将导线接出体处、造瘘管与导线连接、放置胃造瘘管、固定造瘘管、放置快速释放夹、固定连接头，必要时经由胃造瘘管植入空肠喂养管至空肠上端。

具体的操作过程如下：①术前准备：包括空腹、口腔清洁、必要的预防性应用抗生素，并注意患者的凝血功能状态；②选择腹壁穿刺点并作皮肤消毒：一般选择左上腹肋缘下、中线外 3 ~ 5cm 处，常相对应于胃体前壁中下部，按常规充分消毒穿刺点及其周围皮肤并铺无菌巾；③穿刺胃前的准备：患者常取平卧位，床头略抬高。内镜进入胃后充分注气使胃壁充分向外膨胀。指压腹壁寻找最佳穿刺点。于穿刺点对腹壁各层注射局麻药进行局部麻醉，然后用手术刀对穿刺点作小切口并钝性分离至肌膜下；④穿刺胃并送入双股导线：内镜监控下将穿刺套管针穿入胃内，退出针芯，沿套管送入导线至胃腔，于内镜下用圈套器（或活检钳）夹住导线，连同内镜经食管退出患者口腔外；⑤将从患者口腔端拉出的双股导线与造瘘管头端的线圈牢固连接；⑥放置造瘘管：牵拉腹壁外的导线，将造瘘管经患者口腔拉入胃腔内，当造瘘管的圆锥形头端被拉至套管针内时会有轻微阻力，此时连同套管针一同拉出腹壁，直至胃内固定盘片紧贴胃壁，最好再次进入内镜协助确定位置的正确性；⑦固定造瘘管及连接头：用配套的固定夹固定造瘘管，使胃与前腹壁紧贴，并保持合适的松紧度；⑧装入快速释放夹，剪断造瘘管尾端，外接连接头而完成整个胃造瘘的过程；⑨如需进行 PEJ，则需置入通用型的胃造瘘管，然后通过胃造瘘管通道置入内腔装入导丝的空肠喂养管至胃腔内，于内镜下利用异物钳或圈套器抓持空肠喂养管的头端，协助将空肠喂养管送至空肠上端，再拔除喂养管内导丝，确认喂养管没有滑脱和在胃内打襻，以及确认喂养管通畅后，用内镜抽吸胃内积气后退出内镜，将喂养管与胃造瘘管按要求进行固定。

进行胃造瘘时，如采用 Russell 胃造瘘盘等，则参照以上办法，在内镜监视下，从腹壁穿刺入胃后，植入导丝，沿导丝切开皮肤至肌膜，用配套的、中间可穿过导丝并有外套管的特制扩张器（14Fr 或 16Fr），沿导丝旋转扩张进入，拔出扩张器，保留外套管，沿外套管插入气囊导管（12Fr 或 14Fr）至胃腔内，退出外套管，向气囊导管注气或注水，使其前端气囊膨胀后外拉使气囊紧贴胃壁，最后于腹壁外固定造瘘管。此法的优点在于造瘘管直接从穿刺部位插入，避免了从口腔进入的烦琐步骤，也减少了内镜进出的次数。另外，拔管时将气囊抽空后即可直接拔除，极为便利。

对于因术后因解剖位置改变，无法或不适应实施胃造瘘管而植入空肠喂养管的患者，实施 PEJ 时只能采用直接置管的办法，即将内镜深插至空肠部位（对于 BⅡ式胃大部分切除的患者，注意勿误入输入襻），选择距离腹壁最近的空肠，在内镜监视下，按 PEG 方法进行消毒、铺巾及局部麻醉后，从腹壁穿刺点穿刺入空肠内，拔出穿刺针芯，沿穿刺针外套管插入小肠营养管或鼻胆管至合适的位置，腹壁外固定。此法主要适应于肠功能正常、不能经口摄食的以下情况：①胃大部分切除术后，残胃位于肋弓下，无法经腹壁穿刺行胃造瘘者；②全胃切除，行食管 - 空肠吻合术后；③食管切除术后胸腔胃，严重的反流致反复呼吸道吸入者；④严重的反流性食道炎等。

术后可过空肠喂养管向空肠内滴注肠内营养液，并能通过胃造瘘管的侧向接头对胃内容物进行引流减压或向胃腔内注入液体进行冲洗等。必要时可于 X 线透视下向空肠喂养管注入泛影葡胺以了解其通畅度及管端置入的位置是否合适。勿使空肠喂养管在肠腔内打襻，如确无法继续将管端下送至更深的位置，应将空肠喂养管稍为回拉，使解除在肠腔内打襻的喂养管。如有必要，可选择每天将空肠喂养管从与胃造瘘管外端接合处向内推送数厘米的办法，借助肠蠕动的作用而使喂养管管端逐渐进入更深的位置。

如果患者仅有进食障碍而胃的蠕动功能正常，则选择单纯进行胃造瘘，直接将营养物灌注入胃腔内的办法进行胃肠内营养。如患者合并有胃动力障碍，或幽门、吻合口等部位食物通过有障碍但内镜仍能通过者，则同时植入空肠喂养管，以使营养液能直接达到肠内，并能同时对胃潴留液进行引流减压。

术后必须记录胃造瘘管于皮肤缘的长度刻度，及空肠喂养管与胃造瘘管接合的部位，便于日后的护理和及时发现造瘘管移位、滑脱的可能。造瘘管过紧将影响局部皮肤或胃壁的血液循环，有造成局部组织坏死的危险；过松则有发生胃内容物沿造瘘管边外渗而引发穿刺部位感染的机会。因而应保持造瘘管于合适的松紧度，以避免可能出现的并发症。

PEG 术后24h 方可行胃内管饲，而 PEJ 术后即可进行肠内管饲。管饲时略抬高床头，管饲制剂、速度及管饲量应个体化。

造瘘管的日常护理：每日清洁造瘘管周围皮肤，经常用清水冲洗造瘘管以保持清洁与通畅。一般可每 8 ~ 12h 常规冲洗一次，每次管饲后冲洗一次，使用不同管饲制剂交替输注时先冲洗一次。

胃造瘘管停留至少应达 2 周，可达半年以上，必要时可拔除原造瘘管后从原部位更换造瘘管。如发现造瘘管向胃腔内滑脱，应按所记录的刻度并以牵拉以稍有阻力为度复位胃造瘘管，必要时于内镜监测于进行复位处理。

尽管可以通过直接外拉胃造瘘管而将造瘘管拔除，但此法可能使造瘘管部位创口增大，导致胃内容物外漏及有引起穿孔的危险。建议借助内镜的办法，于体外对腹壁及腹壁皮肤附近的造瘘管进行消毒，然后向胃内轻推胃造瘘管，于胃内用圈套器夹持胃造瘘管胃内蘑菇头部分，再将胃造瘘管外端外拉后用消毒剪刀贴紧腹壁剪断胃造瘘管，最后于内镜下将已圈套住的造瘘管内端连同内镜一起退出患者体外。对实施了 PEJ 的患者，则先将空肠喂养管从胃造瘘管内拔除后将依上述方法将胃造瘘管拔除。拔除胃造瘘管后，伤口可用凡士林纱布压迫，外盖纱布，胶布固定即可，大多不需特别的处理。拔除胃造瘘管后第一天最好不进食，第二天才从少量清流质饮食开始，逐渐过渡到正常饮食及逐渐增加进食的量，防止过早的过量进食而影响了造瘘口的愈合。

较之传统的鼻胃管或鼻空肠管营养，PEG 及 PEJ 有减少胃食管反流机会、减少患者鼻咽不适、维持患者仪表与自尊以及容易于患者在家庭中进行管饲的优点。因而，对于需要较长时间管饲患者，应积极地实施 PEG 或 PEJ，减少鼻胃管或鼻空肠管置入所引起的并发症，以提高患者的生活质量。

（许　英）

第十六节　超声内镜下介导的内镜治疗

一、超声内镜引导下细针穿刺术

超声内镜引导下细针穿刺术（EUS－FNA）是发展最早的 EUS 介入技术，即在超声内镜实时观察和追踪下，用专用的穿刺细针对消化道壁内外可疑病灶进行穿刺抽吸活检，以进行细胞学检查。EUS－FNA 不同于体表超声等引导下的穿刺，因其从腔内进行穿刺，穿刺距离较短，同时避免皮下脂肪、肠腔气体和腹腔积液等因素的影响，能准确定位穿刺点，并能避开重要血管，所以成功率较高。此外，由于 EUS 具有较高的超声频率，其分辨率明显优于体表超声，可以显示更小的病灶，技术熟练的超声内镜医师可以对直径小于 5mm 的病变进行 EUS－FNA，这是目前其他任何影像技术指导下穿刺难以实现的。

1. 适应证和禁忌证

（1）适应证：目前应用 EUS－FNA 的靶器官主要包括如下几种。①食管旁淋巴结针吸活检；②胰腺、肾上腺占位病灶针吸穿刺；③纵隔肿瘤针吸穿刺；④结肠癌根治术后吻合口周围淋巴结穿刺活检；⑤上消化道周围性质不明的肿块（如腹腔内不明原因的肿瘤、淋巴结、肝左叶病变和左肾上腺肿瘤、胆管癌、壶腹癌等）；⑥消化道黏膜下肿瘤，尤其是胃肠间质瘤。

（2）禁忌证：EUS－FNA 的禁忌证如下几项。①患者缺少配合；②已知或怀疑内脏器官穿孔；③术者缺乏经验；④食管重度狭窄；⑤心、肺功能不全。

2. 术前准备

（1）患者准备：术前准备与常规超声内镜相同。检查前，需详细了解病史资料，了解患者的凝血功能和心肺功能等，最好先行常规胃、肠镜检查以作为参考。胃镜超声需常规禁食 6h，对怀疑有胃排空障碍或者幽门不全梗阻的患者禁食时间需延长；无论是采用咽部局部麻醉还是采用全身麻醉，术前均需口服去泡剂；肠镜超声则常规需进行肠道准备。为避免胃肠蠕动造成的干扰，术前可注射安定及

654－2等药物。

（2）器械方面：常用于穿刺的超声内镜探头有两种类型，即线阵扫描型和旋转扇扫描型。最常用的探头为线阵扫描型，其扫描方向与穿刺针道平行，可以清楚显示针道，临床应用中根据不同的治疗目的选用不同类型的超声内镜。目前常用的穿刺针有 Wilson－Cook 针、GIP 穿刺针等。

3. 操作方法　按 EUS－FNA 常规操作方法将探头插至病灶附近，显示病灶及其周边血流分布情况，避开血管及重要结构，选择合适的穿刺路径以及穿刺深度。在超声引导下将穿刺针经管壁刺入病灶，在10mmHg 负压下反复插抽 3～5 次，拔出穿刺针，将所抽吸出的组织液及组织碎片进行涂片，如果抽吸出组织条，则放入甲醛溶液中固定，并及时送病理科检查。如果抽吸物量和（或）形状不理想，则重复上述步骤穿刺 2～3 次。穿刺结束后观察穿刺点，如无明显出血，即可退镜，完成操作。

4. 术后处理　一般无特殊处理，术后可给予止血、抗感染等治疗。

5. 并发症　EUS－FNA 的并发症发生率较低，主要包括出血、穿孔、感染、吸入性肺炎等。

由于 EUS－FNA 取材仅能做细胞学检查，有时对病变性质难以做出正确的判断。近年来有人采用内镜超声下的切割针（trucut needle），可以在内镜超声引导下对病变进行切割活检，大大提高了取材质量，可以取得完整的组织条，进行组织学诊断。

6. 临床应用价值　EUS 具有超声探头频率高和对病灶分辨率高的优点，且探头能紧贴十二指肠壁和胃壁对胰腺各部分进行近距离的扫描，还可在水囊联合脱气水浸没的方法下能在探头与消化管壁之间形成良好的声场，因此，EUS 是目前临床上使用的各种影像技术中对胰腺显示最好的方法之一。

二、超声内镜介导下细针注射术

EUS 介导下细针注射技术（EUS－guided fine－needle injection，EUS－FNI）是在 EUS 引导下将药物通过穿刺针注射到病灶局部，以达到预期的治疗目的。目前使用较成熟技术的有 EUS 介导下的腹腔神经丛阻滞（EUS－guided celiac plexus neurolysis，EUS－CPN）和 EUS 介导下注射肉毒杆菌毒素治疗贲门失弛缓症等。

（一）EUS 介导下的腹腔神经丛阻滞（EUS－CPN）

慢性胰腺炎及晚期腹腔肿瘤（如胰腺癌等）所致的剧烈腹痛治疗比较困难，疗效差，临床上多使用中枢性镇痛药物，不良反应大，易成瘾。应用超声内镜介导将神经破坏剂注射于腹腔神经丛，可治疗此类疾病所引起的剧烈腹痛。腹腔神经节位于腹主动脉的前侧方，腹腔神经节与腹腔干根部的相对关系比较固定，在 EUS 下可以清晰显示，所以 EUS 可以较为准确地对腹腔神经节进行定位。在 EUS 介导下对腹腔神经节区域注射局部麻醉药、神经破坏剂或糖皮质激素，通过阻滞、毁损相关神经丛从而中断痛觉通路或消除局部炎症，达到止痛目的。

1. 适应证　一般来说，适合做 EUS－CPN 的患者为无法通过切除肿瘤来缓解疼痛的晚期肿瘤患者，并且给予非侵入性治疗方法（药物镇痛等）疗效不佳者，慢性胰腺炎顽固性疼痛的患者等。

2. 术前准备　同一般胃镜超声检查，常用阻滞剂为无水乙醇、丁哌卡因等，有时可加入少量糖皮质激素等。

3. 操作方法　EUS－CPN 操作：用超声探头在胃内显示腹主动脉后，沿腹主动脉追踪至腹腔干，以彩色多普勒加以证实。显示肝总动脉和脾动脉位置后即可确定腹腔神经丛，用穿刺针经胃后壁穿刺至此区域后，回抽确认为穿刺入血管后即可在腹腔干两侧注入阻滞剂。注射后超声影像显示云雾状高回声区即成功。

4. 术后处理　一般术后禁食 6h，常规应用抗生素，若无不适则无须特殊处理。术前及术后 48h、1 周、4 周、12 周填写视觉疼痛类比量表（VAS）进行评分，评估疗效。

5. 并发症

（1）腹泻：由于 CPN 阻断了交感神经，使小肠运动加强，导致患者产生严重的腹泻。

（2）低血压：CPN 阻断交感干可使血压下降，引起体位性低血压，多为短暂性，可通过补液及血管加压药物加以改善。

（3）酒精中毒症状：表现为脉搏增快、面红、出冷汗等，少数患者可引起神经损伤，严重者可引起半身不遂、脊髓缺血等。

（二）EUS介导下注射肉毒杆菌毒素治疗贲门失弛缓症

应用线阵扫描型超声内镜引导可准确地对食管括约肌注射肉毒杆菌毒素，最大限度地阻断神经－肌肉接头，以达到治疗贲门失弛缓症的目的。与一般内镜下注射相比，EUS引导可以准确将肉毒杆菌毒素注射入增厚的肌层内，疗效更可靠，是治疗贲门失弛缓症安全、微创的方法之一，可作为贲门失弛缓症扩张治疗的补充。

（三）内镜超声介导下肿瘤局部注射治疗

利用其准确定位的特点，近年来有学者提出将其应用于肿瘤的局部注射，这无疑为肿瘤的治疗又提供了一种崭新的手段。EUS引导下肿瘤的局部注射主要针对失去根治手术机会或术后复发的上消化道及其周围的恶性肿瘤，如某些纵隔肿瘤和胰腺肿瘤等。化疗药物或其他抗肿瘤药物采用局部注射的方式可以提高局部治疗的效果，减少用药剂量，减少药物的毒性反应。EUS引导下不仅定位准确，而且穿刺路径短，大大减少损伤和药物外漏造成的并发症，尤其是采用有多普勒功能的EUS，可以应用彩色血流图或彩色多普勒能量图了解病变周围的血管和肿瘤的血运情况，以减少血管损伤。局部注射的药物一般分为两种：①免疫治疗药物：免疫治疗是新兴的抗肿瘤疗法，通过生物学效应调节剂（biological response modifier，BRM）直接或间接修饰宿主－肿瘤的相互关系，从而改变宿主对肿瘤细胞的生物学应答，抑制肿瘤生长。通过超声内镜将BRM直接注入肿瘤内为消化系统肿瘤治疗提供了新的疗法。Chang等报道8例不能手术切除的胰腺癌患者，在超声内镜介导下用22G、10cm穿刺针将同种淋巴细胞培养液准确注入胰腺癌内，结果3例患者肿瘤缩小，生存期中位数为13.2个月（4.2～36个月），未见剂量相关的毒性反应；②基因治疗药物：可以将携带抑癌基因的腺病毒载体注入瘤体内进行基因治疗。Bedford等将携带野生型p53基因的腺病毒载体Onyx－015通过超声内镜介导注入胰腺癌内获得成功，结果21例患者中4例肿瘤缩小，67%的患者生存期超过6个月，无胰腺炎、出血等并发症。超声内镜引导下胰腺癌免疫及基因治疗是近两年来胰腺肿瘤治疗的新进展，为中晚期胰腺癌的治疗提供了新思路，具有广阔的临床应用前景。

三、EUS介导下射频切除技术（EUS－RFA）

经皮射频消融术适用于局灶性肿瘤组织的摧毁，特别是肝实质性肿瘤和肝血管瘤等。其他的治疗方法还包括冷凝、微波、光动力、激光和无水乙醇注射等。在EUS介导下，将带有射频发生器的穿刺针刺入深部肿瘤组织内，然后以射频高温使肿瘤组织发生坏死从而达到治疗目的。EUS介导消融治疗有望被用于治疗小的胰腺内分泌肿瘤、不可切除的晚期胰腺癌及肝左叶肿瘤。

四、EUS介导放射性粒子植入技术

放射性粒子组织间照射是一种治疗恶性肿瘤的新兴治疗手段。对于无法行切除术的晚期胰腺癌患者，术中在胰腺植入放射性粒子^{125}I可以有效缓解癌性疼痛，延长患者生存时间。EUS因其创伤小、相对安全等方面的优势为粒子植入技术的开展创造了良好的条件。

1. 操作方法　常见的放射性^{125}I密封粒源直径为0.5～0.8mm，可选用19G以上穿刺针。操作时对病变处进行多切面扫查，全面了解肿瘤的位置、形态、大小及肿瘤与周围血管、组织的关系，选择最佳穿刺点及穿刺途径。用彩色多普勒了解肿瘤血供情况，避开胰腺内血管、胰管及周围重要组织，通过穿刺针穿刺植入。针尖达瘤体远端0.5cm处植入第一枚粒子，每退1～1.5cm植入一枚粒子直至近段瘤体边缘。更换针道后按上述方法继续植入，平均每个针道植入3～4枚粒子。放置完毕后超声多切面扫查粒子在瘤体内的分布情况，稀疏处可补充种植。

2. 并发症

（1）胰瘘：可伴发腹腔感染，严重者并发脓毒血症。

（2）胃肠道反应：因植入粒子离胃、十二指肠较近，可引起放射性炎症，出现不同程度的胃肠道症状，如恶心、呕吐等，并可能形成胃、十二指肠溃疡。

五、EUS 介导下的胆胰疾病引流技术

（一）胰腺假性囊肿胃内置管引流术

胰腺假性囊肿多发生于急、慢性胰腺炎和胰腺创伤以后，若不治疗可引起破裂、出血、感染、压迫周围器官造成梗阻等并发症。外科手术引流是最常见的治疗方法，疗效确切，但并发症较多。超声内镜介导下胰腺囊肿内引流术是近 10 年来胰腺假性囊肿治疗的最新技术，1992 年 Grimm 等首先在线阵扫描型超声内镜介导下，成功进行了胰腺假性囊肿胃内置管引流术。1998 年 Vilmann 等应用大孔道治疗性超声内镜行胰腺假性囊肿 - 胃内置管引流术，并成功放置 8. 5Fr 内支架。近年来在有条件的大型医疗中心，超声内镜引导下胰腺假性囊肿内引流术已逐渐取代单纯内镜下引流术。

1. 适应证　超声内镜介导下胰腺假性囊肿胃内置管引流术的主要优点如下：①准确确定囊肿壁与胃、十二指肠壁的距离及其间是否存在较大的血管，以选择最佳穿刺点；②可清楚显示穿刺及置管的全过程，避免穿刺针刺透囊壁；③能观察到囊肿缩小及消失的过程，由此判定治疗效果。

目前适应证较为广泛。只要囊肿已经成熟，囊肿壁与胃肠道壁之间的最短距离小于 1cm，即使囊肿未突入胃腔造成压迫，也可在 EUS 介导下行穿刺引流术。感染性囊肿中也可通过超声内镜介导下胰腺囊肿置管引流术进行治疗。此外，还可放置鼻囊肿引流管（nasocystic drainage），通过引流管注入抗生素冲洗囊腔，作为一种临时性引流措施，鼻囊肿引流疗效确切，操作相对简便，感染控制后还可再更换内支架，进一步引流囊肿，促进囊肿消失。

2. 操作方法　术前可行体表超声、CT 等检查了解胰腺囊肿与周围脏器、血管的毗邻关系。超声内镜显示病灶并找出胃壁与囊肿的最佳穿刺点及穿刺途径。以穿刺针穿过胃壁及囊肿壁，若穿刺困难者可应用针形切开刀穿刺。将导丝沿穿刺针道在 X 线引导下送入囊肿内，沿导丝置入支架后可见棕色囊液经支架胃内端流出。术后按常规予以禁食、抗感染、补液处理。

3. 并发症　其主要并发症包括出血、穿孔等。

（二）超声引导下胆管引流

经十二指肠逆行胰胆管造影（ERCP）以及相应的支架治疗在解除胆、胰管梗阻方面作用显著，但有 10% ~15% 的患者因为十二指肠乳头的通路被阻断（如肿瘤浸润、压迫等），ERCP 较难开展，而经皮肝胆管穿刺造影及引流（PTCD）并发症较多且外引流十分不便，此时 EUS 可发挥其不可替代的作用。在 EUS 介导下选择合适的位置，避开血管，将穿刺针刺入胆管，并置入导丝，再通过导丝将支架置入，从而使胆道狭窄得到解除。

在胰胆疾病引流中，EUS 的作用主要是介导穿刺，由于 EUS 可以清楚显示穿刺路径，减少血管损伤；同时，胃肠道内引流也可以减少感染的发生。因此，EUS 介导下的引流技术在将来的应用会越来越广泛。

（许　英）

第十七节　内镜下胆管塑料支架引流术

相对于内镜下鼻胆管引流术，内镜下胆管塑料支架的植入将免除了患者口口因及鼻腔的不适，也不至于影响患者的进食及仪表。但其植入后无法观察到胆汁的引流情况，无法进行冲洗等，在进行治疗选择时应进行综合的、充分的评估。

适应证基本同鼻胆管引流术，尤其适用于：①胆管结石而患者无法耐受手术，及不宜进行 EST 及内镜下取石术者；②作为胆管结石手术前的准备；③恶性肿瘤所致的胆道梗阻，未确定能否进行手术，或未决定植入金属支架者；④胆漏患者的较长时间的引流；⑤良性胆管狭窄扩张后的内支撑及引流，必

要时可于适时植入多个支架以增加对狭窄部位的扩张效果及引流质量。对于有胆管引流需要，伴有食管胃底静脉曲张而不宜进行鼻胆管引流的患者，可考虑于谨慎操作下，植入塑料支架进行胆管引流。

临床上使用的胆管塑料支架有不同的形状、大小及长度，术时根据情况选择合适的支架。操作时尚需使用与胆管支架相匹配的支架推送器，其包括内支撑导管及其外的推送管，两者在操控端可相互固定。其他器械基本同鼻胆管引流术。

于进行 ERCP 确立诊断：①明确胆管塑料支架引流术的必要性及可行性，并将导丝植入至预定位置，必要时先用胆管扩张探条对狭窄部位进行扩张；②选择所需胆管塑料支架，安装于与相匹配的支架推送器及保护支架倒刺进入内镜治疗通道的保护管；③抬起内镜的器械抬举器，将安装好的支架及推送器沿导丝由内镜治疗通道送入，并注意利用保护管保护支架倒刺进入内镜治疗通道。当感觉有阻力时，放下抬举器，继续送入推送器，至其置管导管送出内镜外，再抬起抬举器，利用抬举器将内支撑导管推入胆管内，然后再放下抬举器，送入推送器，再抬起抬举器将内支撑导管进一步送入胆管内，如此反复，直至达到理想深度；④释放推送器的内支撑导管与推送管间的固定钮，保持内支撑导管位置不变，利用推送管将胆管支架依上述方法送至胆管预定位置，保留支架末端倒刺及其以下部分于乳头外的十二指肠内；⑤于推送器顶住支架末端的同时，将内支撑导管及其内的导丝退出，直至内支撑导管完全脱离支架后可见胆汁涌出，再将整个推送器连同导丝一起拉出内镜外，最后将内镜退出而完成胆管支架置入引流术；⑥对于肝门部肿瘤累及左右肝管者，须同时植入两个支架，分别至左右肝管病变部位以上，方能达到满意的引流目的。如无法同时进行左右肝管置管，应争取将支架植入右肝管内，以引流更多的胆汁。但由于右肝管分支前的肝管相对较短，肝门部肿瘤易于累及右肝管的多个分支，从而影响右侧肝管支架的引流效果，此种情况下将单个支架植入左肝管对于胆汁引流及改善肝脏功能可能更为有利。植入双支架前须先将两根导丝分别植入左右肝管内，并据需要对胆管狭窄部进行适当的扩张。建议将第一个支架植入操作相对较为困难的肝管，常为左肝管，然后再沿另一导丝植入另一支架。操作过程中注意保持导丝的位置，防止因导丝移位脱出而影响操作。为防在植入第二个支架时引起第一个支架的移位，可于植入第一个支架后退出支架推送器而保留导丝，以利于支架移位时的调整。

当引流不再需要，或支架出现阻塞时，应于内镜下利用圈套器、网篮或鼠齿钳抓持支架后从内镜治疗通道拉出，或随内镜一同退出。

必要时于拔除被阻塞支架后，在内镜下，按上述方法，植入新的支架。但部分病变部位高度狭窄的病例，拔除支架后诊疗器械通过狭窄部位可能很困难。如能利用 Soehendra 引流器转换器，将能在拔除支架的同时，保持原胆管通道，便于沿原通道植入新的支架。其基本步骤为：①将万用导管 + 标准导丝送入内镜通道，调整内镜使万用导管前端插入支架开口内，或将标准导丝稍推出于万用导管外，在导丝的协助下将万用导管插入支架开口内；②捻进标准导丝使其进入支架内，在透视监测下将导丝送入肝内胆管，保留导丝并退出万用导管；③沿导丝插入与支架内径一致的 Soehendra 引流管置换器；④当置换器前端达到支架开口时，使镜端远离支架开口并调整内镜位置，以使置换器与支架保持同一轴向，将置换器轻推至支架开口并稍加压力，用手按顺时针方向旋转置换器，直至置换器前端嵌入支架内；⑤透视下保持导丝位置不变，将支架随置换器一同退出内镜治疗通道；⑥沿导丝植入新的支架。

（李光曙）

第十八节　内镜下胆管金属支架引流术

对于无法实施根治性手术的恶性胆管梗阻者，应争取植入胆管金属支架以达到更持久的引流效果，并避免多次更换胆管塑料支架的麻烦，及因塑料支架的引流不畅及容易堵塞性而可能导管感染，进一步加重患者病情及经济负担。部分顽固胆管良性狭窄的病例，可慎重考虑金属支架的植入引流。

金属胆管支架的类型多种多样，并不断得到改进以更适应于临床的需要，支架张开后直径可达 0.8～1.0cm，有的可达 1.2cm，长度规格多种，并有带膜与不带膜的支架，可根据情况选用。

不论何种将金属支架，出厂前均被压缩在支架推送管上，套以限制其张开的外套管。推送管中间可通过导丝，前端有不透X线的数个标志，利于操作时的定位。外套管上有可连接注射器的接头。使用前轻揉并稍弯曲支架部分，并经外套管上的注射器接头注入生理盐水达支架部位，以利于支架的释放。

先常规进行ERCP，确认病变部位，并利用造影导管或切开刀导管内的导丝测量病变段的长度，以及病变上缘至乳头开口处的距离，作为选择支架长度的依据。如将支架完全植入于胆管内，则选择的支架以越过病变的上下两端各2cm为度。如果要将支架末端露于乳头开口外，则以支架植入后超过病变上缘2cm，露出于乳头开口1cm为度进行选择。

多数肿瘤性狭窄者植入金属支架前需用扩张探条进行扩张。而对于要将支架末端露出于乳头开口外的病例，支架植入前实施EST可减少支架压迫胰管开口而影响胰液的排泄。

将装有金属支架的推送管沿导丝从内镜通道送入，至内镜抬举器时放下抬举器，推出推送管，再将抬举器上抬，借助抬举器将推送管逐步推入胆管内。于X线透视下将支架推至预定位置后，助手释放支架推送管与外套管的连接，在保持推送管位置不变的同时，后退支架外套管，缓慢将胆管金属支架释放，直至支架完全张开后小心地将支架推送管、外套管及导丝退出内镜通道，吸引胃肠内积气后退出内镜。

支架部分张开后如位置过高，可将整套系统下拉而调整了支架头端的位置。但部分张开的支架没法再向上方推进，此点应予注意。释放支架前应将支架头端处于宁高莫低的位置，以留有调节的余地。一些支架在张开达一定的限度前，通过回拉支架推送管可前推外套管可将部分张开的金属支架缩回至套管内，调整时较为方便。

带膜的金属支架可限制肿瘤向支架网眼的生长而延缓支架被堵塞的速度。支架被堵塞后，可于支架内植入另一个枚金属支架，或植入单个或多个塑料支架以解除梗阻。

肝门部肿瘤者，宜于左右肝管内各植入一个金属支架。植入的方法类似于塑料双支架的植入，先于左右肝管内各植入一根导丝，再分别植入金属胆管支架。仍选择难于操作的肝管植入第一个支架，然后再植入另一个支架。有厂家已开发出支架中部有较大的网眼，先将支架植入一侧肝管（如左肝管）后，通过位于另一侧肝管（右肝管）开口的支架网眼将另一个普通金属支架植入右肝管，而使植入的两个金属支架呈Y形结构。其优点是，不会出现两个支架于肝总管狭窄部相互挤压而影响引流，但左肝管的胆汁只能通过右肝管支架的网眼引流，另外支架没能带膜，以及大的网眼可能利于肿瘤的向内生长，容易导致支架的堵塞。

（李光曙）

第十九节　内镜下鼻胆管引流术

内镜下鼻胆管引流术（endoscopic nasobiliary drainage，ENBD）是通过十二指肠镜，将鼻胆管置入胆管合适部位，最后从患者一侧鼻腔引出，达到对胆管阻塞部位或病变部位以上胆汁引流至体外的内镜下治疗方法。通过鼻胆管，尚可进行反复胆管冲洗以协助治疗，并可经鼻胆管注入造影剂直接进行胆管造影，已成为胆管短期引流的常用方法而广为内镜医师所接受。

ENBD主要应用于：①急性梗阻性化脓性胆管炎；②急性胆源性胰腺炎；③胆管结石合并感染的外科术前或内镜取石术前引流，或乳头括约肌切开及取石术后为防止结石残留或乳头水肿梗阻时，或行胆管结石震波碎石前；④胆囊切除术或肝移植等胆道术后出现的胆漏或吻合口狭窄，或创伤性胆漏或胆管局部狭窄；⑤原发性或转移性肿瘤所致的胆道梗阻；⑥胆管的良性狭窄。

凡有ERCP禁忌的患者，不宜实施ENBD。另外，由于引流管需经由胃腔及食管，故不适宜于有食管胃底静脉曲张的患者。后者确需进行胆汁引流时，可考虑在谨慎操作的情况下，置入胆管支架进行内引流处理。

根据病变情况及治疗需要，可选择不同类型及大小的鼻胆管。临床上常用的鼻胆管前端有直形、弯曲及猪尾形之分，直径常为6Fr~10Fr，以8Fr~10Fr最为常用。

在实施ERCP及必要的EST基础上，根据病变性质及、部位以及治疗需要，选择所需的鼻胆管，检查其通畅性：①于内镜下借助切开刀或造影导管等，将引导导丝植入预定的鼻胆管引流部位以上；②在保持内镜器械抬举器抬起的状态下，将鼻胆管沿导丝送入，至有阻力时，放下抬举器，将鼻胆管送入肠腔，再抬起抬举器，将鼻胆管送入胆管，如此反复，直至鼻胆管达到理想位置后，退出导丝。将鼻胆管送入胆管的操作应依靠抬举内镜的器械抬举器而完成，操作的方法是：在放低器械抬举器的同时，术者将鼻胆管向内镜通道推送，然后抬举器械抬举器将已送入肠腔内的鼻胆管推入胆管内；③继续送入鼻胆管的同时，同步退出内镜。此时应在透视监测下进行，以防鼻胆管滑脱移位。内镜退出后，助手应固定好引流管防止其移位；④将鼻引导管经一侧鼻腔进入咽喉部后，术者用手指感觉并将其带出患者口腔外，或在照明下用外科持物钳将鼻引导管钳住后随其向鼻腔内送入的同时拉出患者口腔外，保持鼻胆管没有扭结，及鼻胆管与鼻引导管没有交叉的情况下，将鼻胆管插入鼻引导管约10cm后，两者一同从患者鼻腔拉出。于鼻胆管将近完全缩进口腔时，术者用左手中示指夹住鼻胆管的靠近胆管部，在保持鼻胆管没有扭结的情况下，于右手将鼻胆管从患者鼻腔外拉的同时，左手辅助鼻胆管回缩至咽喉部并维持其成直线状态。于透视下调整鼻胆管，使其勿在胃内打弯，并在胃内及十二指肠内形成理想的盘绕圈。胃内的鼻胆引流管应位于胃小弯位置；⑤将鼻胆管固定于引流管通过的鼻孔的同侧面部。先用胶布将鼻胆管固定鼻翼，并使其不要压迫鼻腔，再将鼻胆管扭转使打弯成圈后套于患者耳朵上，再用胶布固定于面部。这样可保证鼻胆管不易于被牵拉而移位、滑脱，也能减少患者的不适感；⑥鼻胆管外接引流袋或引流瓶，必要时可采用负压引流，以减轻胆管内压力。

对于肿瘤或炎性狭窄，鼻胆管通过有困难者，需于进行鼻胆管引流前先对狭窄部位进行扩张。根据狭窄程度及将要植入的鼻胆管的大小，采用不同规格的胆道扩张探条对狭窄部位进行扩张。一般以与鼻胆管相同或相近大小型号的扩张探条扩张后即可植入鼻胆管。对狭窄严重者，可从小型号的扩张探条开始进行扩张，逐渐过渡到理想的规格，然后再植入鼻胆管。扩张前先植入导丝作为引导，沿导丝将扩张探条扩张标志跨越狭窄部以上，停留片刻，必要时来回数次以增加扩张效果。退出扩张探条，保留导丝，再沿导丝植入鼻胆管。

对于左肝管或右肝管进行引流时，可选用专门针对左肝管或右肝管引流的直头形鼻胆管，插至左肝管或右肝管病变部位以上进行引流。

（李光曙）

第八章

胃肠道内镜检查

第一节　概述

早在1795年德国Bozzine设想利用烛光作光源，给患者肛门插入一根硬管来观察直肠病变。以今日的标准来衡量，其获得的诊断资料有限，患者感到很痛苦，而且由于器械很硬，引起穿孔的危险性很大。尽管有这些缺点，内镜检查一直在继续应用与发展，使内镜得到了不断改进，光源、导光材料、注水、注气、吸引、活检设计、照相摄影技术及微电子等高新技术的进步，使内镜检查范围和分辨能力有了显著提高，在临床上几乎达到了“无孔不入，无腔不进”的境界，因而广泛使用于消化系统、呼吸系统疾病的诊治及耳鼻喉科、泌尿科、妇产科及骨科等领域。近年来内镜技术主要有以下几方面发展。

（1）电子内镜：是20世纪70年代开发的一种新型内镜，在微型CCD用于内镜后，电子内镜使图像更加逼真地显示在电视屏幕上，为开展教学、会诊、电子计算机管理及内镜下手术创造了条件。电子内镜的问世和发展，开拓了一系列替代传统剖腹手术的新天地。

（2）内镜超声（EUS）的出现使探头与靶器官间的距离缩短，避免了腹壁脂肪、腹腔气体及骨骼对超声波的影响和干扰，可使用较高频率的超声探头，显著地提高了分辨率，能清楚地显示消化道管壁各层次组织及周围脏器（如胆总管和胰头）超声影像，提高了内镜和超声的诊断水平，即EUS不仅具备了内镜和超声的双重功能，而且弥补了两者的不足之处。

（3）放大内镜和色素内镜检查：放大内镜作为一种诊断内镜常用于观察发生于胃肠道黏膜的陷窝及绒毛的各种改变。色素内镜检查有助于判断病变的良、恶性，能显示普通内镜检查不易发现的病灶。放大内镜和色素内镜检查目前已广泛应用于临床，对早期食管、胃癌以及癌前病变的诊断发挥了重要的作用。

（4）内镜除作为诊断手段外，治疗内镜亦在快速发展，除取异物、息肉切除及静脉曲张硬化治疗外，各种止血法（结扎法、高频电、激光、热探头等）、内镜切除术、逆行胰胆管造影术（ERCP）及乳头肌切开术、胆总管结石取石术、胆汁内外引流术、食管贲门狭窄扩张、支架置放术、腹腔镜下摘除胆囊、切除阑尾及腹腔粘连松解术，内镜超声引导下胰腺假性囊肿的穿刺和引流等相继开展，使过去需在手术室剖腹手术的一些疾病经内镜得以治疗。

下面就上胃肠道内镜检查和内镜超声（EUS）检查做一简要叙述。

（李光曙）

第二节　电子胃镜检查术

一、术前准备

检查前的准备工作很重要。准备不好可以使检查失败。

（1）做好必要的解释工作，解除患者对内镜检查的疑虑和恐惧感，争取患者配合。

（2）检查当日需禁食至少5小时，在空腹进行检查。如患者有胃排空延迟或幽门梗阻等影响排空的病变，则应停止进食2～3天，必要时洗胃后进行检查。

（3）术前15分钟行咽部麻醉，以减少咽部反应，顺利插镜。有2种方法：①咽部喷雾法：用2%利多卡因或普鲁卡因喷雾；②麻醉胶浆吞服法：手术前吞服麻醉胶浆约10mL，成分有利多卡因和二甲基硅油（去泡剂）。

（4）嘱患者松开领扣及腰带，左侧卧位，头枕于枕上，口侧垫消毒巾或卫生纸，以免唾液沾污衣服，消毒巾上放置弯盘，以承接口腔流出的唾液或呕出物，再嘱患者含上口垫，轻轻咬住。

（5）术者于检查前需先了解内镜各项功能，如角度旋钮，吸引，注气管皆无故障。

（6）必要时于检查前肌内注射654－2或解痉灵减少胃肠蠕动。

二、上胃肠道内镜检查适应证与禁忌证

通过内镜能顺序地检查食管、胃、十二指肠球部直至降部；加之内镜检查绝大多数患者都能接受，而且在肉眼观察的同时可进行活体病理学和细胞学检查，故适应证相当广泛。

（一）适应证

（1）上腹不适，疑有上消化道病变，临床和X线检查不能确诊者。尤其是年龄在35岁以上，有难以解释的上消化道症状，疑有恶性病变者。

（2）原因不明的上消化道出血患者，可行急诊胃镜检查以明确诊断。

（3）已确诊的各类食管、胃、十二指肠病变，需随访复查者，以及上消化道各种手术后患者的复查。

（4）有上消化道疾病需内镜进行治疗者，包括上消化道异物的取出。

（二）禁忌证

（1）绝对禁忌证：①食管、胃、十二指肠穿孔的急性期；②急性重症咽喉部疾患内镜不能插入者；③腐蚀性食管损伤的急性期；④蜂窝织炎性胃炎；⑤精神失常不能合作者。

（2）相对禁忌证：①高度脊柱弯曲畸形者；②有心脏、肺等重要脏器功能不全者；③高血压未被控制者。

三、内镜检查并发症及其防治

内镜检查经多年临床实践和广泛应用，已被证明有很高的安全性，并发症是很低的，但也会发生一些并发症，严重者甚至死亡。严重并发症有心肺意外、严重出血及穿孔等，一般并发症有下颌关节脱位、喉头痉挛、癔症、咽喉部感染或咽后脓肿及全身感染等。

（1）心脏意外：内镜检查发生心脏意外主要指心绞痛、心肌梗死、心律失常和心脏骤停。因为绝大多数内镜检查是安全的，故一般不需心电监护及药物预防，但在特殊情况下有必要进行心电监护，一旦发生严重并发症，应立即停止检查并给予必要的治疗，因此内镜室应备有急救药物和抢救设施。

（2）肺部并发症：内镜检查时会出现低氧血症，一般多为轻度，原因为检查时内镜部分压迫呼吸道，引起通气障碍，或患者紧张憋气。

（3）穿孔：穿孔是内镜检查的严重并发症之一。胃镜检查时食管出现穿孔，最主要的症状是剧烈的胸背上部疼痛，纵隔气肿和颈部皮下气肿，以后出现胸膜渗液和纵隔炎，X线检查可以确诊。胃和十二指肠、结肠发生穿孔会出现腹痛、腹胀、发热等继发气腹和腹膜炎表现。

预防穿孔应注意以下几点：操作者要熟练掌握技术，检查中动作应轻柔，下镜时应注意咽喉部结构，顺腔进镜，注气要适当，退镜时不要锁住操作钮等。一旦出现穿孔宜行手术治疗。

（4）出血：内镜检查包括一般活检，多数不会引起大量出血，下列情况有可能引起出血：擦伤消化道黏膜，尤其是患者有出血性疾病者；检查过程中患者出现剧烈呕吐动作；未松开转角钮的固定装置进镜、退镜或快速旋转内镜；活检钳伸出活检孔张开后滑动造成黏膜血管损伤或食管贲门黏膜撕裂等。

少量出血一般可以自愈，镜下观察数分钟不见有活动性出血即可。出血量较大时可经内镜给药，亦可采用镜下激光、微波、注射药物治疗；口服云南白药，静脉滴注减少胃酸分泌药物如甲氰咪胍、洛赛克等，如仍出血不止可采用更加积极的方法如三腔管压迫，甚至手术。预防要注意严格掌握适应证，检查时动作轻柔，活检钳不能对准血淤处活检等。

（5）感染：有关内镜检查后出现与内镜检查有关的感染报道甚少，但清洁消毒不彻底，可能引起艾滋病、病毒性肝炎等的传播。因为内镜检查难免要造成黏膜轻度损伤而导致少量出血，而活检和内镜治疗（如硬化治疗、息肉电切、十二指肠乳头切开等）肯定会造成出血并使血液污染活检管道，如果经过清水和消毒液清洁消毒后未能彻底消灭病原体活性，则存在传播这类疾病的潜在危险。

内镜检查前应常规进行艾滋病、病毒性肝炎方面的检查，对患有艾滋病、病毒性肝炎者应使用专镜检查，术后彻底消毒内镜。

（李光曙）

第三节　正常上胃肠道内镜表现

一、食管

食管正常黏膜：为粉白色，表面光滑，有数条纵行皱襞。整个食管黏膜较薄，接近透明。在食管充气扩张时可见到黏膜血管网，上段呈纵行，中段呈树枝状，下段呈纵行。约有25%的正常人食管黏膜有白色结节或小斑，直径由数毫米至1cm，有时可融合成片，是上皮的棘细胞层增厚，细胞内充满糖原，称糖原棘皮症（glycogenic acanthosis），是一种正常状态。也有人认为是胃食管反流所致。其表现类似念珠菌病，黏膜白斑病或早期食管癌，应予鉴别。有时在食管黏膜上可见到岛状橘红色黏膜，是胃黏膜异位（heterotopia）。在食管－胃连接处，粉白色的食管黏膜与橘红色的胃黏膜界限分明，形成不甚规则的犬牙交错齿状线。正常时此黏膜分界就在膈肌裂孔处或其水平下。

食管的蠕动在各段均可发生，收缩时可见到几条纵行走向的黏膜纹理，在中段以下还可见到环状收缩轮。

二、胃

（1）贲门部距门齿40～45cm，平时贲门闭合如梅花状或呈卵圆形，内镜检查注气后贲门开放，胃镜通过无阻力。在贲门上方可见齿状线，呈犬齿状交错环形，其上方为被覆鳞状上皮的食管黏膜，呈白色，其下方为被覆柱状上皮的胃黏膜，呈橘红色。

（2）胃底部黏膜皱襞排列杂乱，形态略类似脑回状，位于贲门下右后方，向下与胃体大弯侧黏膜皱襞相连，在大量充气的情况下，胃底部皱襞消失，这时胃底呈光滑屋顶状。胃黏液池，液体量一般30mL，多为半透明状，是黏液细胞分泌的可溶性液体。

（3）胃体小弯侧有数条纵行细而直的黏膜皱纹，容易因充气而消失，故在胃镜下胃体小弯侧黏膜一般是平滑的。而胃体大弯侧黏膜皱襞较粗而多，常蜿蜒曲折呈脑回状，一般不至于因充气而完全消失。

（4）胃角（即角切迹）是胃镜检查中很容易找到的重要的定位标志，侧面观为光滑的弧形缘，充气量少时可以见到纵行黏膜皱襞跨过，继续充气则皱襞消失。正面观呈一嵴状缘，其右后方为胃窦腔，左前方为胃体腔。镜在体部时胃角呈拱门形，镜在窦部行J形弯曲时胃角呈四面向上的月牙形，表面光滑整齐。

（5）胃窦部黏膜皱襞呈纵行走向，容易因充气而消失，故胃镜检查充气后胃窦部一般看不到黏膜皱襞。胃窦部强烈蠕动时的蠕动收缩环在幽门前区可使窦腔几乎完全闭锁形成所谓假幽门，有时亦被误认为幽门，但只要稍等片刻，如系假幽门，则随蠕动的消失而消失。

三、幽门

是内镜检查定位的重要标志，正常时幽门开放及关闭状态交替出现，当开放时幽门呈圆形或椭圆形空洞，边缘整齐光滑，少数情况下幽门环大开，此时可见到十二指肠球部黏膜。

四、十二指肠

十二指肠可分为球部、降部、水平部及升部4个部分，球部向十二指肠降部移行的部分称十二指肠上曲，降部向十二指肠水平部移行的部分称十二指肠下曲。十二指肠球部在内镜检查注气时扩张良好，呈无角的袋状或球形，黏膜光整无皱襞，黏膜色泽比胃黏膜略淡或暗红，有时被胆汁染色而略发黄。球部黏膜由高柱状微绒毛组成，镜下呈天鹅绒样，有时可见几个散在的小颗粒状隆起，有时可透见毛细血管，正常球部无血液及食物残渣。球部远端的后壁近大弯处有一类似胃角状的屈曲即十二指肠上角，内镜越过十二指肠上角即进入十二指肠降部。十二指肠降部呈管状，有环行皱襞，色泽与球部相同，黏膜接近观察亦呈天鹅绒状。在降部中段内侧壁偏后处可见到十二指肠乳头，呈半球形、乳头形或扁平形突起，乳头开口可呈圆形、裂隙形或糜烂样，其下有2~3条纵形皱襞，是重要标志，有时可见开口处有胆汁涌出。在乳头近端约3cm处常可见一小隆起即副乳头，呈半球形隆起，光滑，有时可见细小的开口，如糜烂样。

（李光曙）

第四节　上胃肠道疾病的内镜表现

一、胃-食管反流病

胃-食管反流病（gastro-esophagral reflux disease，GERD）是指酸性的或酸性和碱性的胃内容物非生理性逆流至食管等处，造成食管以及食管外组织化学性炎症性改变，并引起胃灼热、反酸、胸痛等症状的疾病。近年，GERD又被分为糜烂性和非糜烂性两类。糜烂性GERD是指患者食管黏膜有组织病理学损伤改变者，即反流性食管炎（reflux esophagitis，RE）；非糜烂性GERD则指内镜下不能发现食管黏膜破损，但相关检查证实存在病理性胃-食管反流者，又称非糜烂性反流病（non-erosive reflux disease，NERD）。

由于食管下端括约肌（LES）功能低下，膈食管韧带松弛，食管与胃底交界处（His角）等反流作用减弱等因素致胃、十二指肠内容物反流入食管引起反流性食管炎。

RE的内镜下表现：轻者呈点状或条状发红、糜烂，重者有条状发红、糜烂，并有融合现象，甚至病变广泛，发红、糜烂融合呈全周性，或溃疡形成。

内镜检查主要用于了解食管黏膜病损情况，在RE患者不仅可以对炎症严重程度进行分级，而且还可通过病理活检排除其他器质性疾病。然而部分GERD患者并无内镜下食管炎的表现、还需其他诊断方法，如食管腔内24小时pH监测和胆汁监测。

二、Barrett食管

Barrett食管（Barret's esophagus，BE）是指齿状线以上至少2cm处的食管下段复层鳞状上皮被单层柱状上皮所取代的一种病理现象。认识这种食管上皮化生的重要性，在于其特殊型柱状上皮化生恶变率高。Barrett食管本身并无症状，但发生Barrett食管炎、溃疡、狭窄、癌变时就会出现相应临床症状，如其主要表现为胃灼热、吞咽困难、吞咽时胸骨后或剑突下疼痛感。

内镜检查为确诊BE的手段，并可通过活检确定其病理类型、是否伴异型性增生或癌变。

BE内镜诊断主要是根据上皮的结构和颜色改变来确定。镜下可见分红色的鳞状上皮和橙红色柱状上皮形成一个明显的分界线。BE上皮表现为天鹅绒粉红色版，黏膜充血水肿，也可显示食管炎、浅糜烂、坏死假膜、溃疡和狭窄等。内镜下 BE 可分为三型：①全周型：红色黏膜自食管 - 胃交界处向食管延伸，累及全周，与胃黏膜无明显界限，但其游离缘距食管下端括约肌（齿状线上 2cm 处）3cm 以上；②岛型：齿状线 1cm 处以上出现斑片状红色黏膜；③舌型：与齿状线相连，伸向食管成半岛状。

BE 的最后诊断要靠组织学检查，因此内镜检查时取材部位甚为重要。若取材部位无法确定时，可向可疑病变区喷洒卢戈碘液，其结果为：鳞状上皮着棕色，而柱状上皮不着色，在不着色区取材有助于诊断。

三、食管 - 贲门失弛缓症

食管 - 贲门失弛缓症（achalasia）病因不明，以食管下端括约肌（lower esophageal sphincter，LES）肌间神经丛去神经病变所致的平滑肌松弛障碍、贲门狭窄、食管体部缺乏推进性蠕动为主要的食管运动功能障碍性疾病，是最早认知和肯定的食管动力性疾病。由于 LES 松弛障碍，食管出现功能性梗阻。临床上有进食固体和液体食物时出现吞咽困难、潴留物反流、胸部不适或胸痛，可伴有体重减轻及呼吸道感染等表现，偶尔也会因伴发食管炎和食管溃疡导致食管出血。

内镜下检查可见食管体部扩张或弯曲变形，可伴憩室样膨出；食管内有时可见潴留的食物和体液；长病程患者的食管黏膜可伴有炎症，容易合并白色念珠菌感染。LES 区持续关闭，进镜时虽有阻力，但容易进入胃内。内镜检查对确定有无恶性肿瘤有意义，如内镜进入胃内有困难或不能进入，要警惕 LES 区有狭窄或肿瘤。

四、食管癌

食管癌是我国最常见的恶性肿瘤之一，男性较多见，男女之比为 2 ∶ 1，年龄分布多在 40 岁以上，以 65 ~69 岁为最多。进行性吞咽困难是食管癌的典型症状，但这一症状的出现即意味着疾病已达中晚期。因此，对于 40 岁以上患者出现吞咽不适、异物感、咽部发紧、吞咽痛、胸骨后疼痛及进食发噎等症状，即应进行检查。

（一）早期食管癌

早期食管癌指病变侵及黏膜或黏膜下层。

1. 早期食管癌大体分型

（1）平坦型：病变处食管局部黏膜光泽较差，可有小片状不规则充血，或伴细颗粒状，碘染标本可清晰地显示边界清楚的病灶，此型多为原位癌。

（2）糜烂型：在充血病变基础上出现局部糜烂，其边界清楚但不整齐，呈不规则地图样，糜烂面色红，有细颗粒状，病变切面黏膜明显变薄。此型多为原位癌、黏膜内癌和少数黏膜下浸润癌。

（3）斑块型：黏膜有色泽灰白的局部扁平隆起，呈橘皮样、颗粒样，表面不平，可伴有浅糜烂，病变切面黏膜明显变厚。此型多为黏膜内癌、少数黏膜下浸润癌和部分原位癌。

（4）乳头型：病变呈乳头样或结节息肉样，大小约 1cm，多数小于 3cm，突向管腔内，同时向管壁内呈浸润性生长，通常浸润到黏膜下层。此型多为黏膜下浸润癌和黏膜内癌，偶有原位癌。

2. 内镜观察早期食管癌黏膜改变有 3 种特征性表现

（1）黏膜局部颜色改变：有红区和白区之分。红区：食管黏膜呈局限性边界清楚的红色区域，也有少数边界不清楚的大片红区，红区底部多呈光滑平坦、稍显粗糙混浊状，一般见不到黏膜下血管网。黏膜红区不一定全是癌灶，其中 5% ~10% 经碘染和活检证实为癌前病变或早期食管癌。白区亦为白斑：形态表现比较复杂，白斑是内镜检查食管黏膜常见的改变。需碘染和组织学检查来确定病变性质。

（2）黏膜增厚、混浊和血管结构紊乱：食管癌源于食管黏膜上皮层，经上皮细胞增生、癌变，使上皮增厚。食管黏膜失去透明变成混浊，遮盖血管网。内镜下食管黏膜呈白色片状斑块，黏膜混浊增厚，周边可见正常血管网或进入病灶的血管中断现象，碘染色时不着色，呈边界清楚的黄色区。这种病灶属很早期表现，是食管癌发生发展过程中，始发时期的一个过渡阶段。

（3）黏膜形态改变：鳞状上皮癌变病灶发展则出现黏膜形态改变，形成不同形态改变的早期癌灶，如糜烂、斑块、结节和黏膜粗糙等。

（二）中晚期食管癌

中晚期食管癌即进展期食管癌，是指癌肿已侵及固有肌层或超过固有肌层者。

（1）大体可分为5型：①髓质型：亦称肿块型：瘤体向食管腔内生长，呈息肉样突起，管壁明显增厚。表面充血、糜烂，边界清楚，肿块周围黏膜多正常；②伞型：癌灶呈卵圆形突向管腔内，类似蘑菇状。癌灶边缘隆起、外翻，界限明显，表现充血、糜烂，溃疡底不平，有出血，常覆污苔。常累及食管的一部或大部；③溃疡型：溃疡范围较广，已越过食管周径的一半以上底部穿过肌层或周围组织；④缩窄型：病变处呈管状狭窄和梗阻，癌组织累及全周，向食管壁及两端发展，表面无溃疡或只有糜烂，穿透肌层；⑤腔内型：呈圆形或卵圆形的肿物突向管腔内，无蒂或有蒂与食管壁相连，肿瘤表面常有糜烂或浅溃疡。

（2）内镜下表现，可观察到5种形态：①肿块型：肿块向食管腔内生长，与正常黏膜形成坡状，表面有浅或深溃疡，边界清楚，肿块周围黏膜多正常。管腔变窄；②伞型：肿块呈卵圆形突向管腔内，类似蘑菇状。癌灶边缘隆起、外翻，常累及食管的一侧；③溃疡型：病变呈深溃疡，范围较广，已越过食管周径的一半以上。除具有溃疡型特征外，肿瘤周边食管已受侵犯，管壁僵硬，蠕动差；④缩窄型：病变处呈管状狭窄和梗阻，癌组织累及全周，向食管壁及两端发展，有时内镜不能通过，扩张后见狭窄下方溃疡或糜烂；⑤息肉型：呈圆形或卵圆形的肿物突向管腔内，无蒂或有蒂与食管壁相连，肿瘤表面常有糜烂或浅溃疡。

食管癌以鳞状细胞癌最多见，在我国占90%。少数为腺癌，起源于Barrett食管。另有少数为恶性程度很高的未分化癌。食管下段癌往往与贲门癌侵及食管不易鉴别，首先应注意观察贲门、胃底及胃体上部有无病变，通常食管癌侵及胃体、贲门较少，而贲门癌侵及食管下段则相当常见，占40%。

五、食管静脉曲张

内镜下静脉曲张是指少量注气使食管松弛，消除正常黏膜皱襞后，仍见显著的静脉。

内镜下有5项判断因素：

（1）基本色调（C）：曲张静脉分蓝色（CB）和白色（CW）；与正常食管黏膜色泽一致者为CW，CB为青蓝色和浅蓝色。

（2）形态（F）：形状呈直线形或略有迂曲（F_1）、蛇形串珠状（F_2）或串珠状、结节状和瘤状（F_3）。

（3）部位（L）：从食管上段开始（Ls）、食管中段开始（Lm）或食管下段开始（Li）；胃底静脉曲张记录为Lg。

（4）红色征（RC）：曲张静脉表面可呈圆形或蚯蚓状发红，重者呈樱桃红色血泡样斑、弥漫性发红。

（5）食管炎（E）：曲张静脉之间的食管黏膜充血、糜烂或附有白苔。

我国一般把静脉曲张分轻、中、重3度。轻度：曲张的静脉呈直线形或有迂曲（血管<3mm），无RC；中度：曲张的静脉呈蛇形迂曲隆起或串珠状（血管3~6mm），无RC；重度：曲张的静脉呈明显的串珠状、结节状或瘤状隆起（血管>6mm），有RC。

少数曲张静脉不呈串珠样隆起而呈孤立息肉样隆起，若青蓝色不明显，可被误诊为息肉或食管癌，此时应仔细鉴别，可用未张开的活检钳轻触隆起病变，若触之柔软，可能是曲张静脉，内镜超声有助于鉴别。切不能盲目进行活检。

六、慢性胃炎

慢性胃炎是常见的胃黏膜慢性损伤，一般将慢性胃炎分两类，即慢性浅表性胃炎和慢性萎缩性胃炎。其病因绝大多数由幽门螺杆菌感染所引起，其他少见病因有胆汁反流、非甾体消炎药物（NSAID）、吸烟和酒精等。慢性胃炎的临床症状缺乏特异性表现，常见有上腹不适、腹胀、食欲不振、消化不良等。往往时轻时重，反复发作而长期迁延不愈。与饮食关系密切。慢性胃炎的病理改变主要在黏膜层，病变逐渐由浅层向深层发展，以至腺体受损、萎缩，形成萎缩性胃炎，并常伴有肠上皮化生，异型增生，极少数患者甚至可发生癌变，所以受到重视。

（一）慢性浅表性胃炎

慢性浅表性胃炎是指炎症限于胃小凹和胃黏膜固有层，无腺体萎缩，病变主要见于胃窦，也见于胃体。胃镜下黏膜可有以下各种表现的一种或数种。

（1）水肿：颜色发白，反光增强，胃小区结构显著。

（2）花斑：在橙黄色黏膜上出现充血区，呈红色片状或条状，或较弥漫发红，即所谓花斑状或红白相间现象，根据发红区与背景区的分布情况，又可进一步描述为红白相间以红为主等。

（3）黏膜下出血点及黏膜出血：是由黏膜下小血管出血引起，呈斑点状，类似麻疹患者的皮疹，也可呈条状或片状，有时溢出黏膜，在黏膜表现有点、片状出血，甚至向腔内渗血。

（4）糜烂：糜烂指黏膜上皮受损，可大可小，大者成片可达1cm左右，小者如针尖大小，常附有白苔，苔周围有红晕。糜烂可分为两型：平坦型、糜烂面与黏膜基本一样高，多见于胃窦和幽门前区；隆起型，指黏膜上出现丘状隆起，顶部出现火山口样黏膜损伤，上附白苔或仅为红色糜烂面，也称痘疹样糜烂或疣状糜烂。糜烂与溃疡的区别是溃疡较糜烂的损伤更深，糜烂深度一般在1mm以内，病理检查损伤不超过黏膜肌层，而溃疡则深达黏膜下层或更深。

（5）渗出：指黏膜上有病理性渗出，常紧紧漂浮在黏膜上，用水冲洗不易将其冲掉，用力将其冲掉后常见其下面有发红的黏膜或糜烂。

（6）黏膜不平及皱襞增生：黏膜可呈细颗粒状、粗颗粒状或铺路石状。皱襞粗大，隆起且注气后不能展平。

（7）肠上皮化生（简称肠化）：慢性浅表性胃炎有小部分可伴有肠化，多为小肠型。平坦型肠化呈灰白色鳞片状或点状，隆起型肠化呈局灶性扁平隆起，灰白色，近看表面粗糙呈绒毛状。肠化为炎症修复引起，肠化细胞具有肠黏膜某些性质。用0.1%～0.5%亚甲蓝液直视下喷洒，2分钟后用水清洗肠化上皮有吸收功能，染为蓝色，可有助于诊断。

（二）慢性萎缩性胃炎

慢性萎缩性胃炎在胃镜下，除可有浅表性胃炎的各种表现外，常有以下表现：

（1）血管显露：正常胃黏膜仅在胃底及胃体上部可以看到血管，其他部位看不到血管。萎缩性胃炎因黏膜萎缩变薄，故而其他部位血管易被看到。但是大量注气黏膜扩展变薄时，也能看到血管，因此只有在少量注气时，看到黏膜下血管才有诊断价值。但是萎缩性胃炎在萎缩的同时伴有黏膜代偿性增生，增生的黏膜较厚，则黏膜下血管也不易看到。

（2）黏膜粗糙不平：由于萎缩增生，且常发生肠上皮化生，其黏膜常明显粗糙不平而呈结节状或鳞片状凹凸不平。

（3）黏膜皱襞萎缩：主要表现在胃体部，根据萎缩程度可分为3度：皱襞变细为轻度，皱襞消失为重度，介于两者之间为中度。

萎缩性胃炎的诊断主要依靠病理检查，病理组织有腺体萎缩才能确诊，肉眼与病理符合率较低，为30%～60%，所以不能单靠肉眼诊断，萎缩性胃炎的萎缩多为灶性分布，多从窦小弯起沿小弯向上逐渐发展，因此要详细了解必须多点活检，以防漏诊。对萎缩性胃炎进行药物疗效观察有一定难度，一次活检黏膜病理检查有腺体萎缩，再次胃镜检查时，若未发现腺体萎缩，单凭活检病理结果即下结论认为萎缩已治愈，并不一定可靠。

慢性萎缩性胃炎目前认为有癌变的可能，但百分比很小，故不少人主张对萎缩性胃炎进行定期胃镜检查，若病理检查发现有中度或重度异型增生，更应注意复查。若异型增生范围较明确，可行内镜下病灶切除。为帮助确定异型增生范围，可在镜下喷洒0.1%～0.5%亚甲蓝进行染色。

（三）特殊类型的胃炎

（1）Menetrier病：又称巨大胃黏膜肥厚症，为少见病，病因未明。多发生于中老年患者，症状有消瘦、腹痛、恶心、呕吐、肢体水肿及腹泻等。镜下见胃底，胃体黏膜皱襞明显粗大肥厚，以大弯侧最明显，注气不能展平，黏膜发红，黏液增多，隆起的皱襞可呈息肉样。皱襞嵴上可有多发的糜烂和溃疡。病理改变为肥厚的胃黏膜因小凹上皮增生，致使小凹延长、弯曲与固有腺的比例成1：1甚至2：1，胃体腺体分散，减少或变形，主细胞及壁细胞减少，出现扁平的分泌黏液的类幽门腺细胞或具有肠上皮形态的分泌酸性黏液的肠上皮细胞。一般活检标本不易取到足够的组织，致使诊断发生困难，大活检可取到全层黏膜，便于确诊。Menetrier 病为良性疾病，有逆转可能，但也有极少数癌变的报道，因此应注意定期随访，多点活检，以免漏诊。

（2）嗜酸细胞性胃炎：病变常在胃窦，同时侵犯小肠时称嗜酸细胞性胃肠炎。胃镜下见胃窦部黏膜不规则隆起、结节、溃疡和胃窦腔狭窄。组织学见大量嗜酸性粒细胞浸润。需与胃肿瘤和肉芽肿性病变鉴别。

（3）胃吻合口炎：胃大部切除术后，特别是 BillrothⅡ式术后，易发生残胃炎和胃吻合口炎。内镜下多数表现为充血、水肿和糜烂等。

七、胃溃疡

胃溃疡是上消化道常见疾病之一，约占整个消化道溃疡的28%，对胃溃疡的诊断，胃镜检查与X线相比有其独特的优越性，可发现X线检查难以发现的浅小溃疡及愈合期溃疡，并可对溃疡的进程进行分期（活动期、愈合期及瘢痕期）。

胃镜检查应注意溃疡所在的部位、形态、数目、大小、深度、病期及溃疡基底、边缘和周围黏膜的情况，并注意常规做活组织检查。

（一）溃疡的部位

胃溃疡绝大部分位于小弯，特别是胃角或胃角附近的胃窦和胃体部，即胃体腺与幽门腺交界处，随年龄增长，幽门腺－胃体腺交界线逐渐上移，胃溃疡的发生部位亦上移，胃体高位溃疡逐渐增多。一般认为胃体腺黏膜屏障作用较幽门腺黏膜强，氢离子反渗入幽门可能性较胃体腺黏膜可能性大15倍，故幽门腺黏膜上容易形成溃疡。胆汁反流损伤黏膜屏障也是胃窦易发生溃疡的原因之一，此外，胃小弯侧黏膜的动脉多为终末型动脉，吻合支少，易发生缺血而使黏膜损伤。

（二）溃疡的数目

胃溃疡多为单个；胃内有2个或2个以上溃疡者称多发性胃溃疡；胃溃疡合并十二指肠溃疡者称复合性溃疡。多发性胃溃疡占胃溃疡的2%～3%，其中不少是对吻溃疡（对称溃疡，Kissing ulcer），即胃前壁和胃后壁相对处各有一个溃疡，当胃空虚时，两个溃疡可互相贴近成对吻状。

（三）溃疡的大小及深度

胃溃疡大小多在2.5cm以内，溃疡直径大于2.5cm（也有学者指 >2.0cm 或 3.0cm 者）称巨大溃疡，常有较大出血。

在胃镜下精确地估计溃疡大小常有一定困难，特别镜前端与溃疡的距离不同易造成判断误差。判断的方法有：①凭检查者的经验做出估计；②把活检钳靠近溃疡，将活检钳全部张开，以钳瓣开口部的大小（约为5mm）与溃疡进行比较，此法较为可靠。

判断溃疡的深度也比较困难，需从不同角度来观察其深度，当溃疡表面有黏液等覆盖时，需注水冲去溃疡表面覆盖物后，再估计溃疡的深度，一般说，如溃疡深凹陷如凿或有明显的黏膜集中及胃角变形等，常表示溃疡已深达固有肌层，如溃疡浅表，上附薄苔而边界清楚，则表示溃疡较新鲜，浅且较易愈合。

（四）溃疡的形态

胃溃疡多呈圆形，少数亦可成不规则形或线状。溃疡基底平整，覆盖清洁白色或黄白色苔，在急性期，有时可见新鲜或陈旧性出血，使苔污秽。溃疡边缘清晰而整齐，较深的溃疡内缘如凿。溃疡周围黏膜除急性期因水肿而高起外，一般与周围正常黏膜一样高或略高，少数可由于炎症及纤维化引起溃疡周围隆起且皱襞肥厚。溃疡趋于愈合时，周边出现红晕，并有黏膜皱襞向溃疡集中。

（五）胃溃疡的分期

慢性胃溃疡自急性期至痊愈，内镜下的形态分活动期（A_1、A_2），愈合期（H_1、H_2）及瘢痕期（S_1、S_2）。

（1）活动期（active stage，A 期）：又称厚苔期，为发病的初起阶段，溃疡边缘炎症、水肿明显，组织修复尚未发生，此期良、恶性溃疡鉴别有一定困难。

A_1 期：溃疡苔厚而污秽，周围黏膜充血、肿胀、糜烂，呈明显炎症表现，无黏膜皱襞集中。

A_2 期：溃疡苔厚而清洁，周围黏膜炎症水肿明显减轻，溃疡周边开始出现再生上皮，即形成红晕，开始出现皱襞集中表现。

（2）愈合期（healing stage，H 期）：又称薄苔期，此期溃疡缩小，炎症消退，再发上皮及皱襞集中明显，为鉴别良恶性溃疡的重要因素。

H_1 期：溃疡缩小、变浅，白苔边缘光滑，周边水肿消失，而周边再生上皮明显，呈红色栅状，皱襞集中到溃疡边缘。

H_2 期：溃疡明显缩小，但尚存在，白苔变薄，再生上皮范围加宽。

（3）瘢痕期（scarring stage，S 期）：又称无苔期，此期溃疡已完全修复，为再生上皮覆盖。从 S_1 期到 S_2 期的变化，不同溃疡也各不相同，也有长期停留于 S_1 期的溃疡。在这一期可以认为溃疡已治愈。但 S_1 期复发率较高，到达 S_2 期才被认为是高质量的治愈。

S_1 期：又称红色瘢痕期。白苔消失，黏膜缺损已完全为再生上皮覆盖，再生上皮发红呈栅状，向心性呈放射状排列，中心可见小的褪色斑。

S_2 期：白色瘢痕期。再生上皮增厚，红色消失，与周围黏膜大体相同，可见黏膜集中，一般认为内镜下白色瘢痕与组织学上的瘢痕是一致的，故内镜下白色瘢痕期代表溃疡痊愈并稳定，而红色瘢痕仍不稳定，可以复发。

（六）一些特殊的胃溃疡

（1）难治性溃疡：一般溃疡在 3 个月内会瘢痕化，3 个月（有人指 4 个月）以上未发生瘢痕化的称难治性溃疡，自广泛使用质子泵抑滞剂及抗幽门螺杆菌治疗药物后，难治性溃疡已较前少见。

（2）幽门管溃疡：指胃的末端与十二指肠交界处近侧 2cm 范围内发生的溃疡。其临床特点是疼痛症状常缺乏典型的消化性溃疡的周期性和节律性。常在饭后迅速出现，内科治疗效果差，易发生呕吐、出血。镜下表现与一般溃疡相同，溃疡周边常有明显炎症水肿，并可因此致幽门狭窄，使镜身通过困难。虽复发和梗阻发生率较高，但却很少是恶性溃疡。

（3）吻合口溃疡：胃、十二指肠或胃空肠吻合术后，吻合口附近发生的溃疡称吻合口溃疡。吻合口溃疡发生的原因大部分是消化性溃疡，有的发生于手术后早期，也有发生于术后 10 年左右，其镜下表现同一般消化性溃疡分期，溃疡局部常呈堤状隆起，表面黏膜发红，有时于吻合口小弯侧或小弯缝合部可见露出的缝线。

（七）溃疡的活检

由于肉眼鉴别良、恶性溃疡并不可靠，故凡遇到胃内溃疡性病变，均应常规做活检，也可同时做刷检。活检应多取几块组织，以减少假阴性可能，一般主张对每个溃疡性病变取3 ~ 6 块组织，溃疡四周及基底均应取材，其中取第 1 块组织颇重要，因取一块组织后局部会出血，影响观察，使以后取材准确性下降。

八、十二指肠溃疡

胃镜检查对十二指肠溃疡的诊断及疗效判断都有较大的价值，因为不仅可以确定溃疡的部位、数目、大小和形态等，而且还可以判定溃疡的病期。尤其是在球部畸形的情况下，判定有无活动性溃疡的可靠性明显优于 X 线。

（一）溃疡的部位及个数

十二指肠溃疡绝大多数发生在球部距幽门3cm以内，仅约5%发生在球部以下，称球后溃疡，球后溃疡大部分在十二指肠上曲及降部近段，在乳头远侧者极为罕见。球部溃疡在四壁的分布以前壁大弯侧最多，其次后壁，球小弯侧最少。溃疡多为一个，也可有多个。十二指肠溃疡直径一般不超过1cm。

（二）溃疡的分期和形态

十二指肠溃疡的分期与胃溃疡相同，内镜下的形态分活动期（A_1、A_2）、愈合期（H_1、H_2）及瘢痕期（S_1、S_2）。形态大致呈卵圆形、不规则形、线状和霜斑样，其中以卵圆形最多见，占60%。一般讲较大的溃疡常较深而呈卵圆形，较小的溃疡常较浅而形态不规则，呈三角形、星形或纺锤形。短的条状溃疡多为溃疡愈合过程中的表现。霜斑样溃疡是在一片不均匀的充血的黏膜区内有多数散在的小溃疡，上附白苔，形如霜斑。

（三）球后溃疡

球后溃疡占溃疡病的5%，常见于以下3个部位：①球后环行皱襞移行部；②降部；③乳头附近。其中大部分在十二指肠乳头以前，且常在后内侧壁。球后溃疡易发生出血，出血发生率为40%~70%，为一般球部溃疡的2~4倍，且较严重。有时可穿透黏膜进入胰腺，甚至形成炎症粘连肿块，严重者可导致胆总管周围的瘢痕形成阻塞性黄疸，有时形成环状狭窄导致十二指肠梗阻。

（四）十二指肠球部变形及幽门畸形

球部溃疡常引起幽门及球部畸形。当内镜在胃窦部发现幽门畸形而幽门前区及幽门管又无病变时，常提示有十二指肠球部溃疡，球部溃疡引起组织水肿、炎性浸润及痉挛可导致暂时的球部变形，而瘢痕收缩则引起永久畸形。内镜下表现为球部变形、球腔缩小、假息室形成、病变对侧黏膜相对冗长形成息肉样隆起、注气不扩张等。

（五）十二指肠伴随病变及其他

十二指肠溃疡常伴有不同程度的十二指肠炎，镜下表现为黏膜充血、触碰易出血、黏膜下出血或伴有糜烂。炎症可以局限在溃疡周围，也可广泛而明显。5%~10%的十二指肠溃疡患者可并有胃溃疡即复合性溃疡。患者溃疡在胃内和十二指肠的表现无其他特殊。有人报道，胃癌手术者有2.5%的患者同时有球部溃疡，故内镜检查发现十二指肠溃疡时，应仔细对胃的检查。由于球部的恶性肿瘤罕见，故对十二指肠溃疡未必常规做活检。但若溃疡巨大、周边不平整、苔色污秽等疑有恶性可能时，应做活检以排除恶性病变的可能。

九、胃癌

胃癌目前仍是全世界最常见的恶性肿瘤之一，在我国，胃癌是最常见的恶性肿瘤，其发病率及死亡率均居各种恶性肿瘤之首位。但发病率在不同国家之间，一个国家不同地区之间都有很大差别，而且在高发区有低发点，在低发区有高发点。本病男性多见，30岁以前男女发病率接近。近年来许多国家胃癌发病率有下降趋势。

根据癌组织在胃壁的浸润深度，将胃癌分为早期胃癌及进展期胃癌两大类。早期胃癌又称表在型癌，是指癌细胞浸润仅局限在胃壁的黏膜层和黏膜下层，而不管其浸润范围大小及是否有淋巴结转移。进展期胃癌多指癌细胞浸润已超过黏膜下层，此期胃癌大都伴有附属淋巴结转移，手术及化疗均不能达到根治，5年存活率低，预后较差。

（一）早期胃癌

早期胃癌的肉眼分型分成三大型，即Ⅰ型隆起型、Ⅱ型表面型及Ⅲ型凹陷型。见表8-1。

表 8-1 早期胃癌分型

0-Ⅰ型隆起型	明显的肿瘤状隆起，表面呈颗粒状不平，隆起高度 >0.5cm
0-Ⅱ型表面型	未见明显的隆起和凹陷
Ⅱa 型表面隆起型	低的隆起，扁平状，隆起高度 <0.5cm
Ⅱb 型表面平坦型	与周围正常黏膜仅有色泽粗糙的不同，无明显隆起或凹陷
Ⅱc 型表面凹陷型	黏膜示浅凹陷，深度 <0.5cm，与糜烂相似，形态不规则，边缘呈虫蚀状，中心不平坦，可见黏膜皱襞集中
0-Ⅲ型凹陷型	明显的凹陷或溃疡形成，深度 >0.5cm

微小胃癌和小胃癌：直径小于 5mm 的癌称为微小胃癌，小于 10mm 的称小胃癌。胃镜最早的肉眼像是黏膜发红，其次是糜烂、颗粒状和变色。这些变化在慢性胃炎中很普遍，并无特异性。一般癌灶长到 0.5~1.0cm 以后，癌的特征性形态方才开始变得明显，而被内镜诊断。内镜下诊断微小胃癌和小胃癌的很少见，虽然内镜接近黏膜可详细观察黏膜，以此来发现小癌灶，但是实际上大多数是对可疑红色斑、白色斑、小糜烂或小息肉做活检，而后在组织学上确定为癌。

（二）进展期胃癌

癌组织已侵入固有肌层或浆膜层。目前仍采用 Borrmann 分型，将进展期胃癌分为 4 型：

（1）Borrmann Ⅰ型胃癌：又称隆起型或肿块型癌，表面高低不平呈菜花状或结节状，可有糜烂或溃疡，可伴有渗血、污秽苔。组织一般较脆，接触易出血。肿瘤与正常黏膜分界清楚。

（2）Borrmann Ⅱ型胃癌：又称限局溃疡型癌，病变为一深的不规则溃疡，溃疡周围有明显高起的堤样隆起，与四周正常黏膜分界清楚，周围黏膜无肉眼可见的癌浸润表现。溃疡底部结节状不平，可被污秽苔，边缘不整，质地僵硬、较脆，常有接触性出血。

（3）Borrmann Ⅲ型胃癌：又称浸润溃疡型癌，癌肿呈溃疡型，在癌性溃疡的四周或某一处有肉眼可见的癌浸润向外延伸，癌组织与正常黏膜分界不清。溃疡周围黏膜有结节隆起，表面常有出血和颜色改变。

（4）Borrmann Ⅳ型胃癌：又称弥漫浸润型癌，癌肿在胃壁内广泛浸润，可有深浅不等溃疡，但就病变整体而言，溃疡性病变不是主要的。浸润区与正常黏膜界限不清。黏膜表面高低不平，或有大小不等结节，胃壁增厚、僵硬，局部蠕动消失，充气不扩张，故胃腔狭小。

以上 4 型中以Ⅲ型胃癌最常见，Ⅰ型及Ⅳ型少见。手术效果以Ⅰ型及Ⅱ型较好，Ⅳ型最差。

十、胃息肉

胃息肉是由胃黏膜上皮增生所致，作为一个独立疾病其发病率比结肠低，对有症状患者做胃镜检查，国外息肉发现率约 2%，国内约 1%。

内镜检查看到的息肉是黏膜向腔内的局限性隆起，注气后不消失。胃息肉常为单个，也可为多个。形态上分为无蒂、亚蒂及有蒂息肉。山田将胃内隆起性病变分 4 型：

Ⅰ型为广基的隆起，又称隆起性息肉，是黏膜逐渐向上隆起，与周围黏膜界限不明。

Ⅱ型为半球形隆起，隆起与基底呈直角。

Ⅲ型为亚蒂息肉，基底较顶部缩小且与周围黏膜界限分明。

Ⅳ型为有蒂息肉，一般为短蒂。

胃息肉组织学分类亦不统一，一般分为 3 类：

（1）增生性息肉：是在慢性胃炎基础上发生的细胞过度增生、腺体再生所致，大小形态不一，常小于 2cm，可为山田Ⅰ至山田Ⅳ型，息肉表面与周围黏膜相同，柔软，少有糜烂及溃疡，一般无恶变倾向。

（2）腺瘤性息肉：由异型程度不同的胃黏膜腺体形成的局限性隆起性病变。直径小于 2cm，多位于胃窦部，大部分为山田Ⅰ和Ⅱ型，少数为Ⅲ型，山田Ⅳ型少见。表面光滑或有细颗粒感，多数息肉表面色泽较红，较大者可出现糜烂及溃疡。病理上可分为管状腺瘤、绒毛状腺瘤及混合性腺瘤，尤其是绒毛状腺瘤有恶变可能。

（3）错构瘤性息肉：息肉病患者除了结肠多发息肉外，胃内亦可发现息肉。

Cronkhite－Canada 综合征：是非遗传性非先天性疾病，少见，主要发生在老年，多见于 60～70 岁，症状是脱发、皮肤色素沉着、指甲萎缩和弥漫性胃肠道息肉，胃窦常有直径 0.5～1cm 大小、密集分布的多个无蒂息肉，显微镜下病理改变为腺体囊性扩张，内含蛋白纤维液体，固有层有水肿和炎症细胞浸润，一般无恶变倾向。

Peutz－Jeder 综合征：除结肠多发息肉外，胃内也可见到息肉，息肉大多有蒂，亦可呈分叶状，息肉表面光滑，颜色发红，有的顶端形成溃疡。病理为错构瘤性，一般无恶变倾向。此病患者唇、指（趾）端常有黑色素斑为其特点。

其他：如家族性息肉病（FAP）和 Gardner 综合征，也可发生胃内息肉，一般少见，内镜下多呈圆形，多发，无蒂，色泽较黄，直径多在 2～7mm，有恶变倾向，故发现息肉需在内镜下行息肉切除治疗。

十一、消化道出血的紧急内镜检查

上消化道出血是临床上经常遇到的问题，要进行有效的治疗，需要及早确定出血的原因和部位。自胃镜检查在临床上广泛应用以来，本病病因诊断正确率有了显著提高，特别是在出血期做紧急胃镜检查，确诊率可达 90% 以上，而检查直接导致的并发症并无显著增加。

（一）检查时间的选择

大多数医生认为，检查的时间以距开始出血的时间越近越好，48 小时以内进行检查，不但能见到引起出血的病灶，而且能看到出血的直接依据，出血病因诊断率也最高，但检查之前必须先纠正休克并准备一定量用血，对心肺功能及神志也应密切注意，以免引起严重并发症。

（二）术前准备

与一般胃镜检查相同，术前必须详细询问病史并进行体格检查，以便对出血原因做一临床估计。轻症患者可在内镜室或床边进行，重症需紧急手术治疗者应在手术室进行。

术前对呕血患者，特别是呕出血凝块的患者，则需洗胃，否则因血凝块充满视野，影响观察，洗胃时应选择较粗的头端多孔的胃管，以防血凝块堵塞。应视病情等具体情况而定，用冰水洗胃同时具有一定程度的止血作用（收缩血管）。但应注意的缺点是：①洗胃要花费较多时间，重症者难以忍受，有时反而延误了抢救的时间；②插入的胃管易损伤胃黏膜，影响对出血灶的判断，若胃内有大量凝血块，细小的胃管往往无济于事，因而应视具体情况而定。常用的清洗液有水、生理盐水、含有肾上腺素或凝血酶的生理盐水等，一般认为清洗液温度较低一些比常温要好。

（三）观察方法

应由操作技术熟练、经验丰富的医师来检查，观察顺序与常规检查不同，是边进镜边观察，直到发现病变为止。当胃镜达十二指肠降部仍未能发现病灶，应在退镜过程中按常规检查方法再仔细进行观察，必要时可重复观察，整个操作过程要轻巧迅速。内镜下诊断出血性病灶的依据有：①见到出血的直接证据，如病灶边缘渗血，病灶上有血凝块附着，白苔中有黑斑或溃疡底部血管显露等；②只见到一处活动性病灶，虽无出血的直接证据，一般也可认为是出血灶；③若见到一个以上的活动性病灶，判断出血灶的依据是：有直接出血证据的病灶是出血灶；若均无直接出血的证据，则应注意时相，愈处于活动期的病灶，出血的机会愈多；均无直接出血的证据，且时相相同，只能认为均可能是出血灶。

（四）出血原因

上消化道出血常见病因有消化性溃疡、出血糜烂性胃炎、肿瘤及食管静脉曲张破裂等。

（李光曙）

第五节 上胃肠道内镜超声（EUS）检查

一、概论

超声内镜（endoscopic ultrasonography，EUS）是将微型高频超声显像探头装置在内窥镜的顶端。内镜插入消化道后，在观察腔内黏膜改变时，进行实时超声扫描显像，可详细观察黏膜和黏膜下的组织结构特征，以及周围邻近器官。超声内镜显像可避免皮肤和腔内气体的干扰，局部图像清晰，有助于消化道疾病的诊断。

微型超声显像探头可经内镜的活检孔道插入。实际使用时，需要在内镜前端装一个小水囊，充以无气体的水，以达到探头紧贴黏膜，中间无气体对超声的干扰。从 20 世纪 80 年代以来，超声内镜的仪器和临床应用进展很快。探头的运动方式常用机械旋转式和线阵扫描式。常用的探头频率是 7.5MHz 和 2MHz，探头频率愈高图像的轴向分辨率越好，但检查的深度减少。

通常 EUS 在普通的内镜检查后进行，对需要进一步检查的病变进行观察。EUS 主要用于判断消化道肿瘤的侵犯深度，临近的淋巴结转移，黏膜下病变的组织起源和性质，探查十二指肠壶腹区和胰腺。

二、内镜超声检查的适应证、禁忌证及并发症

（一）适应证和禁忌证

（1）诊断明确的胃癌，进行侵犯深度及周围淋巴结转移情况的判断、TNM 分期和可切除性的判断。

（2）可疑胃溃疡的良、恶性鉴别。

（3）良性溃疡的分期。

（4）胃内隆起性病变的诊断和鉴别诊断。

（5）胃淋巴瘤的诊断和化疗疗效判断。

（6）对其他检查发现胃壁僵硬者，进行病因诊断。

（7）对于胃肠道穿孔者应避免进行 EUS 检查外，没有其他绝对并发症。

（二）并发症

（1）窒息，发生率低，主要是由于胃内注水过多时变动体位所致。

（2）吸入性肺炎。

（3）麻醉意外。

（4）器械损伤咽喉部、食管穿孔、胃穿孔、消化道管壁、出血擦伤等。

（5）心血管意外。

三、上胃肠道壁的超声表现

在 EUS 下，当超声的频率为 5 ~ 20MHz 时，消化道壁可显示出高回声→低回声→高回声→低回声→高回声 5 个层次，分别与组织学的对应关系如下：

第 1 层，高回声代表黏膜界面回声以及浅表的黏膜。

第 2 层，低回声代表其余的黏膜层。

第 3 层，高回声代表黏膜下层。

第 4 层，低回声代表固有肌层。

第 5 层，高回声代表浆膜层及浆膜下层。

在 EUS 显像上 5 层不同回声的厚度是相似的，但实际上其相应组织的厚度是不同的，消化道壁的固有平滑肌层比黏膜表层和浆膜层厚得多。这是因为超声波比较清楚显示各组织层的界面，而且各组织传导超声波的速度不同，所以图像上的厚度与传导速度和时间相关，不是真的组织厚度和距离的反映。

显示消化道管壁可以采取直接接触法、水充盈法和水囊法。最好的方法是水充盈法，这样探头和消化道管壁可以保持一定的距离，使目标接近于超声探头的焦距。而且探头和黏膜之间无太大的压力，所以得到的影像比较清晰。

（一）食道

EUS 测正常食管的厚度是 3.0～3.5mm。如将探头离开食管壁，探头和食管壁之间很难充水。注水机持续注水虽可使食管得到动态充盈，但患者痛苦大，且易造成误吸。如果将探头直接接触到食管壁上，那么探头不能聚焦在食管壁得到清晰的图像。如果将探头上的水囊充水，水囊对食管壁的压力很难控制，也将影响食管壁结构的显示。所以虽然正常的食管壁可显示 5 层结构，一般只显示 3 层结构。第 1 层高回声，对应于水囊壁、黏膜、黏膜下层以及黏膜下层和固有肌层的界面回声。第 2 层低回声对应于固有肌层。第 3 层高回声代表固有肌层和食管周围组织之间的界面回声。

（二）胃

EUS 测正常胃壁的厚度是 3.0～4.5mm。充盈的胃很容易显示典型的 5 层结构。胃窦部胃壁与胃底、胃体部胃壁相比略厚。胃窦远端和幽门部第 4 层结构更明显。

（三）十二指肠

EUS 测正常十二指肠壁的厚度是 2～3mm。十二指肠的情况类似于食管也可显示为 5 层结构，但由于十二指肠腔小，探头很难聚焦在十二指肠壁上，另外十二指肠壁上黏膜深层有丰富的布氏腺组织与黏膜下层回声相近，使超声第 1 层和第 3 层结构趋于融合，所以在不大量注水的情况下也显示为 3 层结构。

四、食管癌和胃癌的诊断和分期

（一）食管癌

新的分期方案采用如下方法（表 8－2）。T_0 无明显原发肿瘤；Tis 原位癌；T_1 肿瘤侵犯固有层或黏膜下层；T_2 肿瘤侵犯固有肌层；T_3 肿瘤侵犯外膜；T_4 肿瘤侵犯邻近结构。颈段食管癌局部淋巴结转移一般发生在颈部和锁骨下，而胸段食管癌的淋巴结转移一般在纵隔和胃周围。当肿瘤累及远处淋巴结如腹腔淋巴结时，认为其属于远处转移。

表 8－2　AJCC/UICC 食管癌分期方案

原发肿瘤（T）			
Tx		原发肿瘤不能确定	
T_0		无明显原发肿瘤	
Tis		原位癌	
T_1		肿瘤侵犯固有层或黏膜下层	
T_2		肿瘤侵犯固有肌层	
T_3		肿瘤侵犯外膜	
T_4		肿瘤侵犯邻近结构	
区域淋巴结（N）			
Nx		区域淋巴结转移不明确	
N_0		无区域淋巴结转移	
N_1		有区域淋巴结转移	
有远处转移（M）			
Mx		远处脏器转移不明确	
M_0		无远处脏器转移	
M_1		有远处脏器转移（包括肝、肺、胸膜、肾的转移和腹腔干旁淋巴结转移）	
分期	T	N	M
0	Tis	N_0	M_0

续 表

Ⅰ	T_1	N_0	M_0
ⅡA	T_2	N_0	M_0
	T_3	N_0	M_0
ⅡB	T_1	N_1	M_0
	T_2	N_1	M_0
Ⅲ	T_3	N_1	M_0
	T_4	任何 N	M_0
Ⅳ	任何 T	任何 N	M_1

（二）胃癌

胃癌和食管癌的分期方案类似。根据肿瘤的侵犯深度和范围来判断肿瘤原发灶的进展程度。分期方案如表 8-3：T_0 无明显原发肿瘤；Tis 原位癌，未侵犯固有层的内皮癌；T_1 肿瘤侵犯固有层或黏膜下层；T_2 肿瘤侵犯固有肌层或浆膜下层；T_3 肿瘤累及浆膜（脏层腹膜），但未累及邻近结构；T_4 肿瘤累及邻近结构。区域淋巴结的分期为：N_1 指距原发灶边缘 3mm 以内的胃周围淋巴结；N_2 指距原发灶边缘 3mm 以外的胃周围淋巴结，包括胃左侧、肝、脾、腹腔干等处淋巴结。

表 8-3 AJCC/UICC 胃癌分期方案

原发肿瘤（T）			
Tx	原发肿瘤不能确定		
T_0	无明显原发肿瘤		
Tis	原位癌		
T_1	肿瘤侵犯固有层或黏膜下层		
T_2	肿瘤侵犯固有肌层		
T_3	肿瘤侵犯外膜		
T_4	肿瘤侵犯邻近结构		
区域淋巴结（N）			
Nx	区域淋巴结转移不明确		
N_0	无区域淋巴结转移		
N_1	距原发灶边缘 3mm 以内的胃周围淋巴结		
N_2	距原发灶边缘 3mm 以外的胃周围淋巴结，包括胃左侧、肝、脾、腹腔干等处淋巴结		
有远处转移（M）			
Mx	远处脏器转移不明确		
M_0	无远处脏器转移		
M_1	有远处脏器转移（包括肝、肺、胸膜、肾的转移和腹腔干旁淋巴结转移）		
分期	T	N	M
	Tis	N_0	M_0
Ⅰ	T_1	N_0	M_0
ⅡA	T_2	N_0	M_0
	T_3	N_0	M_0
ⅡB	T_1	N_1	M_0
	T_2	N	M_0
Ⅲ	T_3	N_1	M_0
	T4	任何 N	M_0
Ⅳ	任何 T	任何 N	M_1

虽然肿瘤淋巴结转移具有某些声像学特征，但是单用 EUS 鉴别肿瘤转移性淋巴结和结节病以及炎症性肿大淋巴结有时仍很困难，需借助细针穿刺技术进一步提高淋巴结诊断的准确性。对于胃镜活检证实的胃癌，EUS 主要应用价值在于胃癌的 TNM 分期。而对于浸润性胃癌（皮革胃），尤其是胃镜结果多次阴性者，行 EUS 是首选的方法。在 EUS 下，浸润性胃癌与良性病变一般有明显的区别。而且还可

以根据胃壁的厚度进行挖掘式活检、黏膜大活检、针吸活检等，诊断率更高。

五、黏膜下肿瘤的诊断

黏膜下肿瘤（submucosa tumor，SMT）是内镜检查的常见疾病，内镜发现病变容易，却很难确定肿瘤的来源和性质。不同的黏膜下肿瘤，无论其良恶性，内镜表现都极为相似，均为表面光滑的隆起性病变。病变也不一定是在黏膜下层或者黏膜层以下。有些黏膜层的病变，由于上皮层结构完整，内镜检查也表现表面光滑的隆起，与黏膜下肿瘤难于鉴别，所以，近年来许多内镜超声学者更倾向于统称其为上皮下病变（subepthelia lesion）。有时腔外正常组织和肿瘤对胃肠道的压迫，也表现为光滑的隆起，与黏膜下肿瘤也难于鉴别。普通胃镜的活检往往取材过小过浅不足以确定诊断，而在无 EUS 指导的情况下盲目地挖掘式取材或圈套活检都很不安全。而这些方法对腔外压迫既无价值又极危险。

迄今为止，EUS 是诊断黏膜下肿瘤的首选方法。首先，通过 EUS 可以轻易地除外腔外压迫的情况，进而显示病变来源于消化道壁的哪层结构，以及病变的大小、形状、边缘和回声等情况，根据这些信息，可以初步区分几种黏膜下肿瘤。然而仅从大小、形态、回声强度等方面区分肿瘤良恶性结果不能令人满意，尤其是早期恶性肿瘤和良性肿瘤的早期恶变几乎无法与良性病变鉴别，此外，黏膜下层的肿瘤种类多，超声影像学特点相似，因而检查黏膜下肿瘤需进行细针穿刺或圈套活检确诊。

（李光曙）

第六节　胆道镜检查

一、适应证和禁忌证

（一）术中胆道镜检查

术中经过胆囊管残端、胆管切口、胆管残端、原胆肠吻合切开处等进行。

1. 适应证

（1）术前明确存在胆管结石，术中切开取石后检查是否有结石残留。对复杂的肝内胆管结石，可以指导取石部位和方向。

（2）术前胆道病变性质和部位不明确，需要进一步了解肝内外胆管系统及其黏膜面是否存在病变。

（3）因胆道出血行手术探查时，明确胆道出血的部位。

（4）胆管内发现肿瘤或胆道狭窄需要术中取活检明确诊断。

（5）术中扪及胆总管下端或壶腹部肿块，经常规探查方法不能明确诊断时。

（6）术中胆道造影提示胆管内有充盈缺损时，可以进一步行术中胆道镜检查。

2. 禁忌证　由于胆道镜检查操作时胆道内压有一定增加，在胆道存在急性化脓性炎症时要慎用胆道镜检查，对急性梗阻性化脓性胆管炎病例禁用。

（二）术后胆道镜检查

通过 T 管或 U 管窦道、胆囊造口的窦道或空肠盲襻瘘管进行。需要在术后 5 周以上进行，如果高龄、营养情况差、肥胖或 T 管细长弯曲患者宜延迟 1 ~2 周检查，以便形成牢固窦道。

1. 适应证

（1）术中明确胆道结石残留者。

（2）术后行胆道造影，发现胆管内有异常阴影，疑存在残留结石、蛔虫或异物等。术后造影发现胆管狭窄、不规则的充盈缺损或胆总管下端梗阻需要明确病因。

（3）胆道出血需要明确诊断者。

（4）对无法切除或不能耐受根治性切除手术的部分胆总管下端肿瘤等壶腹周围肿瘤患者，在带有 T 管时，可经胆道镜放置金属胆道支架。

2. 禁忌证

（1）引流管窦道尚未形成或形成不完整者。

（2）胆道炎症或胆道以外的感染尚未控制者。

（3）有出血倾向尚未纠正者，有严重心律失常、房室传导阻滞等心脏疾病患者。

（4）因其他原因不能耐受或不能配合进行检查者。

（三）经皮经肝胆道镜检查

通过经皮经肝穿刺至肝内扩张胆管，用扩张导管逐级扩张穿刺窦道，至胆道镜可以插入，主要适用于肝内胆管扩张伴结石或肝内胆道狭窄等疾病的诊断和治疗。

1. 适应证

（1）肝内胆管扩张伴结石者。

（2）肝内胆管狭窄（包括外伤性狭窄），胆肠吻合口狭窄的扩张治疗者。

（3）胆管肿瘤无法切除，行金属胆道支架置入者等。

（4）肝内胆管蛔虫者。

2. 禁忌证

（1）肝内胆管不扩张者。

（2）有明显出、凝血时间异常者。

（3）有明显心肺功能不全者。

（4）有肝硬化、门静脉高压者。

二、检查方法

1. 设备准备　胆道镜检查室保持清洁，术前消毒。检查室内线路通畅，各设备提前通电检查。检查室内要有吸引设备，如果无中心吸引设备则需要准备电动吸引器。胆道镜检查室内应具备皮肤消毒、输液和注射的条件，应备有冲洗用生理盐水。胆道镜检查室应有术前准备消毒包，包内至少有剪刀、各种型号备用T管、缝合固定用的针、丝线、三角针及消毒敷料等。由于胆道镜检查取石时间可能会很长，要准备防水敷料或接水袋等以减少大量冲洗冷水给患者带来的不适。

胆道镜及附件（包括取石网篮）、活检钳等常规消毒。碱性戊二醛溶液浸泡是目前较常采用的内镜消毒方法。操作管道内及网篮的内鞘需用注射器注入戊二醛溶液，使其内、外均达到消毒效果。胆道镜及附件（包括管道内）使用前要用盐水冲洗，以减少消毒液对患者皮肤、黏膜的刺激。

2. 患者准备　术中准备行胆道镜检查的患者不需要特殊准备。术后行胆道镜检查的患者病情及检查目的变化很多，需要充分和全面的准备。术前要详细询问、收集病史资料，了解患者的手术情况，术后患者的恢复情况，是否有发热、腹痛、黄疸等。对于病史不详、手术细节不明等病例，术前需要进行胆道造影或磁共振胆道成像等影像学检查，以全面了解胆道情况。对于T管已经夹闭的患者，检查前最好开放引流24h。

患者一般不需要禁食，检查前排空大、小便。估计取石时间长，或患者过度紧张，可以在术前肌内注射阿托品、安定等药物，以减轻患者的紧张和疼痛，松弛括约肌有利于取石。T管窦道周围皮肤可用0.5%利多卡因局部浸润麻醉，也可以从T管窦道中滴入1%地卡因溶液5～10mL进行黏膜表面麻醉。

3. 操作技术

（1）术中纤维胆道镜的应用：①切除胆囊后，充分显露胆总管，必要时可分离十二指肠降部，以利窥视胆总管末段。于胆总管下段前壁做1cm长的直切口，两边各缝一牵引线。取尽结石后，在无菌操作下，插入胆道镜，同时从冲洗管口灌注生理盐水，持续滴注生理盐水使胆管轻度扩张，使用距地面2m、距手术台5.86～7.84kPa水柱的压力灌注，可使观察视野清晰，并随时吸净。②一般先检视近段胆管，左右肝管，二、三级肝管，有时可达四级肝管，退镜时检查左右肝管汇合处、肝总管及胆囊管口。在窥镜下看清胆管内有结石后，再插入取石网篮取出结石；而后再检查胆总管远端，直至看清Oddi括约肌开口为止。由胆道镜看到的壶腹括约肌部，半数呈放射状，其他为鱼嘴状、三角形和无定形。

放射状壶腹开口较干净，炎症较轻，纤维胆道镜容易通过。③插入胆道镜时，如遇阻力，不可硬插，以免发生并发症。在检查胆总管远端时，不必插入十二指肠。④胆道冲洗，以便冲净胆道中的胆汁、胆泥、血液等，有利于窥视病变，冲洗水压不宜过高，否则易引起胆道感染，一般以 20cmH_2O 压力即可，或将输液瓶悬高于患者 1m。⑤胆道镜检查后，于胆总管内置粗 T 管引流（22～24 号乳胶管），长臂与胆总管垂直，经腹壁戳孔通出，使 T 管瘘管粗、直、短，有助于术后行胆道镜检查取石。⑥对复杂肝内胆管结石患者，应视具体情况决定是否行肝叶切除、胆肠吻合等术式，如术中胆道镜碎石取石仍无法取尽结石时，可将 T 管经空肠盲襻或胆管空肠吻合处穿出腹壁，为术后反复纤维胆道镜取石提供方便。

（2）术后经 T 管窦道纤维胆道镜检查和治疗：①用手术黏合薄膜，贴在窦道右侧，再将患者向右倾斜 5°～10°，以防止向胆道灌注的生理盐水由窦道流出，浸湿患者衣褥。②拔 T 管，操作野消毒、铺巾。③在无菌条件下，将胆道镜慢慢插入窦道，能见到呈暗红色的肉芽创面，到达胆总管后，色呈淡红。先检查胆总管下段，再检查胆总管上段、肝总管和肝内胆管。检视肝内胆管时，应逐级分支按序检查，着重了解胆管腔有无扩张、狭窄、炎症、残石、虫体、纤维素、肉芽肿及肿瘤等病变，同时注意胆汁黏稠度及混浊度，估计瘘管、胆管内腔及结石直径、性质，分别采用异物篮网取、狭窄扩张、炎症引流等治疗方法。④操作过程中，向胆道持续滴注含庆大霉素 8 万 U 的生理盐水 500mL，以充盈胆管腔，保持视野清晰。⑤如结石未取净则应经瘘管重新放置大小相同的 T 管，并开放引流，以保留取石的通道。因重新放置的 T 管为直管，常易脱落，需妥善固定。置管时，可通过胆道镜测定窦道长度，而后置入并注意方向和长度，切忌暴力插入。结石取净后，应对比 X 线胆道造影摄片，以防止残石遗留，明确取净结石后无须重新放置 T 管。⑥对嵌顿性结石、肝胆管铸型结石和胆道残留大结石（从胆道造影片上测量结石直径大于 T 管窦道直径 2 倍以上）等难取性结石，应先行碎石治疗，再经胆道镜取出。

三、临床应用

胆道镜下常见病理改变如下。

（1）胆管炎：胆管黏膜充血水肿，血管网增加，肉芽组织形成，结石处黏膜可见溃疡，管腔中常有脓性纤维蛋白渗出物黏附于管壁或小胆管开口，胆管炎的病理改变呈节段性，远离结石部位的病变不明显或基本正常。病变常见于壶腹部及肝内胆管开口处。

（2）结石：为黑色或棕红色，常嵌顿于胆管开口和壶腹部。继发性胆管结石，常位于胆总管下段，漂浮或嵌顿于壶腹，呈乳黄色，多面形和桑葚状，坚韧。原发性胆管结石常多枚结石依次排列在胆总管或肝内胆管各分支中，呈黑褐色，易碎。

（3）蛔虫或异物：有时结石伴有黑色坏死的蛔虫尸体、完整尸体或活体，个别有食物残渣或线头。

（4）肿瘤：胆管黏膜隆起性病变多伴出血，有时呈小菜花状，必须做活检方可明确诊断。

（5）壶腹部狭窄或胆管狭窄，正常壶腹部有弹性，舒缩活动，其开口大小随舒缩改变，如有狭窄则其开口无舒缩。

（6）胆管先天性畸形：Carolis 病可见部分肝胆管开口的膜性狭窄及肝内胆管的多发性囊状改变。先天性胆总管囊肿其胆总管异常扩张，不对称。

四、并发症及其处理

（1）发热：最常见，是胆道感染或一过性菌血症引起，多经消炎利胆治疗后消退。术前、术后开放 T 管引流，必要时加用抗生素是预防和治疗的主要手段，术中的严格无菌操作也是预防术后发热的重要环节之一。

（2）导管脱出：取石后重新放入的引流导管由于没有横臂容易滑落。术后的妥善固定至关重要。一旦脱出应尽快重新置管，根据窦道粗细重新选择引流管。脱落 48h 以上者，窦道外口多自行闭合，不要勉强插管以免损伤腹腔脏器。

（3）胆道出血：多发生于病史长、合并胆管炎的病例，肝硬化门静脉高压症或巨大结石取出时损伤胆管壁及结石经过窦道擦伤肉芽面等都可能引起出血。一般为少量，可以迅速自行停止。如果出血不止，可以用加有肾上腺素的生理盐水滴入窦道，也可以用气囊导管压迫窦道止血。

（4）窦道穿孔：由于T管窦道壁没有完整形成，或不规则结石取出时牵拉使窦道破裂，胆道镜可经破裂处进入腹腔，看得到网膜组织或胃肠壁。此时应该立即停止操作，吸净窦道内液体，在胆道镜的指引下，自原窦道插入剪除横臂有侧孔的T管，外接低负压引流，保证胆汁的引流通畅。多数患者可通过保守治疗缓解。如果局部腹膜炎加重，出现发热；腹腔积液增多，远隔部位（如下腹部）穿刺吸出胆汁等，则需要行手术探查。

（5）取石网篮嵌顿或断裂：结石较大、较硬时，可能使取石网篮嵌顿于T管窦道胆管或腹壁开口处，此时应用镜头将结石推回胆道，松开取石网篮并抖动以使结石脱落，再改用其他方式取石或碎石。如取石网篮嵌顿无法退出，则只能于近手柄处剪断取石网篮退出胆道镜，再采取经胆道镜碎石后取出嵌顿的取石网篮。

（6）头痛、腹泻：常因腹腔注入盐水过多所致，无须特殊处理。

（7）休克：由于迷走神经亢进所致，用阿托品拮抗。

（8）急性胰腺炎：经禁食、补液、抑酸、抑酶治疗多能缓解，必要时胃肠减压治疗。

（夏秀梅）

第七节　经口胆道镜检查

一、概述

常规胆道镜只能用于术中经胆总管或术后T管拔除后的窦道实施，应用有一定的局限性。经口胆道镜是最近几年发展起来的一种新型胆道内镜，它能像十二指肠镜一样，经口、食管、胃进入十二指肠，然后再经切开的十二指肠乳头插入到胆总管、肝总管、肝内胆管，甚至胆囊，对胆道疾病在直视下进行诊断、治疗，成为检查与治疗胆道疾病的手段之一。

经口胆道镜始于1976年，根据使用及操作方法可分为三种类型，即胆道子母镜（mother - baby scope）、滑动管型（slidingtube type）胆道镜和直接式（direct type）胆道镜。

（1）胆道子母镜：先用母镜（十二指肠镜）行十二指肠乳头切开术，然后将子镜（直径为0.2cm的经口胆道镜）从母镜的器械通道插入胆总管进行检查和治疗。

（2）滑动管型胆道镜：先用窥镜切开十二指肠乳头后，在滑动管的支撑下将胆道镜从切开的乳头处插入胆总管内进行检查和治疗。

（3）直接式胆道镜：将细长的经口胆道镜从十二指肠乳头切开处插入胆管，可直接进行检查或取石治疗。

二、胆道子母镜

胆道子母镜是管径较细的子镜通过母镜（十二指肠镜）的活检管道进入胆管内进行各项诊疗操作。应用母镜行逆行胆胰管造影（ERCP），然后对十二指肠乳头应用高频电切刀进行乳头切开（EST），一般切开0.5～1.0cm，或是对十二指肠乳头行水囊扩张，以便于子镜进入胆总管，可直接观察胆总管、1～2级肝内胆管。可判断是否存在肝内外胆管结石或占位，对了解结石或占位的大小、部位、数量，肝内胆管是否有狭窄、扩张等，具有较大的诊断价值。

实现该技术的条件是必须具备两套内镜主机系统、子母镜系统和两位具备十二指肠镜治疗技术的内镜医师。

术前准备：先用普通十二指肠镜进镜至十二指肠降部，暴露十二指肠乳头，随后应用高频电切刀对乳头括约肌进行中一大的切开。

胆道子母镜的基本操作方法如下。

（1）将母镜循腔插至十二指肠降部上段（方法同十二指肠镜）：将乳头调整在视野左上方，并拉直镜身呈倒“7”字形。

（2）子镜插入母镜：根据子镜弯曲部上方的红色标记来决定插入方向，即子镜插入时该标记应与母镜向上方向一致、子镜插入母镜钳道应完全放松角度旋钮，当子镜远端插至母镜抬钳器时，应将抬钳器完全放松，再插入子镜至弯曲部完全伸出钳道。

（3）子镜胆管内插入法：调节子镜向上角度旋钮和母镜抬钳器，令子镜弧度向上弯曲、对准乳头开口，再调节母镜向上角度旋钮，使母镜弯曲部形成弧形弯曲，以利于子镜插入胆总管下端；也可拉直母镜镜身将子镜进一步深插，若子镜抵达乳头开口处插入困难，可用导丝经子镜钳道插入胆总管，再将子镜沿导丝滑入胆总管，然后将母镜抬钳器和子镜角度旋钮放松，在X线透视下，逐步向上插入。

（4）在X线透视下确认子镜进入胆总管，通过子镜不断注水或注气并吸引，逐步向胆总管近端、肝总管、左右肝管等部位进行观察，如进入肝管困难，可通过插入导丝选择性进入左右肝管。在治疗过程中，操作母镜的医师一定要注意保持母镜在十二指肠降部合适的位置，防止母镜滑脱入胃，从而折断子镜。

（5）子镜下治疗：胆管内在子镜直视下，可完成活组织刷检、活检、网篮取石等操作，还可进行液电、钬激光碎石等其他治疗手段无法完成的操作。

此技术的优点：可以经口途径，实现胆道内直接内镜探查和在内镜下完成一定的治疗，从而达到微创治疗的目的。缺点：技术操作复杂，对内镜医师的技术要求较高，操作过程中持母镜者和持子镜者需密切配合、相互协调。

经子母镜胆道碎石技术适用于治疗性ERCP直接网篮取石和胆管内机械碎石失败的巨大胆总管结石患者。子镜插入母镜前应先将碎石探头经子镜工作通道插入子镜前端；碎石时始终保持在子镜直视下碎石探头对着结石进行放电碎石，这是避免胆道出血和胆管穿孔等并发症发生的重要前提。子母镜还可在直视下取出肝内胆管结石，这是治疗性ERCP无法取石的部位。

传统的超声检查、CT、MRI、PTCD胆道造影及ERCP等均为影像学检查，对胆道非结石性占位性病变不能进行定性诊断，而胆道子母镜可在直视下观察胆道黏膜病变，对病灶可进行活检、刷检等操作，结合病理检查可对胆道内占位性病变做出定位、定性诊断。

胆道子母镜进行肝内胆管结石的取石治疗，开辟了一条治疗肝内胆管结石的新途径，对巨大结石可配合液电、钬激光碎石等；对高位胆管狭窄的患者，子母镜有助于诊断狭窄的原因，沈云志等报道了2例胆道术后胆管狭窄的患者接受胆道子母镜检查，在胆管内发现手术缝线，在子镜直视下拆除缝线后再进行内镜下气囊扩张术，明显改善了胆管狭窄症状。

Fujita等报道了将胆道子母镜的子镜经扩张的胆囊管插入胆囊，进行直视下的观察和诊断。沈云志等报道了对胆总管结石、疑似胆囊息肉的患者进行子母镜检查，子镜进入胆囊，诊断为胆囊结石。子母镜应用于胆囊的观察，受胆囊管直径的限制，无法广泛开展，仅限于少数胆囊管扩张的患者。

经过几十年的发展，胆道子母镜器材有了明显的改进，子镜的成像质量明显提高，子镜的活检钳道增大，可在胆道内进行更多的直视下操作。以Olympus公司最新研制的CHF－B260子母镜为例，该子母镜系统是目前最先进的子母镜系统，子镜直径3.4mm，可通过常规治疗型十二指肠镜的工作钳道（直径4.2mm），子镜自身的工作钳道为1.2mm，可进行一系列的直视下操作，如活检、细胞刷检、液电激光碎石、网篮取石等。该子镜成像的分辨率和清晰度较之前显著提高，而且支持Olympus公司的窄带成像技术，可进一步观察病灶的表面细微结构和黏膜血管形态，提高胆管肿瘤性病变的诊断率。

三、滑动管型胆道镜

滑动管型胆道镜是在胆道子母镜的基础上发展起来的，其操作原理与胆道子母镜类似。滑动管型胆道镜由一根特制的滑动管和胆道镜组成，在操作时将胆道镜装入滑动管中，两者同时插入至十二指肠降部，根据胆道镜确认十二指肠乳头部后，将胆道镜伸出滑动管，扭转两者前端弯曲部，以滑动管为支点，将胆道镜插入已切开的十二指肠乳头，进入胆总管进行检查与治疗。

滑动管型胆道镜需要两名医师协同配合，其中一名医师通过示教镜操作滑动管，另一名医师直接操作胆道镜。操作时需要与患者的呼吸运动相配合，操作复杂，成功率较低，且滑动管柔软性欠佳，操作过程中，患者较痛苦，目前已较少使用滑动管型胆道镜。

韩国学者 Hyun jong Choi 报道了一种气囊滑动管辅助式的经口胆道镜技术。这种技术使用的器材是双气囊小肠镜带气囊的外套管（TS－13140，长度 1 450mm，外径 13.2mm，内径 10.8mm，Fujinon Corp Japan）、超细上消化道内镜（Olympus，GIF－N230 或 GIF－260，外径 5.2～6.0mm）和普通胃镜。单使用外套管很难将外套管进入十二指肠，故先将外套管套于普通胃镜外，进镜至十二指肠后，使气囊充气，将外套管固定于十二指肠，退出普通胃镜，将超细胃镜循外套管腔插入十二指肠降部乳头部位，通过已切开的十二指肠乳头可进入胆道内进行一系列的诊疗操作。

四、直接式胆道镜

直接式胆道镜有多种型号，其进入胆道的原理和方法各不相同。

早期的直接式胆道镜都要求先行十二指肠乳头切开，从而使胆道镜可通过切开的乳头进入胆总管。这种类型的胆道镜前端部分可扭曲，但是操作上极为困难，目前已很少使用。

在早期直接式胆道镜的基础上，利用气囊导管作为辅助器械，可以大幅地提高胆道镜进入胆总管的成功率。这类有代表性的胆道镜是日本学者酒井等使用的 FDS－CP（fiber duodenoscope－cholangioscope peroral）型胆道镜。胆道镜整个镜身有两个可弯曲部，以适应十二指肠、胆道的自然弯曲。此类胆道镜在检查前，先使用十二指肠镜进入十二指肠降部，将气囊导管插入胆总管，注入造影剂使前端气囊膨胀，将气囊导管固定于胆总管内；然后拔除十二指肠镜，在气囊导管的引导下将胆道镜插入胆总管，排空气囊，退出气囊导管，胆道镜即可进行胆道内观察和各种治疗操作。这种类型的胆道镜，简便易行，检查成功率接近 100%，前端较细，有足够大的钳道，除可进行观察外，还可进行刷检、活检、碎石、网篮取石等各种操作。此类胆道镜也存在一些缺点：胆道镜先端细径部分较短，只能进入胆总管中部，无法进入左右肝管进行观察；胆道镜前端活动部位仅能向两个方向活动。限制了胆道镜的活动方向和观察范围。酒井等在 FDS－CP 型胆道镜的基础上，研制出了 FDS－CPL（fiber duodenoscope－cholangioscope peroral long）型胆道镜，先端细径部分加长至 100cm，前端活动部改为四方向，加大了胆道镜的活动方向和观察范围，其功能得到进一步改善，成功率也明显提高。

德国学者 Wolfram Bohle、Largi 和 Waxrnan 报道了一种简便、快速的直接胆道镜技术，这种技术的原理与 FDS－CP 型胆道镜类似。先应用十二指肠镜进入十二指肠降部，进行乳头切开后，在胆总管内留置一根直径 0.035 英尺（1 英尺＝0.304 8m）的硬质导丝，经口引出，然后应用 Olympus XP 160 型超细胃镜（外部直径 5.9mm）沿导丝引导方向插入胆总管进行观察和治疗。这种技术的优点是应用超细胃镜观察，图像质量好，镜身坚固耐用，不易损坏；超细胃镜的工作钳道约 2mm，大大超过了一般胆道镜的工作钳道，可更容易地进行更多的内镜下操作，如取石、碎石等。超细胃镜的先端活动部为四方向活动，操作更方便，观察范围更大。这种技术也有明显的局限性，Olympus XP 160 型超细胃镜外部直径 5.9mm，因此只能对有扩张的胆道进行观察，在插入胆总管前需进行乳头切开，Olympus XP 160 型超细胃镜无法进入肝内胆管进行观察和治疗。目前，这种直接式胆道镜技术应用于临床的病例数较少，其操作成功率及临床疗效仍待进一步临床验证。

美国学者 Brian 报道了对一位胆管乳头状黏液性肿瘤伴有胆总管扩张的患者进行直接式胆道镜检查，进行了内镜下染色、窄波成像，并对肿瘤病灶进行了氩离子电凝手术，取得成功。该患者 86 岁高龄，胆总管增粗，直径达 25mm，胆道子母镜发现，胆管内充满黏液样物，证实为胆管乳头状黏液性肿瘤，患者有明显的梗阻性黄疸和反复发作的胆管炎，无法耐受手术。Brian 对该患者先进行 ERCP，应用球囊及 1% 乙酰半胱氨酸成功地清除了胆管内的黏液，然后应用 Olympus H－180 型标准电子胃镜（外径 9.8mm，工作钳道 2.8mm），在没有十二指肠镜及胆道内导丝的辅助下，直接进入扩张的胆总管，对胆管内病灶进行染色和窄波成像检查，明确病灶范围，并采用氩离子电凝对肿瘤组织进行电凝取得成功，减轻了患者的肿瘤负荷。

最近，美国 Boston 公司开发了一种新型的胆道直视设备——Spy Glass Direct Visualization System。这

种新型设备不仅可以在直视下观察胆道系统，而且可以在直视下进行胆道内的各项操作，如活检、液电碎石、钬激光碎石等。该设备是目前为止最为先进的胆道直视设备。

Spy Glass Direct Visualization System 由以下部件组成。

1. Spy Scope 胆道镜　Spy Scope 胆道镜本身不能采集和传输光学图像，因此并不是真正意义上的内镜，只起到了输送导管的作用。Spy Scope 胆道镜是一根长度为 230cm、直径为 10Fr 的导管，它能通过十二指肠镜的工作钳道进入胆道系统，导管内有 4 个管道：一个是光导纤维探头通道，探头通过这个通道进入胆管提供光照并采集图像；一个为操作通道，直径 1. 2mm，各种治疗设备（如活检钳、网篮、液电碎石探头等）可通过此通道进入胆道进行各项操作：另两个是独立的吸引、冲洗通道，可提供持续的吸引和冲洗，保持胆道良好的视野。Spy Scope 胆道镜输送导管的末端有四方向的控制钮，可控制 Spy Scope 胆道镜头端的四方向活动，使胆道镜在胆道内活动范围更大，光导纤维探头能获得更广的视野，使胆道内的操作更简便。

2. 光导纤维探头　光导纤维探头是由 6 000 根光导纤维束组成的，通过 Spy Scope 的输送导管进入胆道，提供光源，照亮胆道系统，并可传输所获得的内镜图像。这种探头的长度为 231cm，能提供 70°的可视范围，可重复消毒使用。

3. 活检钳　Spy Glass Direct Visualization System 使用的是一种特制的一次性活检钳，操作医师可以在直视的条件下进行活检。这种活检钳长度为 286cm，可通过 1. 2mm 的工作钳道。

4. Spy Glass Direct Visualization System 主机系统　Spy Glass Direct Visualization System 主机与普通电子内镜系统的主机相类似，它包括显示设备、光源、图像处理设备、气泵、水泵等。

5. 其他配件　Spy Glass Direct Visualization System 可与 Northgate 公司生产的直径 1. 9Fr 的胆道探头相兼容，也可与 Autolith 体内液电碎石发生器相兼容。Spy Glass Direct Visualization System 还可通过使用钬激光探头进入胆道进行激光碎石治疗。

传统的胆道子母镜需两位有经验的医师操作，而 Spy Glass Direct Visualization System 只需要一位医师独立操作，其操控性更为简便。普通的胆道镜头端为两方向活动，而胆道镜头端为四方向活动，视野更广，操作更为灵活，而且胆道镜有独立的吸引、冲洗钳道，能更好地保持操作视野的清晰度。Spy Glass 胆道镜的工作钳道更大，可方便地进行直视下的活检、液电碎石、钬激光碎石等一系列诊疗操作。

Spy Glass 系统将最易损坏的成像系统和操控系统分开，起光源和成像作用的光导纤维探头通过胆道镜的光导纤维探头通道进入胆道进行图像采集，清洗消毒后可反复使用，而胆道镜则是一次性使用，大大降低了维护胆道镜的成本。

（夏秀梅）

第八节　经口胰管镜检查

经口胰管镜是一种子母镜系统，通过十二指肠镜（母镜）的活检孔将胰管镜（子镜）插入胰管中，对胰管内病变直接观察。胰管镜对胰管内病变的性质的鉴别、诊断有重要意义，并能对可疑病变做活检，甚至治疗。

一、适应证和禁忌证

1. 适应证

（1）不明原因的胰管扩张。

（2）胰管狭窄，主要是胰管良、恶性狭窄的鉴别。

（3）临床怀疑胰腺癌。

（4）可疑结石导致的梗阻性胰腺炎。

（5）胰管内占位性病变。

（6）证实胰管造影所见可疑病变并做活检。

（7）胰管镜下治疗（如碎石）。

2. 禁忌证

（1）急、慢性胰腺炎急性发作期者。

（2）急性胆道炎症者。

（3）严重的心肺疾病或精神异常而不能配合内镜检查者。

（4）上消化道狭窄或梗阻，内镜难以进入十二指肠降部者。

（5）食管、胃、十二指肠穿孔的急性期患者。

（6）腐蚀性食管炎急性期患者。

（7）碘剂过敏者。

二、术前准备

1. 器械准备　主要为胰管镜子母镜系统，母镜一般选择十二指肠侧视镜，如 OlympusTJF 系列等。子镜一般选择超细胰管镜，如 Olympus PF－8P 型、FukudaAS－001 型、M&MMS－75L 型等。

2. 患者准备

（1）对患者做好解释工作，争取患者的配合。

（2）检查当天禁食至少 5h 以上。

（3）咽部麻醉：.目的是减少咽部反应，顺利进镜，可采用咽部喷雾法或麻醉糊剂吞服法。

（4）镇静剂：对精神紧张患者于检查前 15min 可给予地西泮 10mg 肌内注射或缓慢静脉注射。

（5）解痉剂：术前 10min 肌内注射山莨菪碱 10mg 或阿托品 0. 5mg 或丁溴东莨菪碱 20～40mg。

（6）镇痛剂：酌情应用哌替啶 25～50mg 肌内注射。

（7）嘱患者解开领口及腰带，左侧卧位于检查床上，头枕于枕上，下肢半屈，放松身躯，头部保持自然。

（8）内镜医师检查内镜功能，准备进镜。

三、操作方法

（1）胰管镜的操作是在 ERCP 的基础上进行的，由两名内镜医师密切配合，其中一人操作母镜，另一人操作子镜。

（2）十二指肠镜检查观察乳头的情况，了解是否需要 EST 术，插入导管行常规造影检查，找到病变后，测量胰管直径。

（3）ERCP、EST 后，将胰管镜的导管从母镜工作通道中插入，在 X 线监视下插至胰尾部，然后将胰管镜沿导管插入胰管内。插入胰管后，通过子镜在母镜中的插入、后退动作，同时调节母镜以利于子镜的观察、活检及治疗。

（4）胰管曲折，可先插入导丝，在导丝引导下插入导管，除掉导丝后再插入胰管镜。

四、术后处理

（1）禁食 1 天，低脂饮食 3 天，术后 3h 及 24h 查血、尿淀粉酶。单纯淀粉酶升高而无症状者不需特殊处理，一般 1～2 天后可恢复正常。

（2）应用 H_2 受体拮抗剂抑制胰液分泌，如西咪替丁 0. 2～0. 4g，静脉注射，3～4 次/天。

（3）防治感染：半合成青霉素或第二、三代头孢抗生素联合甲硝唑或替硝唑。

（4）EST 后若十二指肠乳头水肿明显或反复插管造成胰管损伤，可给予激素，如地塞米松 5～10mg 静脉注射。

（5）血、尿淀粉酶明显升高伴发热、腹痛、白细胞升高者，应按急性胰腺炎处理，如禁食、胃肠减压、应用生长抑素等。

五、并发症及处理

1. 急性胰腺炎　国外报道该病发生率为2.6%～4.0%，多为单纯性胰腺炎，经过禁食、胃肠减压、抑酸、抑制胰液分泌、抗感染等处理，一般在3～5天内可恢复正常，注意监测血、尿淀粉酶、胰腺B超或CT。

2. 感染　反复行ERCP、EST及插管，易造成逆行性感染。留置鼻胰引流管及术中应用庆大霉素冲洗；应注意做到所用器械无菌；可在造影剂中加入少量抗生素，如庆大霉素8万U；术后选用广谱抗生素预防感染2～3天。

3. 出血　十二指肠乳头部切开及反复插管、进镜，能造成局部渗血或少量出血，一般无须处理。轻度出血，可给予去甲肾上腺素盐水局部喷洒或1：10 000肾上腺素注射止血，如果喷射状出血，可行电凝或血管栓塞止血，必要时需外科手术止血。

六、临床评价

经口胰管镜检查具有直观性、非侵入性的特点，它对于慢性胰腺炎和胰腺癌的鉴别、证实胰管造影所见可疑病变并做活检具有重要的意义。但由于技术条件及内镜本身所限，在大多数情况下，检查所见只能限于主胰管，尤其是胰头部。镜下治疗也有限，国内尚无有关文献报道。

1. 正常胰管的内镜像　正常胰管黏膜光滑，略呈粉红色，黏膜下毛细血管网清晰，管腔圆滑，分泌物透明、清亮、似水样。分支胰管与主胰管的汇合处呈针孔样改变。胰管由头部至尾部逐渐变细，无硬性弯曲或粗细不匀现象，也无闭塞、中断、狭窄及受压等情况。

2. 异常胰管的内镜像

（1）慢性胰腺炎：黏膜红斑或颗粒样改变，黏膜下毛细血管网模糊不清，管腔对称性狭窄，可见胰管结石、主胰管扩张、蛋白栓等。

（2）胰腺癌：胰管壁粗糙不平，不规则隆起，表面松脆，管腔呈非对称性狭窄或完全性阻塞。黏膜充血、水肿、发红，质脆，触之易出血，表面血管扭曲扩张。Makawa将内镜下胰腺癌分为两型：表浅型和压缩型。通过胰管镜自视下取活检、进行细胞刷检可取得胰腺癌病理证据。

3. 镜下治疗　目前有关胰管镜治疗方面的文献报道较少。Hirai等报道对17例有胰管结石的复发性胰腺炎进行经口胰管镜直视下激光碎石术，8例获得成功。随着技术和设备的不断完善，胰管镜下治疗是未来发展的方向。

（夏秀梅）

第九节　染色内镜

染色内镜（chromoendoscopy），又称色素内镜，临床应用已有40多年。1965年日本学者首先使用色素喷洒进行结肠镜检查，应用刚果红对胃酸分泌的功能进行研究，随后的研究发现喷洒色素前使用蛋白分解酶分解消化道黏液，可以大大提高色素内镜的观察效果。色素内镜作为消化道肿瘤，尤其是早期癌的辅助诊断方法，可以发现常规肉眼观察难以发现的病变，其诊断阳性率在80%左右，最高可达90%。

一、概述

染色内镜是指应用特殊染色剂（染料等）对消化道黏膜染色，黏膜结构比未染色时更加清晰；观察病变，病变部位与周围的对比得到加强，轮廓更加明显。结合新型的放大电子内镜，可以观察消化道黏膜的隐窝、腺管开口的形态，黏膜下血管的分布，对早期黏膜病变的诊断效果优于普通内镜，从而提高癌及癌前病变的诊断准确率。

二、原理

（一）对比法

色素不能使胃黏膜着色，而是滞留于胃黏膜皱襞和沟凹之间，与胃黏膜形成强烈对比，可以显示黏膜面的细微凹凸变化及其立体结构，借以观察胃极微小的病变。所用的染料即对比染色剂，如靛胭脂等。

（二）染色法

与对比法相反，染色法是指色素浸润消化道黏膜或被其吸收使之染色。根据染色与否及染色的形态特征，可以提高病变的发现率。常用的染料有亚甲蓝等。

（三）反应法

利用色素在特定的消化道黏膜环境中起特异化学反应发挥作用，如复方碘溶液中所含碘与食管鳞状上皮中的糖原反应而变为棕色，刚果红与胃底腺体分泌的盐酸起反应而在黏膜面上呈现黑色，由此可提高病变的发现率。

（四）荧光法

色素在消化道黏膜严重炎症或癌变区域有集中和积聚倾向，具有荧光性能的染料经口服或静脉注射进入人体后，经相应的光照激发后可以产生特征性的荧光。

三、常用染色剂

常用的黏膜染色剂有亚甲蓝、甲苯胺蓝、卢戈氏液、靛胭脂、刚果红等。

（一）亚甲蓝

亚甲蓝（methylene blue，MB）又称次甲蓝、美蓝，是噻嗪类的可吸收性染色剂，主要通过吸收活跃的细胞染色，其深蓝色与胃肠道黏膜的红色形成对比。正常的小肠细胞、结肠细胞、胃的肠化生上皮和食管的特异性肠化生上皮均可被染色，食管鳞状上皮、胃上皮和胃化生上皮不被染色，食管鳞状上皮或贲门柱状上皮的不典型增生或癌多表现为染色不良或不染。亚甲蓝可用于检测 Barrett's 食管、贲门肠化生上皮以及胃的肠化生上皮。此外，亚甲蓝还可以检测热烧灼或激光下黏膜消融术后是否有肠化生上皮的残留灶。

（二）甲苯胺蓝

甲苯胺蓝（toluidine bule，TB）是一种细胞核染色剂，由于恶性肿瘤细胞核内 DNA 含量高于周围正常组织细胞核的含量，所以使用甲苯胺蓝染色后，肿瘤细胞染色较深，与周围正常上皮的界线更为清晰，有助于判断消化道黏膜癌的边界。

（三）卢戈氏液

卢戈氏液（Logul's solution）又称复方碘溶液，是一种含碘的可吸收染色剂，与非角化的鳞状上皮中的糖原有亲和力，结合后便染色，而癌变或不典型增生的黏膜细胞因代谢旺盛，细胞内糖原明显减少或消失，遇碘溶液不着色或淡染，使病灶与正常黏膜界限更为明显。卢戈氏液在食管的内镜检查中较为常用，染色后，可指导活检，提高早期食管癌检出率。

（四）靛胭脂

靛胭脂（indigo carmine，IC）又称靛红、靛卡红、靛蓝二磺酸钠，是一种黏膜非吸收性染色剂，通常采用 0.4% 的靛胭脂，染色后，深蓝颜色充填到平坦溃疡的缝隙、糜烂灶、黏膜皱襞、隐窝等处，可将病变的范围及表面形态清楚地显示出来，能提高平坦型和凹陷型癌以及其他异常陷窝的观察效果，而且由于靛胭脂是非吸收性染色剂，当视野不清或染色效果不佳时，可以冲洗后，再进行染色，以获得理想的染色效果，结合放大内镜可以对黏膜腺管开口形态进行观察，判断腺管开口的类型，以辨别是否为肿瘤性病变。

（五）刚果红

刚果红（congo red，CR）为溶于热水的茶红色粉末，当胃黏膜表面 pH 值为 5.0 时呈红色（pH 值为 3.0 时呈黑蓝色）。常用浓度为 0.3%，内镜直视下喷洒。

四、染色内镜的临床应用

（一）染色内镜在食管病变中的应用

1. Barrett's 食管　1998 年美国胃肠病学会提出 Barrett's 食管的新定义，即内镜下任何长度的食管黏膜出现柱状上皮样改变，经病理确诊为肠化生上皮，排除贲门肠化生，即可诊断为 Barrett's 食管。Barrett's 食管是食管腺癌最重要的癌前病变，而且预后较差，对 Barrett's 食管患者早期准确诊断和有效随访将提高食管癌患者的早期诊治率，进而提高患者的生存率。新的定义强调了特异性肠化生上皮（specialized intestinal metaplasia，SIM）在食管腺癌发生中的重要作用，内镜下准确地识别特异性肠化生上皮及不典型增生比较困难。

以往对 Barrett's 食管的随访普遍采用 4 象限活检方法，即对整个 Barrett's 食管片断，每隔 1～2cm 取 4 个象限活检，此法所取组织块数较多，而且创面较大，有一定的风险，因此，对 Barrett's 食管有效随访应提高 Barrett's 食管患者特异性肠化生上皮的检出率。

染色之前必须首先除去消化道黏膜表面的黏液，以免影响观察，黏液和其他附着物也可导致假阳性结果。可使用 10% N_2 乙酰半胱氨酸，也可以采用消泡剂（二甲基聚硅氧烷）。染色通常使用 0.05%～1% 的亚甲蓝溶液，染色方法是直接喷洒在黏膜表面，喷洒量按照每 5cm 柱状上皮给予 20mL 剂量计算。染色剂一般要在黏膜表面保持 2min。对肠化生上皮的染色效果在 1～2min 内表现出来，并在 24h 内逐渐消退。

很多因素都可能影响亚甲蓝染色的结果，如黏膜表面是否冲洗干净、黏膜是否存在炎症、亚甲蓝溶液的浓度、亚甲蓝染色时间、Barrett's 食管的长度等。Duncan 等研究发现，任何程度的食管炎都更容易着色，且其表面的黏液比较难冲洗，但是着色部位活检标本中特异性肠化生上皮的检出率非常低，可疑的胃食管反流（GERD）患者先给予治疗，然后再行内镜检查。

Ragunath 等采用前瞻性的随机交叉试验，比较亚甲蓝染色指导活检（methylene blue directed biopsy，MBDB）与随机活检对 Barrett's 食管中 SIM 和不典型增生的检出率，提示 MBDB 可以提高 Barrett's 食管患者 SIM 的检出率，但不能显著提高 Barrett's 食管患者不典型增生或癌的检出率。此外他们还发现，染色程度与病理形态有关。深蓝色染色多提示特异性肠化生上皮（$P<0.000\,1$），不均匀染色或不染色多提示不典型增生或癌，内镜检查时间延长约 6min。Canto 等采用体外试验和体内试验分析亚甲蓝染色特征与不典型增生或癌的关系，发现染色程度与不典型增生的程度有关。

2. 食管早期癌　食管早期癌由于病灶较小，在内镜下常表现为黏膜局限性粗糙或糜烂，常规内镜下难以发现或活检难以精确取材。染色内镜是一种用于诊断食管早期癌的内镜检查方法，普通内镜发现病灶后，应用染色技术可以明确病变的形态和范围，具有较高的敏感性和特异性。临床上使用较多的是食管碘染色，染色剂是复方碘溶液，即卢戈氏液（Logul 氏液）。其原理是，正常食管的鳞状上皮内含有大量糖原，遇碘后呈棕褐色，食管癌细胞因代谢旺盛，细胞内糖原含量减少或消失，遇碘后不染色，而食管炎或食管溃疡病灶内鳞状上皮受损，糖原含量减少，染色较浅。

在普通食管镜检查中，如发现黏膜小片状糜烂、片状颗粒样粗糙、黏膜浅剥脱、乳头状隆起或浅溃疡等病变时，均可进行食管碘染色，染色时，先用水冲洗黏膜表面，再用 5mL Logul 氏液喷洒于病灶表面，1min 后观察黏膜着色情况，如发现病灶染色不均、染色浅、染色区边界不清或不染色，应取多点活检，有助于提高对食管早期癌的检出率，同时还有利于食管其他疾病（如食管黏膜不典型增生、食管黏膜肠化生等）的检出。

Dawsey 等在河南林县选择 225 例经食管拉网证实为中重度增生和食管癌患者行内镜食管碘染色，

染色前诊断重度不典型增生和癌的敏感性为62%，特异性为79%，染色后则分别为96%和63%。88%的病例染色后病变范围扩大，边界更清晰。Fagundes 等采用该方法检测了190例食管癌高危人群，23例有不着色区者活检6例有不典型增生，而165例染色良好者仅7例发现轻度不典型增生，认为该方法可提高不典型增生的检出率。

国内外有学者对拟行食管癌手术的患者进行了全食管碘染色，结果发现这一方法有助于进一步明确病变范围和提高多发癌灶的检出率，对外科手术具有一定的指导意义。国内北京友谊医院等胃镜检查时常规对食管进行碘染色，大大提高了食管早期癌的发现率。

临床上联合使用两种染色剂进行食管染色，能更清楚地显示出病灶及病变范围，如甲苯胺蓝－复方碘溶液染色法和亚甲蓝－复方碘溶液染色法。

甲苯胺蓝－复方碘溶液染色法的原理：甲苯胺蓝可使癌灶着蓝色，复方碘溶液可使正常食管黏膜染成棕褐色，而癌灶不染色，两者合用，可使癌灶与周围正常食管黏膜界限更清晰。染色方法：先于病灶表面喷洒2%甲苯胺蓝，30s后冲洗，再用3%复方碘溶液染色，然后观察染色情况。

亚甲蓝－复方碘溶液染色法：亚甲蓝染色可使癌灶着蓝色，卢戈氏液染色癌灶不着色，双重染色后，蓝色区域为早癌病灶，棕褐色区域为正常食管黏膜，两种染色区域之间的部位为肿瘤浸润区。染色方法，先用0.5%亚甲蓝染色，1min后用清水冲洗，再用3%复方碘溶液染色，观察黏膜着色情况。

（二）染色内镜在早期胃癌中的应用

染色内镜在早期胃癌中的应用较少。一般常用局部喷洒0.4%靛胭脂染色后，结合放大内镜观察胃黏膜的形态改变，包括胃小弯形态的改变，如黏膜表面凹凸不平、糜烂、黏膜的颗粒样隆起，胃小弯细小化，变平或消失，腺管开口形态不规则、大小不一、排列紊乱等，还包括病灶表面毛细血管的改变，如正常毛细血管网消失，代之以不规则的新生毛细血管网。在观察时，在怀疑癌变的区域取材送病理组织学检查有助于临床对胃黏膜病变性质的判断。

（三）染色内镜在大肠肿瘤性病变中的应用

由于现代内镜器械和技术的高速发展，目前对于大肠息肉样病变，以及隆起型大肠癌的诊断已经积累了大量的经验。然而长期以来，内镜医师受大肠腺癌变学说的影响，在内镜检查时往往将注意力集中在发现隆起型病变上，对于大肠平坦型病变的重视程度不够。目前的常规内镜技术，对于大肠平坦型病变或凹陷型病变的检出有一定的难度，染色内镜和放大内镜的结合应用可明显提高早期大肠癌的检出率。

日本近年来将染色内镜和放大内镜结合应用，大大提高了结肠平坦型病变和凹陷型（Ⅱc）病变的检出率。大肠染色内镜使用的染色剂主要是0.4%的靛胭脂溶液。内镜检查前的肠道准备十分重要，应尽量排尽肠道内的液体和固体粪质，以免肠内容物掩盖微小病灶。对普通内镜发现的肠黏膜隆起、红斑、黏膜表面粗糙、血管纹理改变、肠黏膜无名沟和皱襞连续性中断、病变周围白斑中央凹陷与黏膜表面凹凸不平、肠壁黏膜表面凹凸不平等征象，应使用水冲洗干净，同时与周围正常黏膜进行比较，然后应用内镜染色技术观察病变范围及表面形态。通常使用0.4%靛胭脂染色，靛胭脂不被黏膜吸收，充填于黏膜表面的腺管开口处，使病变的范围及表面形态清楚地显示出来，大体观察后，再采用放大内镜观察黏膜表面的腺管开口形态（pit pattern），则大致可以判断是否为肿瘤性病变。

（夏秀梅）

第十节　放大内镜

为了更好地观察消化道黏膜的细微结构，如消化道黏膜腺管开口的形态和毛细血管的改变，提高对消化道病变的诊断，1967年日本在纤维内镜的基础上生产了特殊类型的纤维内镜（即放大内镜）。但是由于性能上的限制，未能在临床上得到广泛的应用。近年来，随着电子内镜技术的发展，放大内镜已经逐步实现了电子化、数字化、可变焦、高清晰及良好的可操作性，并在临床上得到了推广和应用。目前的电子内镜对绝大部分的消化道黏膜病变都能做出正确的诊断，但是对一些黏膜的微小病变仍难以确诊，放大内镜的出现，正好填补了这个空缺。目前的电子放大内镜放大倍数可达100倍左右，其放大倍数介于肉眼和显微镜之间，可以清晰显示消化道黏膜腺管开口和微血管等微细结构的变化，结合染色内镜或窄带成像，能进一步提高消化道微小病变的早期诊断率。放大内镜诊断主要涉及两个方面：①质的诊断，鉴别正常上皮、过形成上皮、组织异型程度和上皮性肿瘤（腺瘤和癌）；②量的诊断，判断癌浸润深度和范围。其为内镜下黏膜切除、黏膜剥离或外科手术之间的界限，提供一个较为客观的依据。

一、放大内镜的操作方法

（一）常规准备

进行放大内镜检查前，应全面了解患者的全身情况，向患者说明检查的目的和必要性，并签署知情同意书，消除患者的紧张情绪，取得患者的积极配合。因放大内镜操作时间较普通内镜检查时间长，如果患者条件许可，可开展无痛麻醉下的放大内镜检查。

（二）清除黏膜表面泡沫及黏液

由于消化道黏膜表面常有泡沫及黏液黏附，过多的泡沫及黏液可使放大内镜观察不清，因此在放大内镜检查前应当使用适量清水冲去泡沫及黏液，也可使用适量去泡剂冲洗病变范围，对于难以去除的黏液，可使用加入蛋白酶的洗净液。便秘或高龄患者，在清洁肠道的基础上加服适量去泡剂。

（三）放大内镜操作技巧

1. 调整病变位置　为提高放大图像光亮，应将被观察的病变尽量放在内镜图像的左上角，这样可获得最佳的光亮效果。

2. 调节注气量　操作中注意微调注气量。消化道腔内空气量较少时，病变得不到充分的展开，同时可能会增加消化道的蠕动；如增加注气量，可有效限制消化道蠕动，病变也可得到充分展开；但如进一步加大注气量，患者会有腹胀、腹痛等不适。

3. 利用呼吸　病变会随着呼吸运动在呼气时远离镜头而吸气时接近镜头，此时可将内镜固定在某一位置，在吸气时抓住病变接近的一瞬间固定图像，或摄影时嘱患者屏气，防止病变随呼吸上下移动而导致图像模糊不清。注意避免镜头接触病变引起出血。

4. 装透明帽　内镜与病变之间无法保持一定的距离或得不到病变的正面像时，可以用活检钳抵夹病变组织后进行观察。为防止大出血使观察失败，可先不用透明帽，必要时再装透明帽观察。透明帽可直接接触欲观察部位，固定镜头和病变间的距离，以解决食管运动中的对焦困难。但这种方法易致病变部位出血，所以应尽量轻地接触病变部位，并尽快观察。

5. 减小扩大倍率　不可能一次获取满意的高倍率图像，应减小扩大倍率、增大焦距，从低、中倍率开始，可扩大观察范围使放大观察变得容易。

二、放大内镜在食管疾病诊断中的应用

（一）Barrett’s 食管

2001 年美国学者 Guelrud 等对 Barrett’s 食管无异型增生的黏膜首次进行了内镜下分型，其分型与病理的关系为：Ⅰ型小圆型，病理多为胃底上皮；Ⅱ型网状型，90% 为贲门上皮；Ⅲ型绒毛型，肠上皮化生为 87%；Ⅳ型嵴状脑回型，肠上皮化生为 100%。临床统计资料提示，放大内镜检查发现肠化生上皮的准确率为 92%。2003 年日本学者 Hideke Toyoda 等修改了 Guelrud 的分型，根据对 Barrett’s 食管患者病理活检结果提出了新的分型标准，共分为 3 型：Ⅰ型小圆凹型，为胃体、胃底腺黏膜上皮；Ⅱ型裂缝、网状型，病理为贲门腺黏膜上皮，部分有壁细胞，少数为肠化生上皮；Ⅲ型脑回绒毛型，又分为三个亚型，即脑回型、绒毛型和混合型，病理均为肠上皮化生。用此标准发现肠化生上皮的敏感性为 85.5%，特异性为 92.2%，阳性预测值为 92%，阴性预测值为 92.5%，诊断准确率为 90.0%。由此可见，放大内镜检查 Barrett’s 食管，可提高普通内镜难以发现的肠上皮化生的检出率，而且可指导活检，

明显提高 Barrett's 食管的诊断率。近年来，在放大内镜的基础上发展出两种改良的放大内镜技术，一种是染色放大内镜，另一种是增强放大内镜。染色放大内镜是使用放大内镜结合 Logul 氏液、亚甲蓝或靛胭脂溶液染色。增强放大内镜应用3%乙酸溶液喷洒于病灶，其操作与染色内镜类似，喷洒后，食管与胃黏膜柱状上皮泛白色，2～3min 后，食管色泽变苍白，而 Barrett's 上和胃黏膜上皮变为微红色，这使食管正常鳞状上皮与异常柱状上皮之间，以及胃食管黏膜连接处形成鲜明的着色对照，从而增强了放大内镜对 Barrett's 食管肠化生上皮的鉴别能力。这两种改良的放大内镜技术，可提高肠上皮化生的检出率，还可提高对靶病灶活检的准确率。

（二）食管早期癌诊断

放大内镜对食管早期癌诊断中的应用，主要是观察食管黏膜的血管网透见情况。食管黏膜表面由复层鳞状上皮覆盖，放大内镜观察无明显腺管开口形态改变，但可透见黏膜下血管网，可连续观察黏膜下血管到上皮乳头内毛细血管环（intrapapillary capillary loop，IPCL）的变化。

早期食管癌可见上皮乳头内毛细血管环的扩张、蛇行、口径不同、形状不均。这是上皮内癌的特点。当癌浸润黏膜固有层时除上述四种变化外，还伴有上皮乳头内毛细血管环的延长。癌浸润到黏膜肌层时上皮乳头内毛细血管环明显破坏，但可见连续性。癌浸润到黏膜下层时上皮乳头内毛细血管环几乎完全破坏、消失，出现异常的肿瘤血管。异常血管的出现是癌浸润到黏膜下层的特征。据日本多家医疗中心的报道结果，放大内镜观察诊断早期食管癌的正确诊断率在80%左右，使得大多数患者得到早期诊断、早期治疗，极大地改善了食管癌患者的预后。

三、放大内镜在胃部疾病诊断中的应用

放大内镜在胃疾病中的应用，主要是观察胃小凹和黏膜的小血管的形态结构。

胃黏膜表面腺体的开口为胃小凹，无数的胃小凹组成胃小区，小区与小区之间的间隔称为区间沟。目前关于胃小凹的形态的分类方法尚无统一的标准。使用较多的是 Sakaki 的分类方法，以红色部分和白色部分描述放大内镜下黏膜的形态，红色部分为向外凸出的，而白色部分为向内凹的，并将不同形态的小凹开口分为五种不同的类型：A 型为点状，B 型为短小棒状，C 型为树枝、条纹状，D 型为斑片状或网络状，E 型为绒毛状。而且 Sakaki 认为胃腺体开口和分布的不同决定了不同部位小凹的特点：胃底腺分布于胃底和胃体；幽门腺分布于幽门管部宽4～5cm 的区域，胃小凹处胃底腺多为单支管状腺体，其颈部短而细。幽门腺分支较多而弯曲，且常为3～5条幽门腺共同开口于一个小凹，因此幽门部小凹常呈条纹状而胃体部小凹呈点状。

来自胃黏膜下层的细小动脉贯穿胃黏膜肌层，在胃黏膜内上行形成毛细血管网，其分支直达黏膜表层，在表层的被覆上皮下移行至表层毛细静脉丛。毛细静脉丛环绕胃小凹的颈部并彼此汇合向下注入黏膜下层的静脉丛。胃体部黏膜的集合小静脉分布非常均匀、规则，普通内镜观察时，表现为无数均匀一致的小红点遍布胃体部，当改用放大内镜观察时，此类无数的小红点实际上是集合小静脉，呈海星状。

（一）早期胃癌

普通内镜对于早期胃癌（early gastric cancer，EGC）的诊断有一定的难度，放大内镜对于胃早期癌的诊断有一定的优势。有资料表明，放大内镜较普通内镜对小胃癌具有更高的检出率，放大内镜作为诊断方法的敏感性为96.0%，特异性为95.5%，而且放大内镜所观察到的精细黏膜结构和微血管特征与组织病理学诊断具有很高的相关性。有助于早期胃癌的诊断。

放大内镜下，早期胃癌比较有特征性的改变是胃小凹呈条纹状、网络状、局部微血管改变是紊乱的肿瘤血管的出现和集合静脉、真毛细血管网的消失。但是由于黏膜的癌变一般均在有炎症浸润和 H pylori 感染的基础上发生的，炎症本身和 Hpylori 感染对胃黏膜的细微形态有一定的影响，所以要判断出癌变的部位及界限是比较困难的。

对普通内镜观察发现的可疑病灶，先使用0.4%的靛胭脂溶液进行染色，然后使用放大内镜观察，不仅可以观察病灶细微结构的改变，判断病变的良恶性，还可明确病变的范围，使诊断更为准确，还可

指导活检，提高活检的阳性率。

（二）萎缩性胃炎和肠化生

慢性萎缩性胃炎（chronic atrophic gastritis，CAG），目前被认为它是一种癌前病变。慢性萎缩性胃炎的诊断主要采用胃镜观察加黏膜活检的方法，而对于病变轻微局限的病例，则易于漏诊。大量的临床研究表明，放大内镜在诊断 CAG 的敏感性和准确性方面较普通内镜有很大的优势。

胃黏膜肠化生在 CAG 中较为常见，特别是大肠化生，具有癌变的倾向。肠化生结节在普通内镜下可表现为淡黄色结节、瓷白色小结节、鱼鳞状以及弥漫性颗粒等特征性改变，但在普通内镜下的检出率很低。陈磊将胃黏膜的小凹形态分为点状（A 型）、短棒状（B 型）、树枝状（C 型）、板块型（D 型）和绒毛型（E 型）五种形态，放大内镜对这五种形态病理诊断的胃黏膜肠化生的图像显示，肠化的小凹形态主要有 C、D、E 三种形态，尤其以 E 型具有很高的特征性。周雅丽等报道，利用放大内镜诊断轻、中、重度肠上皮化生的准确率分别为 47.5%、78.5% 和 75.4%，诊断准确率明显高于普通内镜，结合放大内镜，可明显提高肠化生活检的阳性率，具有较高的实用价值。

四、放大内镜技术在大肠肿瘤性病变诊治中的应用

目前随着内镜技术的发展，新型电子放大结肠镜在治疗功能、插入性等方面已与普通电子结肠镜没有明显区别，而且可以与普通结肠镜共用一台内镜主机，因此已具备常规应用于临床检查的条件。在结肠肿瘤性疾病的诊断中，仍应先用普通结肠镜检查，对于普通内镜下发现的可疑病灶，可利用放大内镜对病灶表面的腺体开口形态进行观察和分型，有助于鉴别病灶的良恶性，如能结合染色内镜检查，则能进一步提高诊断率。

在普通内镜下，正常结直肠黏膜呈粉红色，肠壁表面光滑无绒毛，黏膜下血管走行纹理清楚，结肠肠壁有隐窝形成并存在大量腺管开口，但在普通内镜下较难观察。用放大内镜观察结直肠黏膜的隐窝形态（pit pattern）有助于判断病灶良恶性和浸润程度。结直肠隐窝分为：Ⅰ型呈圆形，为正常黏膜腺管开口；ⅡL 型为星状或乳头状腺管开口，是增生性病变；Ⅱs 型管状较正常小，为凹陷性肿瘤；ⅢL 型为较大的管状或圆形开口，常见于隆起型肿瘤，多为腺瘤；Ⅲs 型为较小的管状或类圆形开口，常见于凹陷型病变；Ⅳ型分为枝状、沟状或脑回状的腺管开口，常见于隆起型绒毛状腺瘤；Ⅴ型包括Ⅴa（不规则型）或ⅤN（无结构型），为腺管开口消失或无结构，多为结直肠浸润癌。

Hart 等研究发现，内镜下 85% 的结肠病变为隆起型病变，平坦型或凹陷型病变占少数，而这些病变与结肠癌的发生更为密切，普通内镜对这类病灶诊断较难，常易漏诊。应用黏膜染色结合放大内镜可以观察病灶黏膜的微细结构，即腺管开口及隐窝等，根据大肠息肉表面腺管开口的不同可区别非瘤性及腺瘤性息肉，能有效鉴别大肠非瘤性息肉、腺瘤和癌，能实时选择是否进行内镜下治疗。

由于放大内镜的观察焦点放在肿瘤的侧面的缘故，临床上常常造成过高或过低的判断黏膜下层（sm）癌的浸润深度；当黏膜层（m）被癌浸润或破坏时，在 m 和 sm 之间生成结缔组织，导致黏膜内与黏膜下层之间癌组织的异型程度上有明显差别，形成了细胞异型程度高于癌细胞；同时，临床上许多人为因素可以造成诊断上的差异，如黏液、炎症、纤维素性渗出物或肿瘤坏死物附着、内镜切除时热变性或活检时组织结构破坏等，从而难以对腺开口作出正确诊断，造成误诊。

临床上应用Ⅴ形（不规则型和无结构型）腺开口形态来判断癌浸润深度是比较合适的。sm 癌轻度浸润时，多见腺管密集排列；黏膜下癌浸润深时，间质显露量增加，腺管与腺管之间距离变长，如开口直径变大，癌趋于向深度浸润。目前，在Ⅴ形腺开口形态中，不规则型Ⅴa 和无结构型ⅤN 开口是 m 癌、sm_1 癌、sm_2 癌和 sm_3 癌的较为可靠的诊断标准，同时还可以为内镜切除治疗和外科手术切除之间的选择提供一个较为可靠的界限依据。一般来说，m 癌和 sm_1 癌是内镜切除的指征，而 sm_2 癌和 sm_3 癌是外科手术切除的指征。目前对 sm_2 癌的处理，国外多数学者主张先采用内镜切除治疗，根据切除标本的病理诊断判断是否有淋巴结转移的危险因素（组织分化程度、脉管浸润和 sm 癌的实际浸润深度等），一旦出现上述淋巴结转移的危险因素，则应及时追加外科手术。

总之，放大内镜在观察消化道黏膜微小病变、指导活检等方面，有着不可替代的作用，对于某些病

变，放大内镜甚至能直接作出诊断，对于内镜下无法直接诊断的病变，放大内镜也可为诊断提供一定的线索。但是目前放大内镜对于消化道病变的诊断，还没有建立起统一的标准，主要依靠操作医师的临床经验，故存在一定的主观性。同时，消化道的一些特殊结构，以及消化道本身的生理性蠕动，也妨碍了放大内镜的观察。这些问题有待于进一步解决。

（夏秀梅）

第九章

ERCP及胆道内镜介入治疗

第一节　概述

经内镜逆行胰胆管造影术（ERCP）是20世纪60年代后期发展起来的一项崭新的内镜诊疗技术，最初用于胰胆管疾病的诊断。自1973年、1974年Kawai及Classen分别报道乳头括约肌切开术（EST）以来，内镜诊治胆胰疾病的范围日益扩展。1979年安戎、周岱云、鲁焕章相继把此技术引进国内，技术水平也不断提高。近20年来，随着影像学技术的不断发展，就诊断而言，磁共振胰胆管成像术（MRCP）已逐步取代ERCP，成为胰胆管疾病诊断方法的首选，其具有无创、无放射线照射、不需造影剂等优点，是观察胰胆管结构的良好方法，而ERCP逐渐转向胰胆管疾病的治疗。内镜技术的问世被誉为是医学史上的一次革命，具有划时代意义。更大的变革在治疗方面，产生了“内镜外科”和“微创手术”的新概念，由于内镜技术的介入，胆胰疾病的诊治已经进入了一个精密检查和治疗的新时代。

回顾ERCP治疗胆胰疾病的历史，EST是内镜外科的典型代表，开创了内镜外科的先河，目前已成为胆管结石的主要治疗手段，并还衍生出很多相应的治疗方法；1975年竹胺、中村等人介绍了经口胰胆管镜诊疗技术，同年川井等开展了内镜鼻胆内引流术（endoscopic nasobiliary drainage，ENBD）治疗化脓性胆管炎；自1976年相继报道了经十二指肠镜套取胆管蛔虫；1980年Soehendra首创经口经十二指肠乳头的胆管内引流术（endoscopic retrograde biliary drainage，ERBD）；1982年Siegel报道了胰胆管狭窄的经十二指肠镜下的水囊胆管扩张术；1983年Stantiz创用对乳头括约肌损伤较小的有望可取代部分EST的经内镜十二指肠乳头气囊扩张术（endoscopic papillosphincter balloon dilatation，EPBD）治疗胆总管结石和十二指肠乳头狭窄；1985年他又创用了药物松弛十二指肠括约肌后行内镜下非EST胆管取石的技术；同年Carrasco等率先将原用于血管内的可膨胀式金属支架应用于胆管狭窄的治疗（endoscopic biliaymetal stent drairrage，EBMSD），1989年始在世界范围内广泛用于胆管恶性梗阻的减黄治疗。近年随着腔内超声技术的发展，相继开展了胰胆管内的腔内超声检查（intraductal ultrasonography intraductal ultrasonography，IDUS），这些技术弥补了ERCP仅能观察管腔形态，不能观察壁内或实质内病变的缺陷。上述十二指肠镜技术单独或联合应用已成为诊治胆管疾病的重要手段。当前胆管外科疾病的治疗形势是：胆总管结石和十二指肠乳头狭窄的80%可用EST（或EPBD）或配以相关技术从胆管取出结石；良性胆管狭窄的70%左右可用内镜下气囊扩张术或经皮经肝胆管内置导管扩张术来处理；晚期的胆管恶性梗阻可用经十二指肠镜或经皮经肝的胆管置管内外引流术缓解症状，提高生存质量；重症化脓性胆管炎和胰腺炎常需先行EST（或ENBD）治疗；部分胆肠吻合术后再狭窄可用经皮经肝的气囊扩张术或置管术，或十二指肠镜下吻合口气囊扩张术来治疗。

（夏秀梅）

第二节　内镜下逆行胰胆管造影术

ERCP 即内镜下逆行胰胆管造影，是将十二指肠镜插至十二指肠降段，找到十二指肠乳头，经内镜活检孔道插入一造影导管，并进入乳头开口部、胆管或胰管内，注入造影剂，做 X 线胰胆管造影。ERCP是一种无创或微创肝、胆、胰系疾病重要的诊治方法。

ERCP 对胆总管结石的诊断准确率为 92.1% ~94.6%，肝内胆管显影率为 86.6%，诊断符合率 96.6%，ERCP 表现为胆管充盈缺损，不同于肿瘤之不规则狭窄。ERCP 不仅可直观胆石的大小、数目、部位等，而且可进行活检及细胞学检查。ERCP 在早期诊断胆管癌方面明显优于 B 超及 CT 检查，其诊断符合率达 90.3%，高于 B 超的 80.7% 和 CT 的 85%，并能清晰地显示胆管系统的全貌，对治疗及手术方案选择有重要价值。ERCP 可为 87% 的 Oddi 括约肌功能紊乱（sphincter of oddi dysfunction，SOD）患者找到其阳性病变，如胆总管和/或肝内、外胆管残余结石占 36.1%，胆总管炎性扩张或狭窄为 17.6%，胆囊管残留过长为 6.5%，胆管损伤 1.8%，ERCP 检查可作为继发性 Oddi 括约肌功能紊乱病因诊断的首选方法。ERCP 可对慢性胰腺炎的病变部位、范围和程度做出诊断，其阳性率和准确率均较高。一组 ERCP 诊断的慢性胰腺炎 64 例，其中重度慢性胰腺炎 11 例，中度 28 例，轻度 25 例，ERCP 表现为胰管不整、扩张、结石、梗阻、狭窄和/或囊肿，以及胆总管胰腺部狭窄等。由于胰腺癌多起源于胰管上皮细胞，故早期就可引起胰管狭窄或梗阻、扩张和移位，所以 ERCP 对发现早期胰腺癌有重要意义。胰头癌时可引起胆总管、主胰管梗阻，出现“双管征”影像，ERCP 诊断准确率高于超声扫描或 CT，可达95%。通过 ERCP 收集胰液做脱落细胞学检查，对胰腺癌诊断阳性率可达 75%。ERCP 是确诊乳头壶腹癌的首选方法，可见乳头不规则隆起、糜烂、坏死、溃疡及呈菜花样改变等，并可进行活检及内镜直视下刷取细胞取得病理证实。乳头部良性病变最常见为十二指肠乳头旁憩室，ERCP 可直视憩室的大小、形态、乳头及开口方位等。

ERCP 术后胰腺炎各种不尽相同的定义导致了概念的混淆。Testoni 和 Bagnolo 分析这些定义，提出建议：ERCP 术后 24h 内的腹痛及血浆淀粉酶高于正常值上限的 5 倍是发生 ERCP 术后胰腺炎最可靠的指征。他们建议制定更好的标准，因为按照上述标准，只有 41.7% 的患者在 ERCP 术 48h 后仍有腹痛及高淀粉酶血症。

ERCP 术穿孔率 1%，病死率 16% ~18%。Stapler 尝试制定处理穿孔的系统原则。他将穿孔分为Ⅰ~Ⅵ型。大多数的穿孔（78%）均在 ERCP 术中得到诊断。回顾性研究发现，十二指肠周围的穿孔发生了 14 例，8 人先行保守治疗，6 人行手术治疗，先行保守治疗的 8 人中有 3 人以后又进行了外科手术。在手术组与非手术组均有一名患者死亡。作者提议医生应掌握两种治疗方法的特点，结合患者全身情况，制定有针对性的治疗方案。ERCP 术后患者出现腹痛的原因主要有：①胆石症发作或梗阻。ERCP 术中可能将肠内细菌通过导管带入胆管内而引起急性感染，或由于胆总管结石发生嵌顿梗阻而出现腹痛。但一般胆绞痛较轻，经常规治疗后症状可缓解。②术后胰腺炎。这是 ERCP 术后最主要并发症之一。当造影注入胰管时，由于压力过大或剂量过多，常可引起上腹部疼痛，停止注射后不久疼痛即消失，但多无严重后果。有 20% ~73% 病可出现一过性血淀粉酶升高，但不伴有急性胰腺炎的临床表现，不能诊断为注射性胰腺炎；若同时有腹痛、发热、血白细胞数增高等表现，则可诊断为注射性胰腺炎，经对症治疗 3 ~5d 即可恢复正常。③化脓性胆管炎及败血症。是最严重的并发症，多发生于胆管明显狭窄或梗阻者，尤其是用高压注射造影剂强行通过狭窄段，狭窄以上的扩张胆管过度充盈而引流不畅，使感染易于扩散常在造影术后 48 ~72h 内发生寒战、高热、腹痛、黄疸加深，严重者可出现中毒性休克。应尽早进行胆管减压和胆汁引流术，是挽救患者生命的主要治疗方法。

（夏秀梅）

第三节　乳头括约肌切开术

一、适应证逐渐扩大

急性化脓性胆管炎 EST 应作为首选方法，而且要求应在 24h 内行紧急 EST。特别是病情基本稳定，结石不大且数量不多，EST 后能即时清除结石者，如果病情不稳定或估计取石耗时多，可先行鼻胆管引流，待胆管炎控制后再做处理。胆总管并发胆囊结石可考虑实施腹腔镜胆囊切除术（LC），也可行 EST 取石。

二、插镜插管技术的改进

目前 ERCP 插镜、插管技术已基本标准化，但仍有约 5% 的患者插管失败。许多学者做了有意义的尝试，如硝酸甘油能安全有效提高操作成功率，且无明显不良反应；术前进行 ERCP 操作难度分级，有助于术前对患者的准确评估及术后留置鼻胆管、各项临床处理方案的制订；常规 ERCP 失败后可在超声内镜引导下胆管穿刺并进行胆管插管、引流；LC 时探查胆总管并放置胆管支架可提高术后 ERCP 的成功率，减少并发症。

三、取石方法的改进

内镜下激光碎石：用 Nd - YAG 激光器碎石。①非接触法：将光导纤维距结石前 5mm，正面瞄准结石。胆固醇结石为（70 ~ 80）W × 2s，胆色素结石为 70W × 0.5s，反复照射直至破裂。②接触法：将光导纤维末端直接触及结石表面照射 15W × 10s，反复照射直至破裂。Neuhauus 等报道应用新型激光系统（lithognost 激光）有自动瞄准结石系统，即使不在直视下，也不会损伤胆管。③电气水压碎石（EHI）：最好采用双孔道胆管镜，从活检通道滴注生理盐水，使之充满胆管，另一管道以恒压吸引，防止胆管压力过高，用双导共轴电极，瞬时通过高压电流放电，高热使水气化，产生冲击波，传至结石使之破碎。传浩洪等报道 EHI 治疗 24 例肝内胆管难取性结石，于术后 4 ~ 6 周内 T 管窦道或胆肠吻合皮下预置空肠盲襻置入胆管镜，将碎石电极经胆管镜操作孔道，电极前端需伸出镜端 10mm，直抵结石表面，胆管内须充满生理盐水，实施碎石，需要时隔 3 ~ 5d 可再次行 EHI，碎石成功率为 100%。

四、操作技术的改进

乳头部结石嵌顿，使受压乳头开口朝下，可将乳头勾起开口顶端，能顺利插入胆总管。也可用针状切开刀在结石上方乳头表面做一切口，并逐一将乳头切开。亦有用自制先端导管仅 2mm，刀弦长 1.5cm 切开刀，插入时将镜面靠近乳头用抬举器用力推送切开刀，可将乳头逐一切开。乳头狭窄无法使切开刀深入胆管，可用针状切开刀于乳头开口部 11 ~ 12 点钟方向做一预备性切口，并逐一切开括约肌，至能看到胆管开口。预切开属高风险操作，并发症发生率约 12.5% ~ 14%，随着 ERCP 操作水平的提高，预切开例数也将减少，但该技术仍有其重要地位：一项包括 4 097 例内镜下乳头括约肌切开术的研究报道，目前 5.3% 的病例仍需使用针状刀行预切开。经内镜乳头气囊扩张（EPBO）治疗胆总管结石，按常规 ERCP 证实胆总管结石 < 1cm，经造影导管将斑马导丝插入胆总管，然后移去导管，沿斑马导丝将头端带有气囊的 5FY 导管（气囊长 5cm，直径 0.8cm，导管长 180cm）插入，气囊中部恰好在乳头狭窄区，注入无菌生理盐水，使气囊扩张持续 2min，回抽生理盐水，间歇 30s 后可再行扩张 1 ~ 2min，一般可见乳头被扩张部位有少许渗血，然后取出气囊导管取石。姚礼庆等报道成功率 96.5%。Staritg 采用 1.5cm 直径气囊，可望取出 > 1.0cm 结石，但对部分胆总管不扩张或轻度扩张，若用 > 0.8cm 气囊，易造成胆总管损伤或后腹膜气肿。EPBD 的远期疗效，术后乳头括约肌狭窄，结石复发有待进一步观察，周岱云则提出：结石应 < 0.6cm，数量≤5 枚为宜。EPBD 并发症较 EST 为低，因保留乳头括约肌故无肠胆反流之弊。乳头旁憩室：以往被认为是 EST 危险因素。切开时应注意以下几点：①切口切忌偏向

憩室方向，始终与憩室保持一定距离。②对胆总管壁隆起不明显者，可通过导管向胆管内注入生理盐水，使之膨起后再行切开。③对无隆起的憩室内乳头，其壁内段胆总管甚短，可应用气囊导管扩张后取石。④乳头位于憩室底部时，选用推式切开刀。⑤对双侧憩室间乳头，切开刀应沿着两憩室间隆起的十二指肠胆总管皱襞，循序切开。目前已认为乳头旁憩室行 EST 是一种安全、有效的，能替代外科十二指肠胆总管吻合术。

国外学者对胆总管结石患者行内镜下括约肌切开术（EST）后长达 18 年的随访发现复发率为 5% ~ 24%。EST 的长期并发症包括：胆总管结石、乳头狭窄、胆管炎、胆囊炎。Khandekar 和 Disario 回顾了对 EST、括约肌成形术、乳头切开术后胆胰管开口狭窄的所有腹痛患者的治疗。手段包括：再次 EST 和支架置入。内镜治疗对 100% 的胆管狭窄、57% 的胆管/主胰管狭窄、33% 的副胰管狭窄的患者有效。故认为内镜疗法缓解由于胆管狭窄引起的疼痛比缓解由于胰管口狭窄引起的疼痛更为有效，而长期放置胰管支架后由支架导致的病变可能是这些患者预后不佳的原因。加拿大研究小组报告 6 名患者出现的远期并发症：胆管狭窄主要发生在十二指肠壁后，从胆管开口处出现不同距离的狭窄。他们推测这是由于切开对胆管上皮的直接损伤、继发感染和纤维化造成的。所有患者均进行了型号、直径逐渐增加的支架置换：以 2 ~4 个月为间隔，直到 2 个或 3 个 10 ~ 11.5F 的支架置入。所有患者的狭窄均得到解除。取出支架后，随访两年，患者未出现症状。

（夏秀梅）

第四节　治疗性胆管镜检查术（TBE）的应用

TBE 在进入 21 世纪后取得了不少重要的进展，但在进步神速的同时，仍然面临不少挑战，有许多问题尚待解决。目前的研究也开始关注 TBE 与腹腔镜技术的比较，肝移植后胆管并发症的处理及成本效益问题。

一、TBE 中的麻醉

良好的麻醉是 TBE 成功操作的前提。目前苯二氮䓬类应用最为广泛，但新药层出不穷，有效改善了麻醉效果，减轻了药物不良反应，减少了患者不适。Krugliak 等通过以脑部 X 线检查法为基础的技术来比较咪达唑仑与异丙酚的麻醉效果。发现服用咪达唑仑的患者室性心动过速极为常见。两组患者的术后遗忘作用均很好，但服用异丙酚者对手术的耐受性更好，术后苏醒时间更短。故认为异丙酚应作为 ERCP 术的首选麻醉剂。Wile 等双盲对照试验研究了在 ERCP 术术前常规使用氟哌利多的效果。他发现使用氟哌利多后患者可减少服用 25% 的地西泮和哌替啶，还可显著减少插管时以及术后的恶心、呕吐，增加患者在术中的顺从性及术后的遗忘作用，且术后苏醒时间并未延长。目前为止，尚未发现其对锥体外系及血流动力学有不良反应。故推荐常规使用氟哌利多作为 ERCP 术麻醉的辅助用药。

二、TBE 的插管

使用设计合理的导管后，深部插管的总成功率已达 95%。在深插管的同时，使用括约肌切开器将成为最佳选择，因为这可避免使用标准导管。Schwacha 比较了标准导管与括约肌切开器在胆总管深部插管中的成功率，发现后者初次插管成功率（84%）显著高于前者（62%）（P = 0.023）。而且，在初次插管失败的患者中，标准导管组换用括约肌切开器则成功率提高到 94%，而括约肌切开器组换用标准导管成功率只提高到 88%。现已发现全身或局部应用硝酸甘油可以松弛 Oddi 括约肌。有人在乳头表面应用硝酸甘油，以观察是否有助于胆总管插管，结果发现：在乳头表面给予 10mg 硝酸甘油后，60% 的患者的乳头自发性张开，没有发现全身反应。而在给予碱盐泻药后只有 20% 的患者的乳头张开。而且，无论是插管次数，插管时间，还是括约肌预切开率两者均差异显著。但由于局部应用硝酸甘油的短效性（只有 3min 左右），局部使用硝酸甘油并不能有助于胆管插管，可加用硝酸异山梨酯以延长药效。但胆总管插管能否成功更多决定于乳头及胆管的形态，而非 Oddi 括约肌的运动功能。

三、TBE 的并发症

ERCP 术的并发症率约 5% ~10%，病死率 1%。一次大规模多中心研究探讨了与 ERCP 术相关的并发症及危险因素。尽管预切开率为 18.7%，并发症率仍只有 5%。经过统计学分析发现胰腺炎的显著危险因素包括年龄（不大于 60 岁），预切开术及残留胆石。值得注意的是，并未有何时应行预切开术的固定标准。研究表明，反复插管是胰腺炎的危险因素，而不是预切开术本身。就出血而言，其危险因素是预切开术和 Vater 壶腹乳头开口处的狭窄，此二者可能相互影响，因为乳头狭窄者多需要预先切开括约肌。

（陈国昌）

第五节　经内镜胆管引流

一、外引流

若乳头插管困难，则先做 EST，后将特制导管通过内镜活检通道送入胆管梗阻或病变的近端，使胆管引流畅通（ENBD），可预防 ERCP、EST 后胆管感染。对化脓性胆管炎，不仅引流亦可进行灌洗，注入抗生素，其效果完全可以取代紧急外科手术引流，Lai 等报道急性化脓性胆管炎，鼻胆引流组死亡率 10%，而外科手术组病死率 32%（$P<0.05$）有显著差异。对重症患者可在床边 B 超引导下行 ENBD。对无手术指征恶性胆管梗阻，可从鼻胆管内注入抗肿瘤药物如 5 – Fu。胆管出血，可在鼻胆管内注入止血剂。

二、内引流

EST 后由推管沿导丝推动塑料内置管送入胆总管（ERBD），其一端大部分送入胆总管内，另一端露于十二指肠，此适合不能手术壶腹周围晚期肿瘤患者，对胆总管癌另一端可置于 Oddi 括约肌上方，以防止十二指肠 – 胆管反流，容易发生感染。

三、金属支架引流（EMBD）

用于恶性胆管梗阻的姑息性减黄，但金属支架价格昂贵，操作有一定失败，为确保引流效果提出最好先用鼻胆管过渡引流，确实减黄有效，再改用 EMBE。

3 种内镜胆管引流各自优缺点。ENBD：操作简单，便于观察，特别适合化脓性胆管炎。但长期引流大量胆汁丢失，致水电解质紊乱。ERBD：更符合生理，但有较高阻塞率，采用 9Fr 内置管，平均通畅 3 月。EMBD：畅通期略长，但不易取出，肿瘤易从支架网眼中长入，仍有一定阻塞率，价昂贵。3 种方法可相互转换。

新型支架现状：塑料支架以聚四氟乙烯（Teflon）最佳，其摩擦系数小，胆泥淤积量小，由于7 – 8Fr 支架直径 1 个月内 1/3 发生阻塞，故目前推荐 10Fr 支架，支架侧孔胆泥易淤积，改用无侧孔，增加倒刺为双排 4 个，不易移脱，金属支架肿瘤易通过网眼长入，Instent 公司研制 Endoccil 支架，缝隙小可预防肿瘤长入，还有可抓着金属丝一端，将支架拆除。

内镜下胰管支架引流术：内镜下胰管支架引流术（endoscopic retrograde pancreatic drainage，ERPD）即内镜下胰管支架置入术。近 10 年来，随着内镜技术的发展，胰管支架引流术在胰腺疾病内镜介入治疗中广泛应用，并因疗效确切、创伤小且安全而日趋受到人们的关注。胰管狭窄是慢性胰腺炎常见的形态学改变，可引起腹痛、胰腺炎反复发作及胰腺外分泌功能不足等。内镜下胰管内引流术已作为胰管狭窄的常规治疗手段并取得了良好疗效，插管成功率达 72% ~100%，放置支架后 70% ~95% 的患者疼痛可获得缓解。胰腺分裂症是较为常见的先天性胰腺解剖异常，ERCP 检出率为 2% ~8%，患者大部分胰液通过一个很小的副乳头排泄，副乳头基础压高于主乳头有助于诊断。胰腺分裂症的内镜治疗主要为放置支架引流，症状缓解率为 83% ~90%。同样，ERPD 也可用于胰腺假性囊肿和胰瘘的引流治疗。胰腺癌患者往往有严重的腹痛，主要原因是主胰管梗阻继发胰管内高压，因此，选择性应用内镜支架引流是控制胰腺癌患者梗阻性腹痛的一种安全有效的疗法。

（毛伯能）

第六节　内镜下乳头括约肌气囊扩张术

EST 及内镜下胆管取石术毕竟是一种有创伤性的治疗方法，亦会引起相应的一些并发症，甚至危及患者生命。因此，近年已有报告在不破坏 Oddi 括约肌及保持乳头括约肌完整性的前提下，通过气囊导管扩张，扩大乳头开口，以便结石能顺利取出，其优点是保留了乳头括约肌正常生理功能，而不会引起 EST 后出血、穿孔等并发症。内镜下乳头括约肌气囊扩张术是近年来开展的一种新技术，有人报告在不切开乳头括约肌的情况下治疗 18 例胆管结石患者，结果结石全部被取出，结石大小为 2 ~ 10mm，平均 6mm，其中 7 例是在用气囊导管将乳头扩张后取出的，术后 1 例发生胰腺炎。多数学者认为，这种不做乳头括约肌切开而取石的最佳适应证为结石≤10mm，且无乳头及胆总管的狭窄，或对乳头括约肌切开高危患者（如胆总管不扩张等因素）的治疗。良性胆管狭窄，如硬化性胆管炎，手术胆管损伤所致狭窄，可将特制气囊导管充气扩张，持续 2 ~ 3min，可有效解除胆管梗阻。EST 还可以应用于原发性硬化性胆管炎的治疗。原发性硬化性胆管炎（PSC），是一种慢性胆汁淤积性疾病，涉及肝内外胆管，终发展至肝硬化、肝衰竭。尽管 ERCP 术可以明确诊断，还可对有明显狭窄者进行治疗，但其并发症率较高，尤其是感染。在一项研究中对考虑存在 PSC 的 83 名患者行 ERCP 术的早期并发症情况，有 9% 的患者发生并发症，胆管炎只占 2%。研究者认为对于无临床症状者，ERCP 术并发症发生少，而有症状患者则并发症率较高，但总体而言，ERCP 术仍是 PSC 有效的治疗手段。PSC 患者中有 15% ~20% 有明显胆管狭窄，治疗方法包括球囊扩张以及短期内支架置入。球囊扩张易早期复发狭窄，而支架置入则还需取出，且有发生堵塞的危险，支架放置的最佳时间也不确定。Linder 和 Soderland 报道，尽管内镜操作成功率很高，仍有 1/3 患者发生胆管炎，且 50% 的患者临床症状无明显改善。随访中有 5 名患者死于胆管癌。对 71 名有明显狭窄患者的回顾发现，2 年随访中，球囊扩张后支架置入的效果并不优于单独行球囊扩张者。支架组的并发症和急性胆管炎的发生率较高。经皮支架置入者较内镜支架置入者并发症更多。Baluyut 回顾性研究了内镜治疗对 63 名 PSC 患者生存期的影响，发现只有 1 名患者发生胆管炎。尽管在 34 个月的随访中 5 人罹患胆管癌，但接受多次内镜治疗的患者其 5 年生存率明显高于预期的 5 年生存率。研究者认为内镜治疗对提高 PSC 和胆管明显狭窄患者生存率有益。亦有人认为成功的内镜治疗可延缓肝移植的时间，不过这提出一个新问题：这种延缓对很可能发生恶变的患者到底有益还是有害？由于目前早期发现胆管癌的技术缺乏敏感性，所以尚待研究。

（吴凌东）

参考文献

[1] 唐承薇，张澍田．内科学－消化内科分册［M］．北京：人民卫生出版社，2015.

[2] 林三仁．消化内科诊疗常规［M］．北京：中国医药科技出版社，2012.

[3] 林三仁．消化内科学高级教程［M］．北京：人民军医出版社，2014.

[4] 戈之铮．消化内镜窄带显像技术临床应用图谱［M］．北京：世界图书出版公司，2013.

[5] 叶丽萍，张金顺．消化内镜新技术治疗图谱［M］．北京：科学出版社，2016.

[6] 陈筱菲，黄智铭．消化系统疾病的检验诊断［M］．北京：人民卫生出版社，2016.

[7] 李荣宽，陈骏，王迎春．消化内科处方分析与合理用药［M］．北京：军事医学科学出版社，2014.

[8] 刘晓政．新编临床消化内科疾病诊疗精要［M］．西安：西安交通大学出版社，2014.

[9] 郑嘉岗，许树长，徐雷鸣．消化内镜工程技术与临床应用［M］．上海：科学技术出版社，2015.

[10] 张俊勇．消化系统疾病临床诊疗学［M］．上海：科学技术文献出版社，2013.

[11] 赵玉沛，吕毅．消化系统疾病［M］．北京：人民卫生出版社，2015.

[12] 张春清，王强修．消化系统疾病介入治疗学［M］．北京：人民军医出版社，2011.

[13] 莫剑忠，江石湖，萧树东．江绍基胃肠病学［M］．上海：科学技术出版社，2014.

[14] 高峰玉，解祥军，陈宏辉，等．实用临床胃肠病学［M］．北京：军事医学科学出版社，2015.

[15] 王云祥，王锡山．胃肠肝胰肿瘤淋巴系统解剖与临床［M］．北京：人民卫生出版社，2015.

[16] 杨东华．消化系统疑难病例分析［M］．北京：人民卫生出版社，2013.

[17] 王宝恩，张定凤．现代肝脏病学［M］．北京：科学出版社，2013.

[18] 樊新生．实用内科学［M］．北京：科学出版社，2015.

[19] 许国铭，李兆申．上消化道内镜学［M］．上海：上海科学技术出版社，2008.

[20] 刘厚钰，姚礼庆．现代内镜学［M］．上海：复旦大学出版社，2010.